高立山 高峰 编著

针灸心扉

学苑出版社

图书在版编目（CIP）数据

针灸心扉/高立山，高峰编著. —2版. —北京：学苑出版社，2003.7（2021.3 重印）

ISBN 978-7-5077-1429-6

Ⅰ. 针…　Ⅱ. ①高…　②…高　Ⅲ. 针灸疗法　Ⅳ. R245

中国版本图书馆 CIP 数据核字（2003）第 003550 号

责任编辑：付国英
出版发行：学苑出版社
社　　　址：北京市丰台区南方庄 2 号院 1 号楼
邮政编码：100079
网　　　址：www.book001.com
电子信箱：xueyuanpress@163.com
电　　　话：010-67603091（总编室）、010-67601101（销售部）
印　刷　厂：山东百润本色印刷有限公司
开本尺寸：890×1240　1/32
印　　　张：15.75
字　　　数：369 千字
版　　　次：2003 年 7 月第 2 版
印　　　次：2021 年 3 月第 9 次印刷
定　　　价：68.00 元

艾灸起沉疴

金針除百病

一九六三年元月

樂亭題於北京宣南

发展中国针灸医学，保护人类健康

李全信医生正

再版说明

  《高立山针灸汇粹》针灸三部曲由中国中医研究院北京广安门医院主任医师、研究生导师高立山教授编著的《针灸心悟》、《针灸心传》及《针灸心扉》组成，是高立山教授师生三代学习中医针灸理论的体会和应用中医针灸临床经验的纪实。初以《针灸心悟》出版介绍锤炼针灸基本的要点，受到读者欢迎，又出《针灸心传》指出提高针灸的几点心传，与《针灸心悟》形成针灸姊妹篇，广泛流传国内外，后由《针灸心悟》、《针灸心传》和《针灸心扉》形成了高立山教授学习中医针灸、应用中医针灸、研究中医针灸、交流中医针灸的"针灸三部曲"，受到读者的厚爱，并被中国中医研究院评为一九九九年度科技进步三等奖。现应读者的要求订正修改，去繁执简，重新出版，并在《针灸心传》中补充"用药心传"等内容，突出中医针药并用，发挥"针灸攻其外"，"药物治其内"，脏腑经络同治的针药并用的特点，以提高临床治疗效果。望读者能从中吸取中国中医针灸的精粹，发展提高中国针灸医学，为人类健康服务。

本套书由中国著名针灸专家、中国工程院院士、中国中医研究院主任医师、研究生导师程莘农教授，中国著名针灸专家、北京针灸学会会长、北京中医医院主任医师、研究生导师贺普仁教授，已故北京著名老中医、知名针灸专家王乐亭教授，荷兰针灸专家、八十岁老医生（原是西医）李全信教授等前辈大家题字作序，增加了本书的光彩和知名度。

二〇〇三年六月

贺　序

　　高立山，山西孝义人，现为中国中医研究院广安门医院主任医师，中国针灸学会会员，中国针灸学会医疗器材委员会委员，北京医疗事故评审委员会委员，中国针灸专家讲师团团员，波兰、西班牙、德国针灸学会会员。

　　高氏自幼受其祖父（已故当地名医）高锦文的影响，热爱中医，1957 年考入北京中医药大学（原北京中医学院），学习六年后，毕业分配到北京中医研究院广安门医院工作至今，从事中医针灸临床医疗、教学、科研近 40 年，曾随北京名老中医王乐亭教授学习，又以北京中医研究院针灸研究所名老中医孙震寰教授为师，发表论文 30 余篇，编写出版了《针灸心悟》、《针灸心传》两部著作，并研制了"流注环周图、灵龟八法图"，广泛流传国内外。他不断总结临床经验，在孙震寰老师用天柱、神门、足三里等穴和胃安神治疗神经衰

· 3 ·

弱失眠的思想影响下，又吸收了王乐亭老师治胃病的"老十针"经验，结合《伤寒论》重视脾胃的观点，在和胃、安神、镇静的基础上，总结出"镇静六穴"，"面瘫十二针"，"上三下五"等有效的针灸处方。由于他医疗效果好，针灸技术高，关心病人，爱护病人，不为名利，济世活人，不论贫富高低，老人儿童一视同仁耐心治疗，深受患者称赞并赠送："神针济世，大医精诚"，"医德高尚"、"神针"等条幅，以表敬仰。他更注意培养针灸人才，多次为全国针灸提高班、针灸研究生班、西医学习中医班、国际针灸培训中心的学员讲授针灸理论和介绍临床经验。他深入浅出，理论联系实践的教学方法，深受广大学员好评，仅他带教过的国内学员千余名，外国学员六百余名，分布在欧美、东南亚、日本、台、港、澳等地，许多学员在国内外发表文章交流针灸、宣传针灸。他多次应邀前往波兰、西班牙、奥地利、美国、德国、法国、新加坡、丹麦、土耳其等国家及台湾、香港地区讲学医疗、交流学术，为提高发展中医针灸，做出了不懈的努力，为中国针灸走向世界起到了积极的传播与推动作用。

立山同道的《针灸心扉》是他学习中医针灸理论，交流针灸治疗经验的第三次总结，既有理论研究，又有临床实践，是中医针灸理论联系实践的一本好书，可供广大读者学习研究中医针灸的参考。在此书出版之际，介绍他为振兴中医针灸所做的不懈努力为序，以示祝贺。

贺普仁

一九九六年十一月十一日

自　序

　　我是山西孝义人，自中学时代起即随当地名中医——我的祖父高锦文（字佩华）学习中医，后考入北京中医药大学（原北京中医学院），学习六年，毕业后一直在北京中国中医研究院广安门医院从事中医针灸医疗、教学、科研工作，至今40余年。这次出版的《针灸心扉》是继《针灸心悟》、《针灸心传》之后我对从事中医针灸医疗实践的第三次总结，在这个意义上，《针灸心悟》、《针灸心传》、《针灸心扉》是我学习针灸，应用针灸，研究针灸，交流针灸的"针灸三部曲"。

　　《针灸心悟》、《针灸心传》相继出版后，常有读者同道来信探讨医理，询医问药，然而时过岁增，记忆、耳、目功能俱差，写字手颤，对于询问不能一一回复，深感遗憾。回忆传统医学"师带徒"的学习方法，在临床实践中，白天看病，晚上看书，口传心授，耳闻目睹，心领神悟，登堂入室，这样才能使学习不走弯路，治病取得效果。读者的来信，回忆的鞭策，唤起了我传授中医正宗，发扬祖国医学的心灵，愿再打开我针灸心灵的窗户，把学习针灸理论的真要，临床治病的效方，全部拱手托出，为后学所用。故将第三次总结命名为《针灸心扉》。特请中国针灸名家，中国中医研究院主任医师、北京国际针灸培训中心副主任、中国工程院院士程莘农教授题写书名；中国针灸名家、北京中医医院主任医师、北京针灸学会会长贺普仁教授作序。

身体不好，医疗又忙，致使《针灸心扉》写作时写时停，进展缓慢。不料又患肠癌，术后三天，身带"三管"（胃肠减压管、导尿管、引流管），水食都禁，全靠输液，全身疼痛，不能咳嗽吐痰，突然气升痰阻咽喉，呼吸非常困难，大有窒息之势，紧急时刻，针刺丰隆降痰，不到十分钟，痰降气通，呼吸平静，安然入睡，这又触及心灵，促我要把多年临床有效的治疗方法，快写多传给其他医生，以发挥我针灸治病救急之功，为此又加快了《针灸心扉》的写作速度。

我不怕重温前人医理，举例说明，深入浅出，反复讲述中医理论之真要。故在《针灸心扉》中首列"医理求真"，除收我反复教学讲稿，多年学习体会外，并有临床总结，医理探讨。总结出"针灸调理脾胃"、"针灸止痛"三则"与十法"等。并有发挥论述"膀胱六最"、"四海证治"等新说。以此示后学者以深入学习经络，研究中医理论的思维与方法。

我不怕文字不流利，书写有困难，为如实介绍临床经验，次列"医案医话"，对记载我主治的有始有终的详细病历，经进修学员或实习同学帮助整理，反复修改写成医案。因某些特殊原因影响记录病历不全的，但确有其事，为能传授医理、治法均以讲故事形式，编成医话。这一部分，因进修、实习医生写作能力不同，各地语言表达有异，因此病历写作与表达参差不齐，但都是实事实说，提供后学者参考。

我身患疾病，日夜兼写，在大家帮助下，终于成书，愿各位同道阅读有所收获，为振兴祖国医学付出我微薄之力，我《针灸心扉》足矣。

《针灸心扉》由我的学生高峰和我一道整理编写而成。部分医案由进修学员、实习同学整理或编写，由我主治和审阅。此书承蒙中国工程院院士程莘农教授题写书名，北京针灸学会会长贺普仁教授作序，由张茵华、高蕾帮助抄写整理并联系出版，值此出版之际，表示衷心的感谢。

高立山
一九九六年十一月六日

目　录

第 一 部 分

中医针灸医理探讨

《内经》髓海学说在针灸临床应用探讨

《内经》髓海学说与现代医学有关大脑理论是基本一致的。大凡眩晕耳鸣、痴呆，中风抑郁等高级中枢神经系统疾病均为髓海之疾，治疗上应"审守其俞，调其虚实"（《灵枢·海论》）。根据《内经》髓海学说，我们制定了髓海病相关治则和主穴。髓海病治则：调理髓海。髓海病主穴：百会、风府、风池、大椎。百会、风府为髓海本俞。头为诸阳之会，手足六阳经皆上行于头面（《灵枢·经脉》）而大椎为督脉之俞，手足六阳经会穴，风池是手足少阳经与阳维脉会穴，针刺二穴，可通调诸阳经经气而调理髓海。

一、中风抑郁症

我们用针刺调理髓海法治疗 21 例，疗效满意，无任何副作用。21 例中风患者，都有不同程度抑郁、焦虑、早醒及植物神经紊乱症状。所有病例均为广安门医院针灸科 1995 年期间住院患者。其中男性 16 例，女性 5 例，平均年龄 61 岁，平均病程 22

天。疗前 HRDS 评分平均 20.57。

治则：调理髓海，解郁宁心。

取穴：百会、风府、风池、大椎、上印堂、神门、太冲。针刺 3 次/周，治疗 1 个月评定疗效。

疗效标准：治愈：HRDS 积分 <5 分。显效：HRDS 积分减少 9 分以上。有效：HRDS 积分减少 6~8 分。无效：HRDS 积分减少 5 分以下。结果治愈 3 例，显效 11 例，有效 4 例，无效 3 例，总有效率 85.72%。

二、眩晕

30 例患者，男性 11 例，女性 19 例。平均年龄 62 岁，病程最短 1 天，最长 5 年。所有病例均为 1991 年到 1995 年本科门诊及住院患者。其中 8 例为椎、基底动脉供血不足，6 例美尼尔氏综合征，10 例脑动脉硬化，4 例颈椎病，4 例神经衰弱，3 例高血压。中医辨证气血不足 10 例，痰浊中阻 8 例，风阳上扰 8 例，肝肾阴虚 4 例。

治则：调理髓海，重镇止晕。

主穴：百会、风府、风池、大椎、上印堂。气血不足者加中脘、足三里、太冲、痰浊中阻加中脘、丰隆、太冲；风阳上扰加太冲、太溪；肝肾阴虚加太溪，三阴交。美尼尔氏综合征及高血压所致眩晕，针刺日 1 次，其他均每周针刺 3 次。留针 30 分钟。疗程超过 30 天作无效处理。

疗效标准：据国家中医药管理局制定的中医病证诊断疗效标准。结果 30 例患者中治愈 23 例，疗程平均 14 天。好转 6 例，未愈 1 例，针刺 1 次，眩晕即减轻者 20 例。

三、中风假性球麻痹吞咽困难

吞咽困难是中风假性球麻痹主症之一，我们用针刺调理髓海法治疗 20 例，疗效满意。20 例中风患者，男性 12 例，女性 8 例，平均年龄 61 岁，平均病程 26 天。所有患者均有饮水呛咳，吞咽困难及言语謇涩症状。CT 示脑梗塞 17 例，脑出血 2 例，出血兼梗塞 1 例。所有患者均为 1995 年期间广安门医院针灸科住院病人。

治则：调理髓海，活血开窍。

主穴：百会、风府、风池、大椎、人迎、上廉泉。针刺日 1 次，周六周日休息，每天评定疗效 1 次，疗程超过 15 天作无效处理。结果 20 例中，治愈 18 例，有效 2 例，平均疗程 6 天。其中重度吞咽困难 10 例，痊愈 8 例，平均疗程为 10 天，轻度吞咽困难 10 例，平均治疗 2 天即全部治愈。病程超过 20 天 10 例，痊愈 8 例，平均疗程 7 天，病程少于 20 天 10 例，全部痊愈，平均疗程 4.4 天。

髓海学说成形于《内经》，不论从生理还是病理而言，皆与现代医学大脑理论相若。临床上凡是眩晕耳鸣，中风、抑郁、痴呆、癫痫等高级中枢神经系统疾病均归属髓海之疾，也是典型的心身疾病，都可用针刺调理髓海法治疗。我们系统观察治疗了 3 种病症，疗效满意。

（刘志顺等　总结　　高立山　指导）

《伤寒论》针灸学术思想探讨

一、针灸条文综述及针灸功能、治疗范围

《伤寒论》是公元三世纪东汉人张仲景在《内经》、《难经》等书的基础上，总结了东汉以前的医学理论和医疗实践，结合自己临床经验，写出的一部理、法、方、药（针、灸）的医学经

典著作。他确立了"六经证治"、"八纲辨证"，使祖国医学"辨证论治"的独特思想体系，更系统、更完整、更切合临床应用，这种思想有效地指导着中医方药的临床治疗。但对《伤寒论》中的针灸条文，和用它来指导针灸临床的探讨甚少，今作初步探讨。

（一）针灸条文综述

《伤寒论》全文398条，而涉及针灸的有32条，占全书条文8%。全书用药物治疗的条方272条，用于针灸防治的条文16条，针灸防治条文占针药总治疗条文的7%。在32条针灸防治条文中：

1. 防治的条文共16条。其中防止传经的1条（8），针刺治疗的9条，三阳篇8条（太阳6条：24、108、109、142、143、171，阳明2条：216、231，少阳没有）。三阴篇中1条（太阴没有，少阴1条：308，厥阴没有），灸（火）治疗的6条，三阳篇没有。三阴篇6条（太阴没有，少阴3条：292、304、325，厥阴3条：343、349、362）。

2. 应用针刺、灸（火）、温针产生"坏病"和不该用针刺、灸（火）、温针的条文共16条。其中因灸（火）的10条，三阳篇9条（太阳8条：111、112、113、114、115、116、117、118，阳明1条：200，少阳没有）。三阴篇1条（太阴没有，少阴1条：284，厥阴没有）。因温针的6条，全在三阳篇（太阳4条：16、29、114、153，阳明1条：221，少阳1条：267），三阴篇没有。

3. 在32条有关针灸的条文中包括针药并用的2条（24，231），灸药并用的2条（117，204）。

（二）针灸功能、治疗范围

1. 针刺治疗9条中，三阳篇占8条，三阴篇占1条，说明针刺治疗多用于三阳篇，三阴篇少用。三阳篇中的8条，太阳占

6条，阳明占2条。太阳、阳明是正邪俱盛阶段，少阳是正邪相持阶段，三阴篇是邪胜正衰阶段。少阳篇没有针刺条文，三阴篇只有一条，说明针刺治疗是以祛邪为主，首在太阳，次则阳明，多用于邪正俱盛之时。

2. 灸（火）治疗6条中，全在三阴篇，说明灸（火）治疗多用于三阴篇，三阳篇少用。在三阴篇的6条中，少阴3条，厥阴3条，这都是邪胜正衰的阶段，因此灸（火）治疗是以扶正为主，多用于正（阳）气衰减病症。

3. 针刺治疗不当，尚无条文。灸（火）、温针用不得当的16条中，灸（火）治不得当10条，三阳篇占9条（太阳8条，阳明1条，少阳没有），由此看出，灸（火）不宜多用在正邪俱盛的太阳、阳明阶段。否则易出"坏病"或转生它疾。三阴篇用不得当仅1条，在少阴。太阴、厥阴尚无用不得当的条文，说明三阴篇可酌情用灸（火）治疗，在少阴要慎重考虑。温针用不得当的共6条，全在三阳篇（太阳4条，阳明1条，少阳1条），这说明三阳篇不宜多用温针，尤其太阳不宜多用，阳明、少阳次之。三阴篇尚无温针用之不当的条文，说明温针在三阴篇可酌情应用。

综上讨论，针刺在《伤寒论》中以祛邪通络、调和营卫为主，治疗多用于三阳篇的实证。灸（火）、温针在《伤寒论》中多以扶正（阳）温里（脏）、益气养血为主，治疗多用于三阴篇的阳虚病症。

【注】

① 伤寒论398条及各条文编号均以重庆出版社出版、重庆市中医学会编注的《新辑宋本伤寒论》条文的编号为准。

② 笔者把伤寒论中的灸法、火劫、火迫、被火、火熏等统归于灸（火）治疗。

二、针灸"四要"

《伤寒论》中不仅有许多针灸临床实践的条文，统观全部针灸条文内容，"四要"贯穿其中，现探讨如下。

（一）要辨两纲六要

从《伤寒论》111、112、115、143、153、216、292、304、343、349、362等十一条条文中摘出词句分析。

阴阳：两阳相薰，阳盛，阴虚，阴阳俱虚竭，亡阳，阴阳气并竭，无阳，独阴。

表里：表里俱虚。

寒热：发热恶寒，热除身凉，热入血室，手足不厥冷，反发热，背恶寒，手足厥冷，手足厥逆。

虚实：阳盛，阴虚，阴阳俱虚，此为实，实以虚治，随其实而取之，随其实而泻之，表里俱虚。

由此可以看出针灸治病，不知表里、寒热，怎辨阴阳虚实。不明病的阴阳虚实，自要犯虚虚实实之戒。因此从针灸条文中反映出，针灸治病，必须辨两纲（阴、阳）六要（表、里、寒、热、虚、实）。

（二）要知脏腑经络

从《伤寒论》8、108、109、114条条文中，有"经尽"、"再经"、"使经不传"、"到经不解"、"肝乘脾"、"肝乘肺"等记载。提示：①针灸治病时，必须知道"经、肝、脾、肺"。经即是经络，即要知道经络的分布、走向、属络、是动所生病等，才能知道是否"经尽"、"再经"、"经不传"、"到经不解"。②条文中的肝、脾、肺其概念即指五脏的肝脏、脾脏、肺脏，也包括了肝经、脾经、肺经以及肝与胆合、脾与胃合、肺与大肠合、肝经与胆经相表里、脾经与胃经相表里、肺经与大肠经相表里等。同时要了解这些脏腑经络的生理、病理和它们之间的关系，才能弄清什么是"肝乘脾"，"肝乘肺"，以便进一步采取刺期门的方法。③一般认为经络在表在外，脏腑在里在内，从这一意义讲，针灸治病，必须知在外经络受邪情况，知在内脏腑寒热虚实。

（三）要会切脉观神

从《伤寒论》16、108、112、113、114、115、116、118、119、142、221、292、295 等十三条条文中记载脉象词句有：观其脉证，寸口浮而紧，伤寒脉浮，脉不弦紧而弱，脉浮热盛，微数之脉，脉弦，脉不至者，脉微涩。神态词句有：谵语，亡阳必惊狂，卧起不安、躁，烦躁，必惊，不得眠。

说明针灸治病，必须要会切脉、观神，否则就会出现不良后果，如"微数之脉，慎不可灸"。不懂得什么是微数之脉，怎知慎灸与否。又如"阳明病……若发汗则躁，心愦愦反谵语，若加温针，必怵惕，不得眠……"。不知躁、心愦愦、谵语、怵惕、不得眠，怎知温针前后的病情变化。因此从《伤寒论》针灸条文看出，作为一个好的医生一定要会切脉观神。

（四）要保卫气、存津液

从《伤寒论》16、29、111、112、220、284 六条条文中看出、温针、烧针、火迫、被火等都属针灸范畴的治疗方法，使用时对治疗前患者的阴（津）阳（气）盛衰情况和治疗后阴（津）阳（气）的变化都要注意，如已发汗或重发汗，在阴津已伤的情况下，再用温针、烧针，可伤阴出现"坏病"，伤阳而出现用四逆汤治疗的病症。因此在《伤寒论》针灸条文中反映出保卫气、存津液的重要思想。

综上所述，我认为以上"四要"是《伤寒论》针灸理论的指导思想，张仲景以此有效地指导了临床实践。

三、针刺三方

（一）刺期门方五条探讨

1. 伤寒腹满谵语，寸口脉浮而紧，此肝乘脾也，名曰纵，刺期门。（108）

脉浮而紧，伤寒脉象。腹满，肝乘脾也。谵语，肝病及胃，为阳明谵语。刺期门者，调肝木，缓脾土。

2. 伤寒发热，啬啬恶寒，大渴欲饮水，其腹必满，自汗出，小便利，其欲解，此肝乘肺也，名曰横，刺期门。（109）

发热、啬啬恶寒，此系风寒犯表。其腹必满、渴欲饮水，此系阳明气滞，大肠有热。自汗出则表寒可解，小便利则内热能清，故其病欲解。刺期门者，调少阳，祛太阳、阳明之邪。

3. 发汗则谵语脉弦，五日谵语不止，当刺期门。（142）

本条系 142 条太阳与少阳并病，见头项强痛或眩冒，时如结胸，心下痞鞕者，当刺大椎第一间，肺俞肝俞。慎不可发汗，若发汗则出现谵语脉弦，此系阳明津液受损，阳明热盛则谵语，脉弦为少阳之脉，刺期门可调少阳祛阳明热邪。

4. 妇人中风，发热恶寒，经水适来，得之七八日，热除而脉迟身凉，胸胁下满，如结胸状，谵语者，此为热入血室也，当刺期门，随其实而取之。（143）

发热恶寒是表证，热除脉迟身凉，邪由气入血。胸胁下满，是少阳气滞。谵语是阳明血分热盛。刺期门泻血室热，调少阳气滞。

5. 阳明病，下血谵语者，此为热入血室，但头汗出者，刺期门，随其实而泻之，濈然汗出则愈。

下血是热伤阴络。谵语是阳明血分热邪扰乱神明。但头汗出是肝热循经上至头顶，刺期门以泻肝热。濈然汗出是热邪由阳明向外泄出。

由上可知刺期门应掌握：①有少阳症状、脉象可用。②阳明血热致谵语者可用。③因肝致脾胃病者可以用。④肝病及肺与大肠病者可用。

（二）刺大椎、肺俞、肝俞方二条探讨

1. 太阳少阳并病，头项强痛，或眩晕，时如结胸，心下痞鞕者，当刺大椎第一间，肺俞肝俞，慎不可发汗。（142）

头痛项强是太阳病症，心下痞鞭是邪由表及里。肺主皮毛，邪由表入里至肺，故选肺俞。眩冒，时有结胸，肝之病症也。胸胁少阳之分野，故治取肝俞。又大椎通三阳调和营卫。其虽有恶寒发热的表证，但不可发汗，此系太阳外受寒束，少阳气滞枢机不利，故不能用发汗。

2. 太阳少阳并病，心下鞭，颈项强而眩者，当刺大椎肺俞肝俞，慎勿下之。（171）

颈项强系太阳病症，眩是少阳病症，故用肺俞、肝俞、大椎，其理同上。告诫有大便干少里证，不能用下法，重在调少阳。

应用大椎、肺俞、肝俞要注意：①太少并病而有表证，不可汗时则用之。②太少并病有里证，不可下时则用之。③穴解：大椎通三阳调和营卫，肺俞宣肺解表、祛太阳邪，肝俞疏肝理气以和少阳气滞。

（三）刺风池、风府方一条探讨

太阳病，初服桂枝汤，反烦不解者，先刺风池风府，却与桂枝汤则愈。（24）

烦者，热也。太阳病，初服桂枝汤反烦不解，是风邪盛未能散，故反热而烦。刺风池调和少阳除烦热，刺风府泄督脉散太阳，以通达太阳之经而泄风气。

外感风邪较甚，兼有烦时，可先刺风池、风府，再服桂枝汤。

四、灸法六条

（一）少阴篇灸法三条

1. 少阴病，吐利，手足不逆冷，反发热者，不死，脉不至者，灸少阴七壮。（292）

吐利是脾肾阳虚。手足不逆冷，反发热者，不死，此因阳气未尽，故不死。脉不至又作脉不足，阳气虚也。肾之原出于太溪，灸少阴七壮，当灸太溪，这是里寒盛，外有热，系阳虚致热。

2. 少阴病得之一二日，口中和，其背恶寒者，当灸之，附子汤主之。（304）

背恶寒少阴病心肾阳虚，肺气虚导致卫阳不足背部恶寒。口中和脾胃阳虚。灸以助之，助脾胃阳虚，如常器之云：少阴病，灸膈关温其表以散外邪，灸关元温其里而助元气。这是内外皆虚寒。

3. 少阴病，下利，脉微涩，呕而汗出。必数更衣，反少者，当温其上，灸之。（325）

下痢是少阴病。脉微涩是阳虚血少。阴邪盛于内，拒阳于上而呕。阳虚失护而汗出。必数更衣，反少者，痢之阳虚血少，见里急后重，当灸之。如方有执说："上，谓顶，百会是也，升举其阳，以调夫阴"。《脉经》又云：灸厥阴可五十壮。阳虚血少之下痢，灸百会，升举其阳，有阳生阴长之意，灸厥阴亦助阳益血。

少阴篇灸法使用须知：①少阴篇灸是助阳益阴。②吐利，手足不逆冷，反发热，脉不至者，是阴虚阳弱。③口中和，其背恶寒是阳气虚弱之象。④下痢脉微涩，吐而汗出，必数更衣反少者，是阴虚阳微也。

（二）厥阴篇灸法三条

1. 伤寒六七日，脉微，手足厥冷，烦躁，灸厥阴，厥不还者，死。（343）

脉微是阴阳俱虚。手足厥冷，阳虚不达四末之故。烦躁是虚阳内扰。灸厥阴可通其阳以达四末，可灸太冲、灸厥阴俞等。脉不还者死，为亡阳，阴阳离决。

2. 伤寒脉促，手足厥逆可灸之。（349）

脉促，阳虚不能接续。手足厥逆，阳虚不达四末。可灸之，用灸通其阳。

3. 下利，手足厥冷，无脉者，灸之。不温，若脉不还，反微喘者，死。(362)

伤脾胃则下利。阳不达则手足厥冷。心阳不足则脉出无力。助其阳用灸法，依具体情况选穴。若土不生金，肺虚微喘，病甚也，当积极抢救。

厥阴篇灸法使用须知：①厥阴篇灸法是通阳接阴。②脉微，手足厥冷，烦躁，是虚热内扰。③无脉，手足厥冷，下利，是阳气虚微。

五、有关"坏病"

针灸使用不恰当，出现"坏病"，今从 16、29、111、112、113、114、115、116、117、119 十条条文中摘录以进行分析。

太阳病三日已发汗。若再用温针，病不解为"坏病"。此系伤阴或伤阳。

伤寒脉浮，重发汗。复加烧针，出现用四逆汤的症情。此系亡阳。

太阳病中风，火劫发汗，则见身黄欲衄，小便难。此系两阳相薰，阳盛阴虚。

伤寒脉浮，火迫劫之，出现惊狂，卧起不安。此系亡阳。

形作伤寒，脉弱，渴。被火则谵语。此为阴伤而阳亢。

太阳病，火薰之，不得汗则见心烦、清血。此因火邪、内热所致。

脉浮阳盛，灸之，咽燥吐血。此系阳盛。

太阳伤寒，温针治疗则易惊。阳盛之故。

烧针发汗，针处被寒，核起而赤，必发奔豚。

微数之脉，慎不可灸。

【按】

如见下列情况，应不用、少用或慎用温针、火劫、火迫、火薰、灸法等：①太阳中风。②太阳病。③伤寒脉浮。④脉浮。⑤已发汗，重发汗。⑥脉浮阳盛。⑦形作伤寒，脉弱口渴。⑧微数之脉。

综上分析，针灸后出现"坏病"及其他症状，此乃仲景之告诫，也是我们今日使用针灸的注意事项。使用以上方法时要注意人体阴阳在治疗前后的变化以及出现这些变化的原因。

在针灸学发展中，《内经》和《难经》以阐述针灸理论为主，《针灸甲乙经》扩充了针灸临床应用，且是我国现存最早的一部针灸专书。而《伤寒论》成书在内、难之后，而在甲乙经之前。它不仅有较完整的针灸理论，更有丰富的具体的临床实践记载。因此说，《伤寒论》在内，难与甲乙经之间，起了承上启下的作用。我们认为，《伤寒论》不仅是医方之祖，为中医方药家必读的中医四部经典之一。也是中医针灸家学习、研究针灸学的必读之书。对《伤寒论》针灸理法进行研究探讨，是提高针灸医生理论水平与临床疗效的重要途径。

对辨证论治的认识

辨证论治，是中医最常用的术语，是中医诊治疾病的基本原则。因此不论在理论学习，还是在临床治疗中，都有指导意义。以证为治疗对象，是中医诊治疾病的特点。通过基本理论学习及初步临床学习后，对辨证论治有如下体会。

一、证的来源、证与症、证与病、证与症候群

以证为治疗对象，既然是中医诊治疾病的特点，那么证从何

来，证与症、证与病、证与症候群的关系及异同点又如何，是要首先解决的问题。

（一）证的来源

中医所说的证有很强的概括性，既包括了生理病理的变化，又标明了诊断结果及治疗大法。通常对证的说法有二：一是按八纲，如阳证、阴证、表证、里证、虚证、实证、寒证、热证；互相结合又成为表实证、里实证、表虚证、里虚证、表寒证、里寒证、表热证、里热证、表热里寒证、表寒里热证、表里俱热证、表里俱寒证等。二是以方名证，如桂枝汤证、麻黄汤证、葛根汤证、大青龙汤证、小青龙汤证、小柴胡汤证等。两种叫法不同，但都反映了生理病理变化，标明了诊断结果及治疗大法，这就是证的含义，证究竟从何而来呢？病人不会告诉大夫他是得的什么证，就诊时他只能讲出一些不舒适的感觉，另外一些，还须大夫用望、闻、问、切去收集，用阴阳表里虚实寒热进行综合分析归纳而得出证。也就是说，证是由大夫辨出来的。大夫根据什么来辨出证呢？如上所述，病人陈述的不适感觉及大夫收集到与疾病有关的材料，这些就是每个单独的症状，也包括舌象、脉象。大夫就依据这些症状、舌象、脉象而辨出证来。

（二）证与症

证与症两字在某些情况下虽然同用，分析一下就各有不同。症只有症状的意思，如头痛是一个症，咳嗽又是一个症，发烧是一个症，胸痛又是一个症。只知道一个症状，中医很难进行辨证治疗。如果病人只说他头痛，我们是无法处方用药的。必须辨清是内伤头痛，还是外感头痛；是属阳明头痛，还是少阳头痛；是太阳头痛还是厥阴头痛等。要辨清这些，单凭知道一个头痛症状是不可能的，大夫必须找出更多的其他症状及与头痛辨证有关的资料，如：头痛是时痛时止，还是持续不休；痛在前额，还是两侧；是只巅顶作痛，还是痛时伴有呕吐痰涎；有无发热怕冷；有汗，还是无汗；有无咳嗽、流涕、口渴；大便秘结，还是下利；小便短涩，还是清长；胸腹有无胀满等。再结合舌苔、脉象，便可用八纲辨出是什么证，从而得出诊断结果，为论治打下基础。如头痛持续不止，又咳嗽、恶寒、发热，项背不适、无汗、舌苔薄白、脉象浮紧，这就是寒邪犯表，肺气被遏的表寒证，治当宣肺解表。这样就由许多症状中，经用八纲综合分析归纳，用六经定位，而得出太阳表寒证的诊断，及其治疗大法，从上看来，症与证在临床意义上截然不同，症的本身不能起到如上所述证的作用，然而证又是对许多症综合分析归纳的结果。

（三）证与病

中医所谓的病（指内科）及其命名，一般是以病人就诊时指痛苦的症状为主。病人就诊时，第一个告诉大夫的症状，往往就是他最痛苦的症状。如：病人第一个说头痛，我们就可以说病人的是头痛病。其他如咳嗽、胸痛、头晕、胸闷、腰痛、腹痛、腹胀等，都是如此。所以说症的另一个含义亦有病的意思，这样也就是说中医所谓病（实际指病人当前最痛苦的症状）与证的关系也就不言而喻。当然中医的病名较复杂，有以病因命名者，如中风、伤寒：有以病机命名者，如肝胃不和、脾胃虚寒；有以病位命名者，如头痛、腰痛；有以症状命名者，如咳嗽、目赤等等。但有一共同特点，就是这些命名，都为论治提出了前提，如：治疗以消除主要症状（如头痛），治疗以消除病因（如伤寒），治疗以调理病机（肝胃不和）。但从证讲，证就是要说明病的性质、病因、病位、病机，从而进一步进行治疗。西医所谓之病，是综合某些特殊的症状、体征，及致病因子，兼参以化验诊断、X线检查、心电、脑电、肌电、CT等，再参考家族史、既往史等，以做出的诊断。也同样标明病因、病位，及病理机制，进而治疗。但要按西医诊断的命名，让中医处方用药治疗时，乃必须按中医的理论重新辨清是什么证，方可处方用药进行治疗。例如：高血压病要让中医治疗，就要依据头晕为最痛苦的症状，参合其他的脉症舌苔等，辨明是肾水不足，还是肝阳上亢，是因痰火，还是湿阻等，方可处方用药进行有效的治疗。从上看来，中医所说之证与西医所说的病，二者之间，因理论体系之不同，是有区别的。

（四）证与症候群

证既不等于一个根据病因，主要症状或主要病理变化命名的病，也不等于一个独立的症状。又因为它是综合分析归纳一系列症状及舌苔、脉象所决定的，所以它又不同于现代医学所说的症候群。因为症候群只是指伴随主症出现的一些症状，而并不能直接指出机体的病理变化。这与中医辨清是什么证，就能确定病的性质与治疗大法是不同的。但症候群可以构成中医所谓症的一部分。中医的症是指单独的症状、舌苔、脉象等，同时症又有时代表病，所以症候群又不全等于中医的症。但把症与症候群结合起来，对找出中医证与西医病之间的联系，及中西临床结合治疗疾病是有帮助的。因此我觉得搞清证、病、症、症候群之间的关系是很重要的。

二、对辨证论治的认识

辨证论治，是中医诊治疾病过程中两个不可分割的步骤。在收集到足够的症状、舌苔、脉象及其他检查结果后，要分为以下两步进行诊疗。

第一步是辨证。辨证，主要是弄清疾病的性质是阴是阳，是虚是实；辨清病位在表在里，还是在半表半里。目前，辨证方法有《伤寒论》的六经辨证（太阳、阳明、少阳、太阴、少阴、厥阴），有温病的三焦辨证（上焦、中焦、下焦）和卫、气、营、血辨证，还有脏腑经络辨证，以及从气、血、痰、火而辨等，另外，关于病因、病机等都得辨清。

如何才能辨清疾病的性质、病位、病因、病机呢？也就是说如何辨清证呢？如前所述，证是对许多症状综合、分析、归纳的结果，辨证必须以症状为基础。古今医家的努力，在这方面做出了许多详细的记载。如《素问·痹论》中说："肺痹者，烦满，喘而呕；心痹者，脉不通，烦则心下鼓，暴上气而喘，嗌干、善噫，厥气上则恐；肝痹者，夜睡则惊，多饮，数小便，上为引如怀；肾痹者，善胀，尻以代踵，脊以代头；脾痹者，四肢解堕，发咳呕汁，上为大塞；肠痹者，数饮而出不得，中气喘急，时发飧泄；胞痹者，少腹膀胱按之内痛，若沃以汤涩于小便，上为清涕……"。再如《伤寒论》六经病提纲为"太阳之为病，脉浮，头项强痛而恶寒"；"阳明之为病，胃家实"；"少阳之病，口苦、咽干、目眩"；"太阴之为病，腹满而吐，食不下，自利益甚，时腹自痛，若下之必胸下结鞭"；"少阴之为病，脉微细，但欲寐"；"厥阴之为病，消渴、气上撞心，心中疼热，饥而不欲食，食则吐蛔，下之利不止"。从上举例，要辨清病的性质，都是建立在具体症状的基础上。

只知道症状是不够的，症如何过渡到证，前已言及，证是由许多症综合分析归纳的结果，证是由许多症辨出来的。自然综合、分析、归纳便是"辨"字的具体内容。但如何去综合分析归纳呢？必须有理论做指导，不能凭空想。如要辨清病的寒热虚实，就是依据"邪气盛则实，精气夺则虚，阳盛生外热，阴盛生内寒，阴虚生内热、阳虚生外寒"；又如"实则谵语，虚则郑声"等这些理论来指导。但这还不够，我们要进一步弄清，为什么阳盛生外热？阴盛生内寒？阴虚生内热？阳虚生外寒？这就要熟悉理论。《素问·调经论》说："阳虚则外寒……阳受气于上焦，以温皮肤分肉之间。今寒气在外，则上焦不通。上焦不通，则寒气独留于外，故寒栗。阴虚生内热……有所劳倦，形气衰少，谷气不盛，上焦不行，下脘不通，胃气热，热气熏胸中，故内热。阳盛生外热……上焦不通利，则皮肤致密，腠理闭塞，玄府不通，卫气不得泄越，故外热。……阴盛生内寒……厥气上逆，寒气积于胸中，而不泻，不泻则温气去，寒独留，则血凝泣，凝则脉不通，其脉盛大以涩，故中寒"。这样我们就弄清了病机。

综上所述，辨证就是要我们在症状、舌苔和脉象的基础上，在理论指导下，辨清这个病是什么证，这样就弄清了疾病的病理变化，标明了诊断结果，使制定治疗大法有所遵循而进入第二步——论治。

第二步是论治。既有了确定治疗大法的基础，处方用药就可以了，为何还要"论治"呢？这是因为：

第一，疾病有复杂性，治疗不能一概而论。如同是外感风寒，脉浮紧无汗的表实证者，可选麻黄汤为主；而脉浮缓有汗的表虚证者，就要选桂枝汤为主。两者方药虽均以辛甘温为主，但作用不同。又如虚人不能作汗，又当分别阴虚还是阳虚。阴虚不能作汗者，滋阴发汗；阳虚不能作汗者，助阳发汗。更有中气不足不能作汗者，又补中益气，扶正祛邪。此外有从治疗大法上看当汗，但病人又属禁汗之列，如《伤寒论》中记：咽喉干燥者，不可发汗。淋家不可发汗，发汗则便血。疮家虽身疼痛不可发汗，汗出则痓，衄家不可发汗，汗出必额上陷，脉紧急，目直视不能眴，不得眠。亡血家不可发汗，发汗则寒栗而振，汗家重发汗，必恍惚主乱……。这些无非说明津液已伤，治当防止重伤，以免坏病产生。然而咽喉干燥者、淋家、衄家、亡血家得太阳表证就不治疗了吗？问题在于示后人，在这些情况下治疗时要全面详细考虑。从上看来疾病发展变化本身的复杂性，要求我们在治疗时必须全面详细加以讨论，不可片面与主观。

第二，同一疾病又因时因地而异，治疗用药就不同。外感发热，冬月可用麻黄发汗，夏天则选香薷。因夏多挟湿，香薷既能清热，又能利湿。又如东南之人腠理疏而食冷，宜收宜温；西北之人腠理密而食热，故宜散宜寒。另外在治疗中，病本在血却从气治，所谓气能摄血，血脱者益气。又如治风先治血，血行风自灭；急则治其标，缓则治其本等等。在用药方面，气分病不能多食辛，血分病不能多食盐，骨病勿多食苦，肉病勿多食甘，筋病勿多食酸，表散时少用酸寒，降下时少用辛甘，阳旺多火忌热辣，阳衰之体忌沉寒，上实体质忌升药，下虚体质忌泻药，甘甜不用中满症，苦寒勿施于假热。这些都是治疗中处方用药的原则问题。

第三，同一疾病因人而异治疗不同。徐灵胎先生在《医学源流论·病人同异论》中说："天下有此一病，而治此则效，治彼不效，且不惟无效，而反有大害者何也？则以病同而人异也，夫七情六淫之感不殊。而感受之人各殊。或气体有强弱，质性有阴阳，生地有南北，性情有刚柔，筋骨有坚脆，肢体有劳逸，年力有老少。奉养有膏粱藜藿之殊，心境有忧劳欢乐之别，更加有天时寒暖不同，受病的深浅之各异。一概施治则病情虽中，而于人之气体，迥乎相反，则利害亦相反矣。故医者必细审人之种种不同，而后轻重缓急大小先后之法，因之而定……"。这段文字很明确告诉我们治疗疾病，要在细审之后方可定治疗方法。这"细审……因之而定"不正是说明要论治吗。

以上说明，见病有表里气血、虚实寒热之别，病源有六淫七情、饮食劳逸之异，气候有南北高卑、寒暑燥湿之不同，体质有阴阳强弱、老少勇怯之殊，药物有寒热温凉、升降沉浮及辛甘酸苦咸归经不同，脏腑有阴阳，药食有忌宜。因为以上种种情况，在辨证后有治疗大法可遵循的前提下，为了求得最佳效果，必须要全面详细的讨论治疗。

在正确辨证的基础上，全面详细的讨论治疗，才能得到满意的疗效。辨证是为有效的论治打下基础，论治的结果又检验了辨证是否准确。二者相辅相成，构成中医诊治疾病过程中两个不可分割的步骤。所以，它是中医诊治疾病的原则，是祖国医学认识疾病、分析疾病、治疗疾病的有力工具。

三、临床应用体会

辨证论治有很强的概括性，但结合到具体疾病的诊治又很具体。现在有以伤寒六经来进行辨证论治，有以温病的卫气、营血及三焦来进行辨证论治，有以脏腑经络来辨证论治，有以五行生克来辨证论治，方法虽多，都是建立在症状的基础上。在整体观念、天人相应、生克制化等祖国医学这些共同思想指导下进行的。不论何法都可认清疾病的阴阳表里寒热虚实，笔者在临床应用有如下体会，在收集到所有症状、舌苔、脉象及其他检查之后：

（一）先找主症

主症是指病人就诊时，最痛苦的一个两个或几个迫切须要大夫给他解除的症状。一般在病人就诊时，开口告诉大夫的便是他最痛苦的症状。另外也有经过大夫四诊后认为某症或某几症是主要的症。消除这些症状，对目前急救或长久根治是很重要的。这种主症有时与病人陈述的一致，也有不一致的。

（二）次找客症

客症是伴随主症以外的其他症状及与主症有关的其他资料。包括病人就诊时的自述，及大夫收集到的症状、舌苔、脉象、指纹、气色、精神、姿态以及病与气候的关系，与职业的关系，及生活条件，所好所恶等。客症是用来说明主症，帮助辨别主症的。

（三）辨主客症

在辨明主症的前提下，辨明与主证有关的客症。从而确定主症（即前面中医所谓的病）的性质：病因、病位、病机等，作出小结：

1. 性质：阴、阳、表、里、寒、热、虚、实。

2. 病因：辨病因分两步：

第一步，先辨清疾病初起的发生原因：

（1）外感六淫（风、寒、暑、湿、燥、火）。

（2）外伤七情（喜、怒、忧、思、悲、恐、惊）。

（3）不内外因（除(1)、(2)以外的其他原因）。

第二步，再辨清疾病现在的发展、变化原因：因气，因血，因痰，因火，因食，因湿，从热化，从寒化等。

3. 病位

（1）按六经辨证时，要辨清在太阳、阳明、少阳、太阴、少阴、厥阴。

（2）按三焦、卫气营血辨证时，要辨清在上焦（心、肺）、中焦（脾、胃）、下焦（肝、肾）；或在辨明在卫、在气、在荣、在血。

（3）按脏腑经络辨证，当辨清病在何脏、何腑、何经络。

（4）其他，应知病在气、在血、在皮、在肉、在筋、在骨等。

4. 病机

（1）用五行生克来说明：如木旺克土，木火刑金，水不涵木，土不生金等。

（2）用气血变化来说明：如肝郁气滞、肺气被遏，血不养筋，脾不统血等。

（3）说明目前邪正的关系：是邪气盛，还是正气盛，是邪正俱盛，是邪正俱衰，是邪退正复等。

（四）诊断立法

通过辨主客症，对主症做出诊断，用概括的文字记出，并提出治疗原则大法，如汗、吐、下、和、温、清、消、补等。

（五）讨论治疗

根据诊断结果及治疗原则大法，结合病人的病情、体质、季节、地区，以及疾病的饮食和药物的宜忌，在原则的大法下，经过全面详细讨论后，针对具体的病人，确定具体的治疗措施。

（六）具体治法

依据上面讨论结果，用文字写出具体治疗方法，一般有两种：①以什么法为主，以什么法为辅。②以什么汤为主，以什么汤为辅。

（七）处方、用药、选穴

根据具体治法，分清主次用药或选穴组成处方。必须明确主药、次药，主穴、配穴在方中的作用，或应加入的引经药物。

四、简表及举例

（一）简表

辨证论治（理、法、方、药、穴）简表

		说明	归类
辨证	1. 主症		理
	2. 客症		
	3. 辨主客症	小结主症，包括性质、病因、病位、病机等。	
	4. 诊断立法	下诊断结果和提出治疗的原则大法。	
证治	5. 讨论治疗	在原则大法下，讨论本病的治疗宜忌，确定具体治疗措施。	
	6. 具体治法	①某法为主，某法为辅。②某汤头为主（或加减）。③生活药食忌宜告病人。	法
	7. 处方用药	主药、次药、引经药 穴位	方、药、穴

（二）举例

主诉及大夫收集的资料：苦于午后发热，病已半月，汗后热不退。曾腿浮肿，今面部尚微肿，食不多，时有呕恶，小便黄赤，大便较干，脉象滑数，舌质红，苔白腻。

1. 主症：发热（病）

2. 客症：上症除发热外均是，此不赘记。

3. 辨主客症：病近半月邪气较盛，脉见滑为痰湿，数为有热；滑数并见，知是湿热。汗出热不退，有如蒸蒸发热之势，是为阳明热型。湿热阻滞阳明，上逆则时有呕恶。胃气不降，故胃纳呆而食不多。湿热下注，则小便黄赤。脾为胃行其津液，今胃病及脾，湿困脾土，输布无能，故面微肿、汗出热不退已有半月。且发热在午后，乃是微显阴虚之象。湿遏热伏而舌质红，苔白腻，此属湿热阻滞中宫。

4. 诊断立法：邪结于里，湿遏热伏在胃，不能下泄。此属阳明（胃）实（湿热）证，治宜通达清利湿热。

5. 讨论治疗

（1）治宜通达。然其自汗已半月，故不可更发汗，以伤其阴，耗其气。

（2）热在阳明，当选清胃热之药。

（3）湿滞中焦，又当祛湿。因自汗已半月，不宜多用利湿药。

（4）综上所述，治当清热祛湿。选药当以清热不耗气，祛湿不伤阴为旨。

6. 具体治法：芳香化浊为主，清热祛湿为辅。另告病人咸物、油腻、厚味之物少食，以防阻滞中宫，助邪伤正，续发他疾。

7. 处方用药

（1）藿香、黄芩、焦山栀：三药芳香化湿邪清热。

（2）滑石、苡仁：二药利湿清热，燥湿健脾。

（3）枳壳、竹茹：理气和胃。

（4）厚朴、叩仁：化湿醒脾。

（5）穴位：上脘、中脘、下脘、天枢、气海、内关、足三里、阴陵泉、三阴交。

五、小结

通过理论学习及临床治疗，认识到辨证论治是中医治疗疾病的规律。辨证是为论治打下基础，找出途径，论治又进一步充实辨证，保证疗效。因此它构成中医诊治疾病过程中两个相辅相成不可分割的步骤，是处理一个疾病过程中理、法、方、药、穴的概括。理论上有很强的概括性，实践中又非常具体。辨证论治本身，有理论必须通过实践指导临床，而实践又检验理论提高理论这一唯物辩证的思想。因此在学习掌握它时，既要不断加强理论学习与钻研，又要不断地通过临床诊治疾病总结经验。理论学习的钻研中，四大经典（《内经》、《神农本草经》、《伤寒论》、《金匮要略》）必不可少。因为这是中医的基本传统理论，是诊治疾病的大经大法，对各家学说及现代成就，亦要多读多看，这样就能开阔眼界，扩大思维。在临床治疗中，要仔细观察疗效，验证自己的辨证是否正确。正确时对在哪里，错误时错在何处。只有通过这样理论联系实践的学习方法，才能很好掌握辨证论治的这个规律，临床才思路广、办法多。不至于在疾病面前，一法不效便束手无策，或倒置到头痛医头、足痛医足。以上是个人对临床学习与应用辨证论治的体会，供同道参考。

针刺传导的体会

针灸疗法是祖国医学宝贵遗产之一，中医学的一个重要组成部分。目前，已逐渐形成独立的一门针灸学，是世界上一种独特的具有民族特色的医学。针灸疗法数千年来一直为人民健康服务，由于它对许多疾病有显著的效果，不仅为我国人民所赞扬，而且很早就流传到国外，它所以取得这样好的效果和评价，主要是与经络学说指导实践分不开的。它从生理病理以至诊断治疗，都紧紧地贯穿着。《灵枢·本脏》篇说："经脉者，所以行血气而营阴阳，濡筋骨，利关节者也"。《灵枢·海论》篇也说："十二经脉者，内属于腑脏，外络于肢节"。从上看出古人认为经脉是人体组成部分，人体借以运行气血，输送和供应人体需要的营养物质。经脉对内作用于脏腑，对外濡利筋骨关节，成为人体内外联络的纽带和输送营养的途径，为生理上不可缺少的一个重要部分。在病理和诊断治疗上也有很多记载，如：《灵枢·经别》篇说："夫十二经脉者，人之所以生，病之所以成，人之所以始，病之所以起，学之所始，工之所止也"。《灵枢·禁服》篇说："凡刺之理，经脉为始，营其所行，知其度量，内刺五脏，外刺六腑，审察卫气，为百病母，调其虚实，虚实乃止，泻其血络，血尽不殆矣"。《灵枢·经脉》篇说："经脉者，所以能决死生，处百病，调虚实，不可不通"。概括来说，就是人的生长、起病、成病、治病都不能离开经络。通过经络，营其所行，能审查五脏六腑的疾病，调其机体虚实的不平衡，为治病的枢纽，所以认为经络是不可不通的。

在临床实习时，为配合其他任务，对某些穴位的针刺感觉性质及循行路线进行了一些探讨。如：刺合谷穴针感传到颊，刺内关穴针感传到天池穴，刺肩髃穴针感传到商阳，刺小海穴针感传到天容，刺太渊穴针感传到中府，刺环跳、委中针感传到至阴，刺太白针感传到大包穴……，这些针感传导现象，有力地证明了经络的存在。这种传导现象不仅证明其循行的路径，而且在治疗施术时，有明显的针感传到病所，病人自觉患处舒服，效果就很好，其中立竿见影之效。如刺合谷穴，针感上达牙痛处，牙痛顿止。刺内关穴，针感上达胸部，胸闷告舒。针刺风池，针感传到前额，头脑清爽。刺陷谷穴，针感传至目下，目胀消失。至于委中治腰，足三里治腹，人人都有此体会。要想得到满意的传导，也不是轻而易得的事。除与病人的性别、年龄、病情、体质、施术时体位，及其精神紧张程度等有关外，更与医者取穴准确，施术深浅、针刺方向、附加手法有很大关系。下举一例，以资说明。

黄某，男，48岁，煤矿工人，病历号771号，住西卒房南坡8号。4月9日初诊。病名：胃脘痛。病因：脾胃虚弱，复伤饮食。症状：胃脘胀痛按之痞硬，饮食不香，纳后胀满，头晕胸闷，周身无力，两腿疲软，泻泄二十余日，兼有疝气隐隐时痛，痛苦面容，舌苔薄白，脉细微弦。

辨证：脾胃虚弱，运化失常，更因饮食留滞肠胃，胸满胀，进食则更增。中焦失畅，清浊交阻，脾气不升，胃气不降。浊气在上则生䐜胀，清气在下则生飧泄。脾主肌肉，位居中州，主运四末。脾虚则四肢酸软无力，其痛在胃，其因连脾。更兼疝气之质沉寒，郁结于下，厥阴受累舌苔薄白为寒，脉细微弦主痛。症情复杂，急则治其标。

立法：振阳和胃，升清降浊，调中止痛。

处方：中脘、梁门、梁丘、足三里，均留针二十分钟，施术手法均平补平泻。四肢用迎随补泻，腹部用提插补泻。

效果：术后起针痛止，患者高兴而去。隔五日相遇，告疼痛未发作，饮食增加，稍觉腿软、胸闷。因怕针刺，自转服药物善后。

足三里穴施术时，患者仰卧，腘窝垫高五寸左右，用28号针刺入一寸深，用平补平泻捻转手法再结合迎随补泻。刺入后腿部感觉酸胀，医者左手持患者右足三里之针，右手持左足三里之针，手掌向下，两手同时捻转，先以随而济之，医者两手拇指向后捻，患者两腿酸胀，皆成线状从本穴起沿胃经下行，直到足跗，至大趾次趾之端（在施术时，右侧酸胀曾开始一度传到足跗，向内踝前，由京骨下斜抵足心）。后以迎而夺之，拇指向前捻，转酸胀仍为线状，由本穴循胃经上行至腹，挟脐，上胸，入项，达口角。虽然持续施术，传导感觉仍在颐前停顿稍长时间，后复由大迎循耳前，直上至头维而止。感觉向上传导途中，在膝、股、腹、胸、项、口角等处均有稍停顿后才向上传的现象。施术时间均三十秒钟左右。

讨论：从这一病例体会到，要真正掌握针灸疗法，发挥其疗效，除认真辨证，严格配穴，取穴准确外，更要注意针刺操作手法，才能收到立竿见影之效。回忆此例之传导，补泻方法，颇合《补泻雪心歌》所载"拈指向外泻之方，拈指向内补之诀；泻左须当大指前，泻右大指当后拽，补左次指向前搓，补右大指往上拽"之说。根据这一情况，我就想起探索一下针刺传导之间是否均如上述，这样对今后掌握规律，欲上即上，欲下即下就能运用自如。我选用足阳明胃经开始试验。方法如下：

患者仰卧体位，两腘窝垫高五寸左右（高低力求患者舒服），在施术时必须保持不让经络循行线上有约束力（如裤子紧，袜子口过紧等）。同时要给患者讲清针下的感觉及传导情况，使患者不要过度紧张。

术者面对患者，针刺入得气后，医者两手手心向下，左手持患者右足三里之针，右手持左足三里之针。两手同时施术。针刺由轻而重，由缓而急；再而急而缓，由重而轻。

施术时，应由患者自己说感觉的传导路线及方向，医者不要启发、暗示。当传导在某关节等处停顿时可将针微微上下提插，或用手指叩打本经通过关节的部位，后复行施术，感觉即可通过关节继续向上（或向下传导）。

　　下面是男女各十人次针刺足三里穴针刺感觉传导手法的纪实：男女均取两侧之足三里，用 28 号针，直刺入一寸左右，用捻转手法操作，一般三十秒钟左右。

月	日	病历号	姓　名	年龄	病　名	感觉
4	9	771	黄若君	48	胃脘痛	酸胀
4	18	2066	陶广明	26	胃脘痛	胀
4	19		赵树珍	20	胃脘痛	胀
4	20	1221	韩永汇	28	胃　病(纳少)	胀
4	20	427	李进德	49	腹胀满	麻
4	20	257	赵福前	26	腹胀满	胀
4	21	185	尚元刚	35	目　胀	胀
4	22	1973	金　河	26	头　晕	胀
4	22	1086	梁春志	28	足腿痿	胀
4	23	628	李芳林	28	胃脘胀	胀

　　以上均为男性病例。其针刺捻转与感觉传导方向是：患者针刺感觉上传，医者施术拇指向前；患者针刺感觉下传，医者施术拇指向后。

月	日	病历号	姓　名	年龄	病　名	感觉
4	20	1755	董振秀	38	胃脘痛	酸
4	22	345	张书琴	40	胃脘痛	胀
4	22	1755	董振秀	38	胃脘痛	酸
4	23	345	张书琴	40	胃脘痛	胀
4	23	1972	陈英	61	头　晕	酸
4	23	337	王洪风	38	口　渴	酸
4	23	1719	王秀珍	35	脘腹胀	酸胀
4	23	202	马淑兰	21	白　带	酸胀
4	23	863	曹玉珍	47	腹痛	胀
4	23	105	王永丰	18	脘腹痛	酸

　　以上皆为女性病例。其中第五、第八例皆取右侧足三里。女病例之针刺手法与传导方向正好和男子相反。患者针刺感觉上传，医者施术拇指向后；患者针刺感觉下传，医者施术拇指向前。

注：感觉上传与拇指向前指向患者头方向。

　　感觉下传与拇指向后指向患者足方向。

讨论：

（1）男子与女子在传导方向与施术手法之捻转正好相反，这究竟是什么原因呢？在《补泻雪心歌》中记有"……古人补泻左右分，今人乃为男女别……"。这不但说明男女有别，而且指出在同一人体亦有左右不同。虽然有这样的记载，但是原因何在呢？我认为在我们祖先早已认识到：阴阳不同，男女有异，左右当分，偏气偏血。尤其在生理上女子不同于男子，如《素问·上古天真论》说："女子七岁，肾气盛，齿更发长，二八而天癸至，任脉通，太冲脉盛，月事以时下，故有子；三七肾气平均，故真牙生而长极；四七筋骨坚，发长极，身体盛状；五七阳明脉衰，面始焦，发始堕；六七三阳脉衰于上，面皆焦，发始白；七七任脉虚，太冲脉衰少，天癸竭，地道不通，故形坏而无子也"。这一段文字系统记述了女子一生的发育过程。从年龄上看，在生理发育上就有不同于男子，女子是二七至七七。而男子却在二八至八八。另外女子成熟后即有月经，女子没有胡须，受孕后乳房增大，臀部增大。在声音方面，男子粗而低，女子细而高；女子以血为主，男子以气为主。在病理方面，对妇女特别要注意胎产经带。有医家言，除胎产经带外治疗皆同男子。临床并非如此，但凡妇女有病，无不涉及胎产经带，尤其经病、带病更为常见。这样看来，也就无法排除胎产经带了。另外，女子癥瘕积聚尤多。综上所述，在生理、病理和治疗方面，男子和女子有许多不同的地方。那么反映人体生理、病理现象的，组成经络的穴位，在接受针刺以后，感觉传导与针刺捻转方向不同也就不奇怪了。

　　至于左右不同，亦与阴阳学说有关。前人有肝藏于左、肺藏于右之说。右半部肺主之，肺主气，主肃降，右半部以气主为阳；左半部肝主之，肝藏血，主升散，左半部以血主为阴。男女不同，一以气主，一以血主。今在同一人体，亦有气血偏胜于左右，因此也同样会出现感觉传导与针刺捻转手法左右不同的情况。至于许多人得到的感觉性质不一样，有酸有胀，或者二者兼有，可能与每个人的病情、体质和医生施术手法轻重不同有关。但是在同一个人，施术得到感觉的性质却是相同的。这些是个人理论学习与临床实践的体会。

（2）通关接气问题：在针刺足三里的过程中，每遇感觉通过膝、股、腹、胸、项、口角等处时，虽然继续施术，但传导总要停顿一下，复而传导。这样，就使我联想起了古人通关接气的问题。古人很早就认识到这一点，在许多针灸治疗的处方中都反映这一点。如：上肢麻痛时，用肩髃、曲池、合谷；下肢疼痛时用环跳、风市、阳陵泉、悬钟；治疗胸中疼痛或有咳血时用太渊、尺泽、中府。这些不但说明古人重视循经取穴，确实也表现出通关接气的所在。这也可能是由于古人在针刺时，当感觉传到关节难以通过时（我们现在仍有此情况），就在此关节处再来针一针，尤如接力赛跑一样，这是值得重视的问题。正像要跑一千六百米，让一个人跑前半段有劲，后半段就差劲了，如果要四个人跑，一人跑四百米，则段段保持精力充沛。病人正气尚强，针一穴即可。若正气稍差，则可同一经上取相联系的几个穴。例如上肢痛，正气充实取肩髃一穴则可，如正气减弱可取肩髃、曲池、合谷等，即是此意。因此，临床上注意通关接气，是提高疗效的一种方法。

（3）在针刺过程中，感到不同的人针刺得到感觉的程度不同。因此体会到在不同的人体与不同的季节，就有深刺浅刺的不同。这说明了经络的部位有深有浅，正如《灵枢·经脉》篇所说："经脉十二者，伏行分肉之间，深而不见……，诸脉之浮而常见者，皆络脉也"。《灵枢·脉度》篇说："经脉为里，支而横者为络"。这就说明了"经"是行于人体肌肉里面深处而不易见到，所见到浮于表面的是它的络脉。人之精气聚满经脉后，即注于络脉。同时春夏主发泄，人体气血旺盛于肌表，在秋冬主收藏，气血居于里。诸如此类，气血旺盛于不同深浅部位，就要我们掌握一定的时机，注意施术时针刺的深浅问题。

（4）祖国医学根据阴阳对立统一的规律提出了许多不同的针刺方法。以上男女各十人次仅选一穴，只说明左右不同，男女有异。其他，在人体之上下，阳经与阴经，午前与午后，白天与黑夜等，与针刺感觉传导与施术时捻转手法的关系，尚待进一步观察。

（5）要做好针刺传导，除与患者的体位、病情、体质及施术时的紧张程度有关外，还与医者取穴准确与否及施术手法轻重有关。根据少数病例，及短期观察，虽有体会，但尚不成熟。临床体会到，要向哪个方向传，针尖便指向哪个方向，兼用押手压住针刺的相反方向，这样较容易做出针刺感觉的传导。

实践是检验真理的唯一的标准，针灸经络学说在临床的应用，通过感传进一步证实经络的循行路线，通过感传又提高了治疗效果。因此如何掌握对针刺感传的规律，提高针刺治疗效果，这是我们临床针灸医生的任务。这就是本人通过学习和实践，对针刺感传的体会，供同道参考。

1960 年临床实习有感

穴位的功用分类

一、通关开窍要穴

（一）清心醒脑、启闭开窍（开心窍、开脑窍）要穴

1. 主治

清心振神，开窍醒脑，发挥启蒙开窍之机。治痰阻（迷）心窍，或上扰髓海（如中风、癫狂等），热犯心包（如暑厥），邪扰心窍（如脏躁），风痰上扰清窍（如急惊风）等，所致牙关紧闭、神志昏迷、人事不省，或精神错乱诸证。为急救休克昏厥之要穴。

2. 穴位

（1）十二井：一般多用中冲（心包）、少冲（心），以清心开窍；少商（肺）、关冲（三焦），以清暑开窍；涌泉（肾）、隐白（脾），以回阳醒脑开窍。有时点刺出血，以清泻上扰壅塞之热，通调三阴三阳逆乱之气血，以收振心醒脑、回阳固脱、启闭开窍之功。

（2）十宣：为清热开窍之要穴。主治热闭清窍之证。

（3）水沟：通调督脉之气，清泻上逆之火，以收清心回阳、开窍醒脑之功。

（4）百会（督）：为诸阳之会，通督脉之气，清泄上逆之火。故可收固气回阳，清火醒脑之功。

（5）承浆（任）：以阴引阳，通关开窍。

（6）劳宫（心包）：为清心醒神、通关开窍之穴。

（7）行间（肝、荥）：可清肝火，开窍醒脑。

（8）神门（心、原穴）：清心醒神、通关开窍之穴。

（9）合谷（大肠、原穴）：清心醒脑、通关开窍通用要穴。

（10）内关（心包、络穴）清心醒脑、通关开窍之穴。

（11）三阴交（脾）：清心醒脑、通关开窍之穴。

（二）通关启闭开牙关要穴

1. 主治

开启牙关，以治牙关紧急不开之证。

2. 穴位

（1）颊车（胃）：为胃经所行之处，与合谷并用可开牙关，以治牙关紧急不开。

（2）下关（胃）：同上。

（3）耳门（三焦）：邻接牙部，可开牙关，以治牙关紧急不开。

（4）听宫（小肠）：同上。

（5）听会（胆）：同上。

（三）通关启闭开耳窍要穴

1. 主治

开启耳窍，以治耳鸣、耳聋之证。

2. 穴位

（1）耳门（三焦）：邻近耳区，可开耳窍，以治耳鸣、耳聋。

（2）听宫（小肠）：同上。

（3）翳风（三焦）：同上。

（4）听会（胆）：清泻肝胆之火，开启耳窍，治耳鸣、耳聋。

（5）太冲（肝、原穴）：清泻肝胆之火，开启耳窍，以治耳聋、耳鸣。

（6）行间（肝、荥）：同上。

（7）足临泣（胆、输穴）：同上。

（8）合谷（大肠、原穴）：与耳区局部穴并用，可助开窍启耳之机，以治耳鸣、耳聋。

（9）太溪（肾、原穴）滋肾益精，清泻肾阳上扰之火，开窍启耳，以治肾虚耳鸣。

（10）肾俞（膀胱）：为肾气转输之所，能振肾阳，裨益真水，以治肾虚精亏所生之耳鸣、耳聋。

（11）命门（督）：通调督脉，为肾气转输之门；联系肾俞，为益肾治本之源。能壮肾阳，裨益肾水，以治肾虚精亏所生之耳聋、耳鸣。

（四）通关启闭开鼻窍要穴

1. 主治

开启鼻窍，以治鼻塞不通之证。

2. 穴位

（1）迎香（大肠）：穴在鼻旁，可开启鼻窍，以治鼻塞。

（2）印堂（奇）：同上。

（3）鱼际（肺、荥穴）：肺开窍于鼻，可开鼻窍，以治鼻塞。

（4）合谷（大肠、原穴）：与鼻区穴并用，可助开窍之机，以治鼻塞。

（五）通关启闭开舌窍要穴

1. 主治

开启舌窍以治喑哑、口吃之证。

2. 穴位

（1）哑门（督）：位于舌后，可开舌窍，以治喑哑、口吃。

（2）廉泉（任）：邻接舌根，可开舌窍，以治喑哑、口吃。

（3）天突（任）：局部取穴，可开舌窍，以治喑哑、口吃。

（4）通里（心、络穴）：心开窍于舌，可开舌窍，以治喑哑、口吃。

（5）合谷（大肠、原穴）：与局部穴并用，可助开窍之机，以治口吃。

（六）通关启闭开眼窍穴

1. 主治

明目启蒙，可治目视不清诸证。

2. 穴位

（1）睛明（膀胱）：位于目旁，可开窍明目，以治目视不清诸证。

（2）攒竹（膀胱）：同上。

（3）太阳（奇）：同上。

（4）风池（胆）：平熄肝阳，清头明目，以治目视不清诸证。

（5）光明（胆、络）：同上。

（6）足临泣（胆，输，八脉交会）：同上。

（7）行间（肝）同上。

（8）合谷（大肠、原穴）：与局部穴并用，可助明目之机，以治目视不明诸证。

二、补益元气，回阳固脱要穴

1. 主治

阴气将竭，阳气将尽，真阳欲脱，如中风、类中风、暑厥、脏燥等，以及一般正气衰微之证。

2. 穴位

（1）神阙（任）：为生命之根蒂，与命门相对，真气所系，灸可回阳固脱。

（2）关元（任）：为任脉与三阴之会，又为三焦元气所发生之处，联系命门真阳，为元气之根。阴中有阳，用其从阴复阳之机，以收回阳固脱之效。

（3）气海（任）：为诸阴之海，气之所聚，取其从阴救阳之机，以收回阳固脱之功。

（4）肾俞（膀胱）：为肾气（真阳）转输之所，能从先天大补元（真）阳，以济真阳外越之危。

（5）命门（督）：通调督脉，为肾气转输之门，联系肾俞，又与神阙相对，为真元之根。用以大补先天，救治真阳离决之危，收回阳固脱之效。

三、培元振阳、提升固脱要穴

1. 主治

培补下元，振奋诸阳，提升收摄气机，以治诸阳欲脱，如脱肛、久泻、阴挺以及胞胎欲堕之证。

2. 穴位

（1）气海（任）：为诸气之海，振奋下焦气机，补益下元，提升大肠气机，以治脱肛。

（2）大肠俞（膀胱）：为大肠之气转输场所，振奋大肠气机，为脱肛治本之穴。

（3）长强（督）：邻近肛门，可振奋大肠，固摄脱肛，并治里急后重，久泻不止之证。

（4）百会（督）：为诸阳之会，统全身之阳，且能壮诸阳，收摄提升之机，以治脱肛、阴挺以及久泻不止之证。

（5）脾俞（膀胱）：与胃俞、中脘、足三里配用，健脾培元，可以从后天发挥提升中气，升阳收摄固脱之机，以治诸脱。

（6）照海（肾、八脉交会）：补益肾阳，裨益胞宫，以治胞胎欲堕之证。

四、安神要穴

（一）清心安神

1. 主治

清心（心包）热，降心火，使神守舍，以治脏躁、急惊风、中暑、类中风、痫狂及梦遗诸证。

2. 穴位

（1）心俞（膀胱）：心气转输之处，为心病治本之穴。可清心降火，使神守舍，以治脏躁、类中风以及心火妄动之梦遗。

（2）巨阙（任、心募）：为心气所聚之所，可代心俞，以治心病；清心降火，使神守舍，以治心火妄动之梦遗。

（3）内关（心包、络）：清心热，降火安神，以治脏躁、急惊风、类中风、怔忡、心火妄动之梦遗。

（4）神门（心、原、俞）：清心热安神，以治脏躁，急惊风、中暑、类中风、怔忡、癫狂和心火妄动之梦遗。

（5）间使（心包、经穴）：清心安神，以定狂痫。

（6）通里（心、络穴）：同上。

（7）大陵（心包、原、输）：清心包热，以定狂。

（8）劳宫（心包、荥）：同上。

（9）少商（肺、井穴）：同上。

（10）申脉（膀胱、八脉交会）：可清心安神定狂。

（二）宁心安神

1. 主治

主治非由热证所致心阴不足，神不守舍之不寐。

2. 穴位

（1）心俞（膀胱）：为心气转输之处，宁心安神，以治心虚之不寐；与肾俞并用，可治心肾不交之不寐。

（2）巨阙（任，心募）：可代心俞，与肾俞并用，可治癫症和心肾不交之不寐。

（3）神门（心、原、俞）：宁心安神，以治癫症和心虚不寐。

（4）内关（心包、络）：宁心安神，以治心虚之不寐。

（5）通里（心、络）：同上。

（6）三阴交（脾）：与神门、内关并用，有宁心安神之功，以治心虚不寐。

（7）中脘（任、胃募）：与内关配用，可和中宽胸，宁心安神，以治不寐。

（三）养心血安神

1. 主治

主治心血不足所致不寐。

2. 穴位

（1）心俞（膀胱）：为心气转输之所，有生血之功，可养心安神，以治心阴（血）不足之不寐。

（2）神门（心、原、输）：养心（血）安神，以治心阴（血）不足不寐。

（3）脾俞（膀胱）：心、脾皆为生血之源。心得血养，神安自寐。与心俞配合，用治心脾两虚，气血双亏之不寐。

（4）三阴交（脾）：养心（血）安神，又治脾虚血少之不寐。

（5）隐白（脾井）：同上。

（6）历兑（胃井）：同上。

五、滋阴养血要穴

1. 主治

滋阴养血，以治心虚血虚，或心脾两虚所生之头痛、心悸、眩晕、月经过少或错后，以及血枯经闭诸证。

2. 穴位

（1）脾俞（膀胱）：为脾气转输之所。脾统血，亦为气血化生之源。可滋阴（脾阴）养血，以治血虚所致之头痛、心悸、眩晕、月经过少或错后，以及经闭诸证。

（2）三阴交（脾）：滋阴（脾阴）养血，以治血虚所致之头痛、心悸、眩晕、月经过少或错后以及血枯经闭之证。

（3）地机（脾）：同上。

（4）血海（脾）：同上。

六、健脾培元，益气养血要穴

1. 主治

健脾培元，益气养血，以治脾阳不足，气血双亏所生之头痛、眩晕、心悸、不寐诸证。

2. 穴位

（1）脾俞（膀胱）：为脾气转输之所，气血化生之源，可补益脾阳，益气养血，以治心脾两虚，气血双亏所生之眩晕、心悸诸证。

（2）关元（任）：为三焦脉气所发之处，可振奋中阳，以治气血双亏之眩晕，心悸诸证。

（3）气海（任）：为诸气之海，可振奋中阳，以治气血双亏之眩晕、心悸诸证。

（4）胃俞（膀胱）：为胃气转输之所，可振奋胃阳，培元益气养血，以治气血双亏所生眩晕、心悸、不寐之证。

（5）足三里（胃、合）：振奋胃阳，培补中元，益气养血，以治心脾两虚、气血双亏所生之头痛、眩晕。

（6）三阴交（脾）：振奋脾阳，培元益气养血，以治心脾两虚、气血双亏所生之头痛、眩晕诸证。

七、清血分之热要穴

1. 主治

清泻血中郁热，以致热邪内炽所生之暑厥、热泻、热呕、目赤肿痛之证。

2. 穴位

（1）曲泽（心包、经穴）：点刺放血，清泻血中郁热，以致暑厥，并泻热止呕；与委中配合，可吐泻兼治。

（2）委中（膀胱、合穴）：点刺放血，泻血中郁热，以治暑厥，并泻热止泻；与曲泽并用，吐泻兼治。

（3）太阳（奇穴）：点刺放血，清泻血郁目中不散之热，以治目赤肿痛。

【附】清热止血要穴

1. 主治

清诸热以止鼻衄之证。

2. 穴位

（1）迎香（大肠）：穴在鼻旁。大肠与肺相表里。可清肺热，摄血妄行，以治鼻衄。

（2）三阴交（脾）：可制阴清热，摄血妄行，以治虚火上炎之鼻衄。

（3）太溪（肾）：可养阴清热，摄血妄行，以治肾虚火旺所生之鼻衄。

（4）尺泽（肺、合）：清头泻热，以治虚火上炎所生之鼻衄。

（5）少商（肺、井穴）：同上。

（6）合谷（大肠、原穴）：同上。

八、振奋脾阳，扶土培元要穴

1. 主治

由于胃为水谷之海，主运化，为后天卫气、营血以及津液生化之本，影响全身（包括脏腑肢体五官各部）。重用以下振奋脾阳、健脾培元之要穴，不但可治脾胃虚弱（或寒）所生各种症状之本：且可治疗脾阳失运所致之心脾两虚（气血双亏）、脾肾两亏、脾虚肝旺（肝胃不和）、脾虚肺弱诸多兼证，作为扶土培元，以治其本之要穴。

2. 穴位

（1）脾俞（膀胱）：为脾气转输之所，中州脉气所发之处。取其为后天之本生化之源，以益气血（包括卫营）津液之机。为温运脾阳，健脾培元之要穴。

（2）胃俞（膀胱）：为胃气转输之所，中州脉气所发之处，与脾表里相关，互为因果。为振奋胃阳、健脾和胃、扶土培元之要穴。

（3）中脘（任、胃募）：同上。

（4）气海（任）：为诸气所聚之海，有生发元气，助脾健运之功。有时用作扶土培元之穴。

（5）关元（任）：为三焦经气所发之处，联系命门。取其振奋真阳，生发后天之本之机，有时用作扶土培元之穴。

（6）足三里（胃，合）与以上三穴配合，有助温运脾阳，扶土培元之效；单用亦有同功。

（7）三阴交（脾）：为肝脾肾三经相会之处，取其调血、补气、益精之机，为从先、后天培元治本之穴。

九、健脾和中、温中散寒要穴

1. 主治

健运脾阳，调和胃气，以治脾胃虚弱所生之呕吐、下利、疳积以及胃气不和之不寐、脾弱气虚之头痛等。如用灸治，可发挥温运脾阳、温中散寒之功，以治寒呕，寒泻之证。

2. 穴位

（1）脾俞（膀胱）：为脾气转输之所，与章门并用，俞募配穴，可健运脾阳，以定吐泻。

（2）胃俞（膀胱）：为胃气转输之所，与中脘并用，俞募配用，健脾和中，以定呕吐。

（3）中脘（任、胃募）：为胃气所聚之所，与胃俞并用，俞募相配，健脾和中，以治吐泻及气虚头痛。

（4）神阙（任）：通运脾阳，和胃理肠，灸之以治各种泻痢少腹疼痛。

（5）天枢（胃、大肠募）：与大肠俞并用，俞募配穴，温运脾阳，和胃理肠，以治各种泻痢、小腹疼痛。

（6）气海（任）：为经气之海，与中脘并用，振发三焦气机，健运和中，以治吐泻及气虚头痛。

（7）足三里（胃、合）：为健脾和中通用要穴，以治各种呕吐、泻痢、疳积以及胃气不和所生之不寐、气虚头痛。

（8）上巨虚（胃）：温运脾阳，和胃理肠，以治泻痢。

（9）三阴交（脾）：健脾和胃，以治胃气不和所生之不寐。

（10）内关（心包、络）：与中脘并用，可和中宽胸，使心得安，以治胃气不和所生之呕吐以及神不得安之不寐。

十、消导化食滞（积）要穴

1. 主治

主治食积停欲，滞留不去所生之水谷不化、不思饮食、上逆、嗳呕、脘腹痞满胀痛、下利清谷等证。

2. 穴位

（1）下脘（任）：在胃脘之下，可导气下行，助运化滞，以治食滞停饮、食谷不化、不思饮食，上逆嗳呕等证。

（2）中脘（任、胃募）：升清降浊，和胃消导，消食定痛，以治食滞脘痛。

（3）章门（肝、脾募）：消食健运，除胀消痞，以治腹痛痞满，小儿疳积。

（4）天枢（胃、大肠募穴）：通调胃肠，消导化食，以治食滞所生之脘腹胀痛及下利。

（5）气海（任）：补益三焦，振奋气机，升清降浊，以治食积停滞所生之脘腹胀痛。

（6）足三里（胃、合）：升清降浊，和胃消导，以治食积所生之脘腹胀痛、呕吐，下利。

（7）里内庭（奇）：在二趾蹼下，与内庭相对，可和胃消导，为治宿食停滞所生胃脘胀痛之经验穴。

十一、健脾利（化）湿要穴

1. 主治

主治寒湿泻痢、疝疾、白带。

2. 穴位

（1）天枢（胃、大肠募穴）：通调胃肠气机，健脾化湿，以治寒湿泻痢。

（2）中脘（任、胃募穴）：与天枢并用，调整大肠之气，健运化湿，以治寒湿泻痢。

（3）气海（任）：调气化湿行滞，以治寒湿泻痢。

（4）阴陵泉（脾、合）：健运化湿，以治寒湿泄泻。

（5）上巨虚（胃）：通调胃肠气机，健运化湿，以治寒湿久痢。

（6）太白（脾、输）：健脾祛湿，消胀止泻。

（7）商丘（脾、经）：健脾化湿，以治寒湿所生之泄泻、白带。

十二、健脾化痰要穴

1. 主治

振胃健脾，祛湿化痰，以治痰湿内阻所生之眩晕、怔忡，及食积呕吐、肺热痰喘等证。

2. 穴位

（1）脾俞（膀胱）：为脾气转输之所，脾为痰湿生化之源，健脾可治痰湿内阻所生之眩晕。

（2）中脘（任、胃募）：健胃振阳，助脾运化，祛湿化痰，以治痰湿内阻所生之眩晕和水湿停留心下所生之怔忡。

（3）足三里（胃、合）：健胃振阳，助脾运化，祛湿化痰，以治痰湿内阻所生之眩晕及水湿停留心下所生之怔忡。

（4）丰隆（胃、络）：为祛湿化痰要穴，能健胃阳，助脾运化，可化胃肺痰湿。既可治痰湿内阻所生之眩晕和食积呕吐，又能清化肺热以治痰阻心窍所生之中风、癫狂之疾。

（5）阴陵泉（脾、合）：健脾祛湿化痰，以治水饮停留心下所生之怔忡。

（6）头维（胃）：同上。

十三、清泻阳明胃肠火热要穴

1. 主治

清泻阳明胃肠火热，治胃肠热呕热痛、顽痰、燥结、咽喉实热肿痛诸证，并可定狂、清泻急惊风热。

2. 穴位

（1）颊车（胃）：清泻阳明之热，以泻狂证之火，并清急惊风之热。

（2）曲池（大肠、合）：同上。

（3）内庭（胃、荥）：清泻阳明之热，以通燥结；与合谷（大肠、原）并用，清泻手足阳明之热，以止胃肠热呕，并治咽喉实热肿痛。

（4）合谷（大肠、原）：与内庭并用，清泻阳明之热，以止热呕，并治咽喉实热肿痛。

（5）陷谷（胃、输）：清泻阳明之热，以治咽喉实热肿痛。

（6）关冲（三焦、井）：清泻肺胃之热，以治咽喉肿痛及胃热呕吐。

（7）商阳（大肠、井）：与内关并用，泻胃清火，以治胃热脘痛及胃热呕吐。

（8）历兑（胃、井）：与内关并用，泻胃清火，以治胃脘火热之痛。

（9）丰隆（胃、络）：清阳明之热，化胃中湿热顽痰。

（10）足三里（胃、合）：同上。

十四、清痢湿热要穴

1. 主治

清利胃肠以及膀胱、胞宫湿热，以治湿热下注所生之泻痢、尿闭、疳积、黄带诸证。

2. 穴位

（1）天枢（胃、大肠募）：清利大肠湿热，消积滞，以治热痢。

（2）小肠俞（膀胱）：清利小肠湿热，以治湿热痢疾。

（3）中脘（任、胃募）：下脘（任）：和胃理肠、清热化滞，以治湿热积滞所生之疳疾。

（4）上巨虚（胃）：清利大肠湿热，以治热痢。

（5）下巨虚（胃）：清利小肠湿热，以治热痢。

（6）阴陵泉（脾、合）：健脾利水，分利湿热，以治湿热阻滞膀胱之尿闭。与内庭、合谷并用，可清脾胃、大肠湿热，以治湿热下注所生之泻痢与黄带。

（7）商阳（大肠、井）：刺血以清利湿热，治小儿伤食热。

（8）隐白（脾、井）：刺血以清利湿热，治小儿伤热和妇女黄带之证。

（9）三阴交（脾）：清利湿热，以治湿热下注所生之泄泻、黄带，以及湿热阻滞膀胱所生之尿闭。

十五、疏肝（理气）和胃（调中）要穴

1. 主治

疏肝理气，调和中焦，以治肝气犯胃（木克土）、肝胃不和所生之胸胁脘痛、吞酸、呕吐之证。

2. 穴位

（1）期门（肝、募）：疏肝理气，调理中焦，以治肝气犯胃所生之胸胁脘痛、吞酸、呕吐等。

（2）太冲（肝、原输）：同上。

（3）阳陵泉（胆、合）：同上。

（4）足三里（胃、合）：和胃平肝，以治肝气犯胃所生之胸、胁、脘痛及吞酸，呕吐。

（5）内关（心包、络）：与公孙并用，为八脉交会配穴。可宽胸解郁，以治肝气横逆所生之胸、胁、脘、腹痞满胀，并止呕。

十六、清泄肝（胆）火、平熄肝阳要穴

1. 主治

治肝（胆）火上炎所致之眩晕、头痛、不寐、目赤肿痛、耳鸣耳聋等。

2. 穴位

（1）肝俞（膀胱）：为肝气转输之所，平熄肝阳上亢之火，以治眩晕、头痛；泻肝胆风热之火，以治目赤肿痛。

（2）胆俞（膀胱）：与肝俞并用，清泻肝火。神得守舍，以治肝阳上亢之不寐。

（3）风池（胆）：散表逐风熄火，以治肝阳火旺之眩晕、头痛；清泻肝胆之火，以治目赤肿痛。

（4）行间（肝、荥）：平熄肝火，以治肝（胆）火上旺之眩晕、头痛、耳鸣、耳聋；清泄肝胆风热之火，以治目赤红肿。

（5）太冲（肝、原输）：同上。

（6）侠溪（胆、荥）：同上。

（7）光明（胆、络）：清泻肝胆风热之火，治目赤肿痛。

（8）足临泣（胆、输）：平熄肝阳上亢之火，以治耳鸣、耳聋；清降肝胆之火，以治鼻渊。

（9）阳陵泉（胆、合）：平熄肝阳上亢之火，火熄神守，以治肝火上亢之不寐。

（10）悬钟（胆）：平熄肝阳上亢之火，治肝阳上旺之不寐；清泻肝胆风热之火，以治鼻渊。

【附】

上面诸穴，如风池、行间、太冲、侠溪等，与滋肾阴穴太溪、然谷、三阴交等配合，可发挥滋阴潜阳之功。

十七、疏肝化热（清化肝热）要穴

1. 主治

清泄肝热，约血妄行，以治热邪内伤胞宫所致之月经超前、月经过多及崩漏等证。

2. 穴位

（1）行间（肝、荥）：疏肝化热，血热妄行，以治热邪内伤胞宫所致之月经超前、月经过多、崩漏等。

（2）太冲（肝、原输）：同上。

（3）三阴交（脾）：同上。

（4）大敦（肝、井）：同上。

十八、平肝熄风要穴

1. 主治

平熄肝风内动所致之中风、狂躁以及小儿惊风之抽搐。

2. 穴位

（1）太冲（肝、原输）：平肝熄风止痉，以治小儿急惊风之抽搐。

（2）行间（肝、荥）：同上。

（3）阳陵泉（胆、合）、筋会：同上。

（4）风府（督）：为风之府，可平熄肝风内动、上扰神明之狂。

（5）风门（膀胱）：为风之门，可平熄肝风内动所生中风之证。

（6）风池（胆）为风邪转输之所，可平熄肝风内动所生中风之证。

十九、滋补肾阴要穴

1. 主治

补益肾阴、滋阴潜阳，治阴虚肝旺而致的眩晕中风，心肾不交之失眠头痛。

2. 穴位

（1）肾俞（膀胱）：为肾气转输之所，滋补肾阴（水）既可充健脑髓，治肾阴不足所致之头痛、健忘，又可治肾（阴）虚火旺、虚火上炎所生之目视昏花、雀目等证。与肝经穴位相配，更可发挥其滋阴潜阳、水能涵木、益水平肝之机、治肾虚肝旺（水不涵木）所致之眩晕；与心俞、巨阙相配，可治心肾不交之不寐。

（2）太溪（肾、原、输）：滋补肾阴，充健脑髓，以治肾虚（阴虚）头痛、健忘。此外，又可发挥滋阴降火之功，以治肾阴不足，虚火上炎之牙痛、咽喉疼痛，及心肾不交之不寐，心（血）虚火旺所生之怔忡，血热妄行所生之月经超前、崩漏诸证。与肝经穴位（如太冲）配合，更可发挥滋阴潜阳之效果，而益水平肝，治肾阴不足而水不涵木所生肝阳上亢之眩晕。

（3）然谷（肾、荥）：滋补肾阴，发挥滋阴潜阳，制血妄行之功，可治月经提前、经多、崩漏诸证。

（4）照海（肾、八脉交会）：滋补肾阴，导火下行，以治肾虚咽喉肿痛之证。常与列缺相配，或与申脉相配合使用。

（5）志室（膀胱）：补益肾阴，制水上泛，发挥水火既济之机，以治心肾不交之不寐。

（6）三阴交（脾）：为三阴之会，亦能发挥滋阴制火之功能，以治心阴血虚火旺所生怔忡之证，及肾虚肝旺所生之眩晕。

二十、培元益肾、固精壮阳要穴

1. 主治

培补下元，助肾扶阳；直补肾阳，振奋肾功能，以治肾阳亏损所致之阳痿、滑精。

2. 穴位

（1）关元（任）：三焦脉气之所发，为元气之根，联系命门。可助肾扶阳，治肾阳虚损之阳痿和精关不固之滑精。

（2）气海（任）：为诸气之海、补益下焦气机，振奋下元，助肾扶阳。治肾阳虚损之阳痿、精关不固之滑精。

（3）中极（任）：充益下元气机，助肾扶阳，治肾阳虚损之阳痿、精关不固之滑精。

（4）命门（督）：通调督脉，为肾气转输之门；联系肾俞、振发肾经气机，为益肾治本之穴。治肾阳虚损所生之阳痿、遗精、泄泻。

（5）大赫（肾）：补益肾阳、治肾虚遗精。

（6）志室（膀胱）：同上。

（7）太溪（肾、原、输）：同上。

（8）然谷（肾、荥）：同上。

（9）三阴交（脾）：为三阴之会，三阴皆循少腹阴器之处。可通调下焦气机，振奋肾阳，治阳痿、遗精。

二十一、培元益肾、定喘要穴

1. 主治

培补下元，助肾扶阳；以及直接补益肾阳，治肾阳虚损之喘。

2. 穴位

（1）肾俞（膀胱）：为肾气转输之所，能壮先天之气，增益真阳，振奋肾经气机，以治肾虚作喘。

（2）命门（肾）：通调督阳，为肾气转输之门；联系肾俞，为益肾治本之穴。可助肾扶阳，振发肾经之机，治肾阳虚损，水气犯肺之喘。

（3）太溪（肾、原、输）：振奋肾阳气机治肾虚之喘。

（4）复溜（肾、经）：同上。

二十二、培元益肾、止泻要穴

1. 主治

培补下元，助肾扶阳，或直接补益肾阳，以治肾阳虚损所生之泄泻。

2. 穴位

（1）肾俞（膀胱）：为肾气转输之所，振奋肾气。治命门火衰，不能温暖脾胃（火不生土）、水谷不化所生之泄泻（五更泻）。

（2）关元（任、小肠募）：为三焦脉气所发，元气之根，联系肾俞，又为小肠之募。既可振奋肾阳，又可振奋小肠之机。可治命门火衰，脾失所暖，水谷不化之泻。

（3）命门（督）：通调督阳，为肾气转输之门，联系肾俞，为益肾治本之穴，可扶助肾阳。治命门火衰，脾失所暖，水谷不化所生之肾阳虚泻。

（4）太溪（肾、原、输）：振奋肾阳气机，治肾阳虚损，脾失所暖之泄泻。

二十三、培补下元、调整（包括固摄与通利）水道要穴

1. 主治

振发下焦气机，既治阳气不足，下焦不固，膀胱失约之遗

尿、夜尿和尿频等，又治膀胱气机虚损、尿路阻滞之尿少、癃闭等。

2. 穴位

（1）膀胱俞（膀胱）：膀胱气机转输之所，为调整尿路治本之穴。既能培补下元、约束膀胱气机，治遗尿、夜尿、尿频之证，又能疏通下焦气机、利水，治尿少、癃闭之证。

（2）中极（任、膀胱募）：与膀胱俞并用，俞募相配，既可培补下元，约束膀胱气机，治遗尿、夜尿、尿频之证，又可疏通下焦气机，利水治尿少、癃闭之证。

（3）三焦俞（膀胱）：调理三焦气机，以助下焦之元气。既可约束膀胱，治遗尿、夜尿、尿频，又可调下焦气机，利水，治尿少、癃闭等。

（4）关元（任）：三焦脉气所发之处，为元气之根。能培补下元，约束膀胱，治遗尿、夜尿、尿频等。

（5）气海（任）：为诸气之海，培补下元，疏导下焦气机，通利小便，以治尿少，癃闭。

（6）大敦（肝）：经脉过阴器，可振奋下焦气机，治遗尿、夜尿。

（7）委阳（膀胱）：调疏膀胱经气，治尿频、遗尿、夜尿。

（8）阴谷（肾、合）：补益肾阳，疏通下焦气机，治尿少、癃闭。

二十四、益气、行血和化瘀，通畅月事要穴

1. 主治

月经错后、月经过少、痛经诸证。

2. 穴位

（1）气海（任）：属任脉，主胞宫，为阴气所聚之处，可调全身之气。气为血帅，气行血行。冲任通调，月事即复，为通畅

月事要穴。

（2）中极（任）：为任脉与肝经交会之处，可理冲任，以疏胞宫瘀血，主治气滞血瘀所致之经闭、经痛之证。

（3）归来（胃）：为胞宫邻穴，可疏通胞宫瘀滞之血，治血寒经迟、气滞血瘀所致之经闭、经痛。

（4）石门（任、三焦募）：振奋三焦之气，以行冲任之血，治血枯经闭。

（5）天枢（胃）：阳明为多血多气之经，取其温补气血之功，以治血寒经迟、气血不足所致之月经过少、血枯经闭之证。

（6）肝俞（膀胱）：与脾俞、肾俞并用，取其调肝健脾益肾、培补先后天之本、行气益血之功，治月经过少、血枯经闭。

（7）三阴交（脾）：既能统血，又能活血，为调经要穴。

（8）血海（脾）：为血之海，能行血化瘀，以治血寒经迟、气滞血瘀所致之经闭、经痛。

（9）地机（脾、郄）：活血行瘀，治气滞血瘀之经闭、经痛。

（10）足三里（肾、合）：调理脾胃，培补气血生化之源，以治气血不足之月经过少、血枯经闭。

二十五、培元益肾、调和冲任、摄经(血)、固胎、止带要穴

1. 主治

培补下元，调和冲任，发挥提升摄固功能，以治阴挺、胞胎欲坠、白带，以及月经超前、经多、崩漏诸证。

2. 穴位

（1）肾俞（膀胱）：为肾气转输之处，可增益冲任气机。既能增益胞宫气机，收摄提升，治阴挺和胞宫欲坠，又可增益摄血之机，治经多、崩漏之证。

（2）命门（督）：通调督阳，与肾俞通，为肾气转输之门。

可增益冲任摄血之机，以治寒伤胞宫所致之崩漏。

（3）关元（任）：三焦脉气所发，诸气之根，联系命门，又为足三阴与冲任交会之所，故能调理冲任。既可振奋下焦气机，补益胞宫气机，收摄提升，以治阴挺、胞胎欲坠和白带之证，又可制血妄行，治经多、崩漏。

（4）中极（任）：为任脉与肝经交会之处，能调理冲任。既可益胞宫气机，收摄升提，治阴挺之证，又能调理冲任，益气摄血，治月经超前、经多、崩漏以及白带诸证。

（5）气海（任）：能调理冲任。既可增益胞宫气机，收摄升提，治阴挺、胞胎欲坠，又能摄血固精，治月经超前、经多、崩漏。

（6）三阴交（脾）：为三阴之会，三阴皆循少腹阴器之处，可振下元，调和冲任。收摄胞宫，治阴挺、胞胎欲坠、白带诸证；又可制血妄行，治月经提前、经多、崩漏。

（7）带脉（胆）：内连肾气，可收固摄带下。

【附】

（1）次髎（膀胱）：邻接胞宫，可止带下。

（2）曲骨（任）：同上。

二十六、宣通肺气要穴

1. 主治

主治咳嗽气喘之证

2. 穴位

（1）肺俞（膀胱）：为肺气聚集转输之所，可通利肺气，为通气治本之穴。

（2）膻中（任、心包募、气会）：为诸气会合之所，可理气定喘。

（3）列缺（肺、络）：与合谷并用，主客配穴，可疏风散寒，通利肺气，治风寒喘咳。

（4）太渊（肺、输）：可清泻肺热，通利肺气，以定痰热咳喘。

（5）尺泽（肺、合）：同上。

（6）足三里（胃、合）：采取培土生金之机，以益肺气，治肺虚气喘。

（7）天突（任）：位于喉部，可顺气化痰，以治咳喘。

（8）廉泉（任）：同上。

二十七、清肺散热要穴

1. 主治

清肺散热，治鼻渊、鼻衄、火咳、热喘，以及咽喉实热肿痛诸证。

2. 穴位

（1）迎香（大肠）：大肠与肺为表里。可清肺散热治鼻渊。并能清热止血治鼻衄。

（2）印堂（奇）：穴在鼻上，肺开窍开鼻。可清散肺热以治鼻衄、鼻渊。

（3）合谷（大肠、原）：大肠与肺相表里，可清肺散热，治火咳、热喘、咽喉实热肿痛。

（4）曲池（大肠、合）：大肠与肺相表里。可清肺散热，治火咳、热喘、咽喉肿痛诸证。

（5）尺泽（肺、合）：同上。

（6）列缺（肺、络）：同上。

（7）太渊（肺、原、输）：同上。

（8）鱼际（肺、荥）：同上。

（9）少商（泻、井）：同上。

二十八、清热解表要穴

1. 主治

风中经络，寒邪化热，或风热直中，热邪在表，以及半表半里，（疟疾）之证。

2. 穴位

（1）大椎（督脉）：为手足三阳督脉之会，可宣诸阳之气，通调督脉而祛表热之邪，以解感冒及疟疾之热。

（2）陶道（督）：有通调督脉、祛热之效，为治疟疾要穴。

（3）曲池（大肠、合）：为手阳明经穴，与手太阴肺经相表里。可收清利肺热之功，并解感冒之热，亦为疟疾解热要穴。

（4）合谷（大肠、原）：这是手阳明经穴，与肺经互相表里，可利肺清热，治外感之热。

（5）足临泣（胆、输）：少阳为半表半里之经。可和解少阳经气，解疟疾之热。

（6）疟门穴（奇）：为治疟经验要穴。

二十九、疏风散寒解表要穴

1. 主治

疏风解表，既可去邪解表，治风寒袭表所致之头、颈、肢节寒冷疼痛，又可驱逐风寒内扰，治风寒袭肺之咳嗽、气喘，还可治肝风内动之证。

2. 穴位

（1）风门（肺）：为风之门、驱风治本要穴。可驱风祛邪解表，治风寒头痛。

（2）风池（胆）：为风邪转输之所，亦为驱风要穴，可驱风祛邪，疏风解表。治风寒头项强痛、风从内动之中风。

（3）身柱（督）：疏散项背风寒，疏风解表，以治项背冷痛。

（4）大椎（督）：同上。

（5）风市（胆）：疏散下肢风寒，治下肢寒凉行痹。

（6）列缺（肺、络）：疏风散寒，通利肺气，以治风寒咳喘。

（7）曲池（大肠、合）：大肠与肺相表里，可疏风散寒、通利肺气，治风寒咳喘。

（8）合谷（大肠、原）：同上。

三十、疏风散热解表要穴

1. 主治

疏风散热，可解风热，止头痛、牙痛及目赤肿痛。

2. 穴位

（1）大椎（督）：助督散外邪，为解热要穴。能宣散风热而解表。

（2）外关（三焦络穴，八脉交会）：与阳维通，可宣散风热。

（3）曲池（大肠、合）：疏风散热，治风热牙痛。

（4）内庭（胃、荥）：同上。

（5）合谷（大肠、原）：疏风散热，治风热牙痛、头痛、目赤肿痛。

（6）睛明（膀胱）：疏风散热，以治风热目赤肿痛。

三十一、疏筋止痉要穴

1. 主治

疏筋止痉，以治癫痫、痫病、急惊风、子痫等筋紧搐搦阵发。

2. 穴位

（1）筋缩（督）：为疏筋止痉要穴，治各种筋紧搐搦。

（2）腰眼（奇）：同上。

（3）鸠尾（任）：同上。

（4）阳陵泉（胆、合）：筋会穴，为疏筋止痉要穴，以治各种筋紧搐搦。

（5）内关（心包、络穴）：清心安神，以解子痫之痉。

（6）行间（肝、荥）：平肝降逆，以解子痫。

（7）曲池（大肠、合）：为治筋紧拘挛常用穴。

（8）合谷（大肠、原）：同上。

【附】

悬钟（胆、髓会）：充髓坚骨，治下肢无力、腰酸腿软之证。

常用穴的作用机制

一、头面部常用穴

（一）头顶正中线

1. 上星（督）：疏风散热，治风热所致之头晕、目赤肿痛之证。

2. 百会（督）

（1）为诸阳之会，通调督脉之气，可泻上逆之火。灸之可收固气回阳、清火醒脑之功。

（2）统全身之阳，能壮诸阳，发挥收摄提升作用，治脱肛，阴挺以及久泻不止之证。

（二）面部中线

1. 印堂（奇）

（1）穴在鼻上，可开窍启鼻，以治鼻塞。

（2）肺开窍于鼻，可清肺散热，以治鼻衄，鼻渊。

2. 水沟（督）：通调督脉之气，清理上逆之火，以收清心回阳、开窍醒脑之功。

3. 承浆（任）：从阴引阳，通关开窍。

（三）内眦垂直线

1. 攒竹（膀胱）：位于眼旁，可开窍明目，以治目视不清诸证。

2. 睛明（膀胱）

（1）位于眼旁，可开窍明目，以治目视不清诸证。

（2）疏散风热，以治风热所致之目赤肿痛。

3. 迎香（大肠）

（1）穴在鼻旁，可开窍启鼻，以治鼻塞。

（2）大肠与肺相表里，可清肺散热以治鼻渊，并能清热止血以治鼻衄。

（四）瞳孔垂直线

地仓（胃）：主治眼闭不全，口眼歪斜，饮水不收。

（五）颞颊区

1. 太阳（奇）

（1）位于眼旁，可开窍明目，以治目视不清诸证。

（2）点刺放血，清泻血郁目中不散之热，以治目赤肿痛。

2. 头维（胃）：健脾、祛湿、化痰，以治水饮停留心下所生之怔忡。

3. 下关（胃）：为胃经所行之处，与合谷并用，可治牙关紧闭。

4. 颊车（胃）

（1）为胃经所行之处，与合谷并用，可治牙关紧闭。

（2）清泻阳明之热，以泻火治狂，并清急惊风之热。

（六）耳前区

1. 耳门（三焦）

（1）邻接耳区，可开耳窍，以治耳鸣耳聋。

（2）邻接牙部，可开牙关，治牙关紧急不开。

2. 听宫（小肠）

（1）邻接耳区，可开耳窍，以治耳鸣耳聋。

（2）邻接牙部，可开牙关，治牙关紧急不开。

3. 听会（胆）

（1）邻接牙部，可开牙关，治牙关紧急不开。

（2）清泻肝胆之火，开启耳窍，治耳聋、耳鸣。

4. 翳风（三焦）：邻接耳区，可开耳窍，以治耳鸣耳聋。

二、项颈常用穴

（一）项部正中线

1. 风府（督）：为风之府，可治肝风内动，上扰神明之狂症。

2. 哑门（督）：位于项后，可开舌窍，以治喑症、口吃。

（二）项部第一旁线

1. 风池（胆）

（1）平熄肝阳，清头明目，以治目视不清诸证。

（2）为风邪转输之所，可治肝风内动的中风证。

（3）由表逐风熄火，可治肝阳上亢之眩晕、头痛，清泻肝胆之火，以治目赤肿痛。

（4）驱风要穴，可驱风祛邪，疏风解表，治风寒头项强痛。

（5）疏风散热，以治风热所致之目赤肿痛。

（三）项部正中线

1. 廉泉（任）

（1）邻接舌根，可开舌窍，以治喑哑、口吃。

（2）位于喉部，可止咳化痰。

2. 天突（任）

（1）局部取穴，可开舌窍，治喑哑、口吃。

（2）位于喉部，可顺气化痰，治疗咳喘。

三、肩胛部常用穴

1. 肩髃（大肠）：局部取穴，主治手臂挛急、手不能向头、半身不遂、筋骨酸痛。

2. 肩井（胆）：局部取穴，主治痹证、肩背疼痛、落枕。

3. 肩中俞（小肠）：局部取穴，主治肩背疼痛，发热恶寒。

4. 肩外俞（小肠）：局部取穴，主治颈项强急，肩背寒疼。

四、背、腰、骶部常用穴

（一）背部正中线

1. 大椎（督）

（1）为手足三阳督脉之会，可宣诸阳之气，通调督脉而祛表热之邪，以解感冒及疟疾之热。

（2）疏散项背风寒，散风解表，以治项背冷痛之症。

（3）大椎可散阳邪，为解热要穴。可散热解表，宣散风热。

2. 陶道（督）：能通调督脉以祛热，为治疟要穴。

3. 身柱（督）：疏散项背风寒，疏风解表，治项背冷痛之症。

4. 命门（督）

（1）通调督阳，为肾气转输之门；联系肾俞为益肾治本之穴，能壮真阳，裨益真水。治肾虚精亏所生之耳鸣、耳聋。

（2）与神阙相对，为真元之根。用以大补先天，救治真阳离决之危，收回阳固脱之效。

（3）可助肾扶阳，振发肾经气机，治肾阳虚损、水气犯肺之喘。

（4）振发肾经气机，以治阳痿、遗精、泄泻。

（5）治命门火衰、脾失所暖、水谷不化所生之肾阳虚泻。

（6）可增益冲任摄血之机，以治寒伤胞宫所致之崩漏。

5. 长强（督）：邻接肛门，可振奋大肠，固摄脱肛，并治里急后重、久泻不止之症。

（二）背部第一旁线

1. 风门（膀胱）

（1）为风之门，可平熄肝风内动所生之中风。

（2）驱风治本要穴，可驱风祛邪，以治风寒头痛；可散风解表，以治风寒感冒、恶寒、头项强痛。

2. 肺俞（膀胱）：为肺气聚集转输之所，可通利肺气，为通气治本之穴。

3. 心俞（膀胱）

（1）心气转输之处，为心病治本之穴，可清心降火，使神守舍。治脏躁、类中风及心火妄动之梦遗。

（2）能宁心安神，治心虚不寐。与肾俞并用，可治心肾不交之不寐。

（3）有生血之功，可养（心）血安神，以治心阴（血）不足之不寐。

4. 肝俞（膀胱）

（1）为肝气转输之所，可平熄肝阳上亢之火。治眩晕、头痛，泻肝胆风热之火，治目赤肿痛。

（2）与脾俞、肾俞并用，取其调肝健脾益肾、培补先后天之元、行气益血之功用，治月经过少、血枯经闭。

5. 胆俞（膀胱）：与肝俞并用，清泻肝火，使神得守舍，以治肝阳上亢之不寐。

6. 脾俞（膀胱）

（1）为脾气转输之所，为气血生化之源，可补益脾阳，益气养血。治心脾两虚、气血双亏所生之眩晕、心悸诸症。

（2）可滋阴（脾阴）养血，治血虚头痛、心悸、眩晕、月经过少或错后，以及血枯经闭之症。

（3）脾为生痰之源，健脾可以治痰湿内阻之眩晕。

（4）中州脉气所生之处，从后天治本而益气血生化之源，作为温运脾阳、健脾培元之穴。

（5）与胃俞（膀胱）、中脘（任）、足三里穴配用，健脾培元。可以从后天发挥提举中气，升阳收摄固脱之机，以治诸脱。

（6）与心俞配合，心脾俱有生血之功，心得血养，神安自寐。治心脾两虚、气血双亏之不寐。

（7）与章门并用，俞募配穴，健运脾阳，以治吐泻。

7. 胃俞（膀胱）

（1）为胃气转输之所，可振奋胃阳，培元滋气，养血。治气血双亏所生之眩晕、心悸不寐之症。

（2）中州脉气所发之处，与脾相表里，为振奋胃阳，健脾和胃，扶土培元之穴。

（3）与中脘并用，健脾和中，以治呕吐。

8. 三焦俞（膀胱）：调理三焦气机，以助下焦之元。即可约束膀胱摄水下行以治遗尿、夜尿、尿频之证，又可疏通下焦以利水之下行而治尿少、癃闭之证。

9. 肾俞（膀胱）

（1）为肾气转输之所，能振肾阳，裨益真水。治肾虚精亏所生之耳鸣、耳聋。

（2）从先天大补元（真）阳，以济真阳外越之危。

（3）能滋补肾阴（水）。既可充健脑髓，以治肾阳不足之头痛、健忘，又可治肾虚火旺，虚火上炎所生之目视昏花、雀目等证。特别与肝俞相配，更可滋阴潜阳、益水涵木以平肝，治肾虚肝旺所生眩晕。与心俞、巨阙相配，治心肾不交之不寐。

（4）能壮先天之气，增补真阳，振奋肾功能，治肾阳虚损之阳痿；与心俞、神门相配，可治心肾不交之阳痿、精关不固之滑精。

（5）能增益真阳，振奋肾经气机，以治肾阳虚损所致之喘。

（6）治命门火衰，不能温养脾胃，腐熟水谷而生之泄泻。

（7）可增益冲任气机。既能增益胞宫气机，收摄提升，以治阴挺、胞宫欲坠，又可增益摄血之功，以治经多、崩漏之证。

10. 大肠俞（膀胱）：振奋大肠气机，为脱肛治本之穴。

11. 小肠俞（膀胱）：清利小肠湿热，治湿热痢疾。

12. 膀胱俞（膀胱）：为膀胱气机转输之所，为调理尿道转输之本。既能培补下元，约束膀胱，以摄水下行，而治遗尿、夜尿、尿频之证，又能疏通下焦气机，利水下行，以治尿少、癃闭之症。

13. 八髎（膀胱）：治骶部痛。次髎邻接胞宫，可收止带之功。

（三）背部第二线

1. 膏肓（膀胱）：保健穴，治身体衰弱。

2. 秩边（膀胱）：主治腰腿痛、阳痿。

3. 志室（膀胱）

（1）补益肾阴、制火上犯，发挥水火相济之机，以治心肾不交之不寐。

（2）补益肾阳，治肾虚遗精。

【附】

1. 腰眼（奇）：为舒筋止痉经验穴，治各种筋紧搐搦。

2. 华佗穴（奇）：代替背部第一旁线穴。

3. 项肩诸穴多可治项肩诸痛之证。

4. 背部俞穴，多可用治项背腰腿诸痛之证。

五、胸腹部常用穴

（一）胸部正中线

1. 膻中（任、心包募、气会）：为诸气会合之所，可理气定喘。

（二）腹部正中线

1. 鸠尾（任）：舒筋止疼。

2. 巨阙（任、心募）

（1）为心气所聚之所，可代心俞以治心病；清心降火，使神守舍，以治心火妄动之梦遗。

（2）与肾俞并用，治癫证和心肾不交之不寐。

3. 上脘（任）：在胃脘之上，升清降浊。治胃气上逆之嗳气、水湿上泛之呕吐，以及食滞脘痛诸疾。

4. 中脘（任、胃募）

（1）为胃气转输，中州脉气所发生处，为治脾胃诸症常用要穴。与胃俞并用，俞募相配，健脾和中，以治吐泻及前头痛。

（2）升清降浊，和胃消导，消食定痛，以治食滞脘痛。

（3）与天枢、大肠俞并用，调整大肠之气。健运化湿，治寒湿泻痢。

（4）健胃振阳，助脾运化，祛湿化痰，以治痰湿内阻所生之眩晕，湿热积滞所生之疳积，及水湿停留心下之怔忡。

（5）与内关（心包）配用，可和中宽胸，宁心安神，以治胃气不和之不寐。

5. 下脘（任）：在胃脘之下，可导气下行，助运化滞。治食积停滞，食谷不化，不思饮食、上逆，嗳气，呕吐诸证。

6. 神阙（任）

（1）为生命之根蒂，与命门相对，真气所系。可从先天、后天挽救危重之阳脱病人。

（2）通运脾阳，和胃理肠，灸之可治各种泻痢及少腹疼痛。

7. 气海（任）

（1）为诸阴之海，气之所聚。取其从阴救阳之机，以收回阳固脱之功。

（2）生发元气，助脾健运，有用作扶土培元之穴。

（3）与中脘并用，振发三焦气机，健运和中，治吐泻及气虚头痛。

（4）补益三焦，振奋气机，升清降浊，治食积停滞所生之脘腹痞满胀痛。

（5）调气、化湿、行滞，以治寒湿泻痢。

（6）振奋中阳，以治气血双亏之眩晕、心悸诸证。

（7）振奋下焦，补益下元，提升大肠之机，以治脱肛；助肾扶阳，以治阳痿、滑精。

（8）助肾扶阳，以治肾阳虚损，水气犯肺之喘；并可通利小便，以治尿少、癃闭诸证。

（9）主胞宫，为阴气所聚之处，可调全身之气。气为血帅，气行血行。冲任通调，月事即复。此为通畅月事要穴，并治月经超前、经多、崩漏及白带诸证。

8. 石门（任、三焦募）：振奋三焦之气，以行冲任之血，主治血枯经闭、不孕诸证。

9. 关元（任）

（1）为任脉与三阴之会，又为三焦脉气所发之处，联系命门真阳，为元气之根。阴中有阳，用其从阴复阳之机，以收回阳固脱之功。

（2）取其振奋真阳，生发后天之本之机。有时用作扶土培元之穴。

（3）联系肾俞，又为小肠之募，可振奋小肠之机，以治命门火衰，脾失所暖，水谷不化之泄泻。

（4）联系命门、助肾扶阳，以治肾阳虚损之阳痿和精关不固之滑精。

（5）约束膀胱、摄水下行，以治遗尿、夜尿、尿频诸证。

（6）为足三阴与冲任交会之所，故能调理冲任。既可增益胞宫气机，收摄提升，以治阴挺，胞胎欲坠和白带之证，又可约血妄行，以治经多、崩漏之证。

（7）为三焦脉气所发生之处，可振奋中阳，以治气血双亏之眩晕、心悸诸证。

10. 中极（任、膀胱募）

（1）补益下焦气机，助肾扶阳，以治肾阳虚损之阳痿和精关不固之滑精。

（2）与膀胱俞并用，俞募相配，既可增补下元，约束膀胱之机，摄水下行，以治遗尿、夜尿、尿频，又可疏通下焦气机，利水下行，以治尿少、癃闭。

（3）为任脉与肝经交会之处，解调理冲任，以疏胞宫瘀血而治经闭、痛经；增益胞宫气机，收摄提升，以治胞胎欲坠；摄血固精，以治月经超前、经多、崩漏。

11. 曲骨（任）邻接胞宫，可收止带之功。

（三）腹旁线

1. 天枢（胃、大肠募）

（1）与大肠俞并用，俞募配穴，通运脾阳，和胃理肠，以治各种下利、少腹疼痛。

（2）通调肠胃、消导化食，以治食滞所生之脘腹胀痛、下利。

（3）清利大肠湿热，通调积滞，以治热痢。

（4）健脾化湿，以治寒湿泻痢。

（5）阳明为多血多气之经，取其温补气血之机，以治血寒经迟，气血不足所致之月经过少、血枯经闭之证。

2. 归来（胃）：为胞宫邻穴，可疏通胞宫瘀滞之血。治血寒经迟与气滞血瘀所致之经闭、经痛。

3. 期门（肝、募）：疏肝理气，调顺中焦。治肝气犯胃所生之胸胁脘痛、吞酸、呕吐之证。

（四）侧腹部

1. 带脉（胆）：内连肾气，可收固摄带下之功，以治胞胎欲坠之证。

2. 章门（肝、脾募）：消食健运，除胀消痞。治脾痛痞满、小儿疳疾。

六、上肢常用穴

（一）上肢屈侧常用穴

1. 少商（肺、井）

（1）清头泻热，治虚火上炎之鼻衄。

（2）清肺散热，治热喘、咽喉实热肿痛。

（3）清心、安神、定狂。

2. 鱼际（肺、荥）

（1）肺开窍于鼻，可开肺窍，以治鼻塞。

（2）清散肺热，治鼻渊、火咳、咽喉肿痛。

3. 太渊（肺、输）

（1）清泻肺热，通利肺窍，以治痰、咳、喘。

（2）清肺散热，治热喘、咽喉实热肿痛。

4. 列缺（肺、络）

（1）与合谷并用，主客配合，可疏风散寒、通利肺气、以治风寒喘咳。

（2）清肺散热、治热喘、咽喉肿痛，鼻衄。

5. 尺泽（肺、合）

（1）清头泻热，以治虚火上炎而致之鼻渊。

（2）清肺散热，以治热喘、咽喉肿痛、止咳化痰。

6. 劳宫（心包、荥）：清心包热，安神定狂，为通关开窍之穴。

7. 大陵（心包、原、输）：清心包热，定狂。

8. 内关（心包、络）

（1）清心醒神，通天开窍之穴。

（2）清心热，降火安神。治脏躁、急惊风、类中风、怔忡、心火妄动之梦遗。

（3）宁心安神，以治心虚之不寐。

（4）与公孙并用，为八脉交会，可宽胸解郁。治肝气横逆之胁痛、痞满胀痛，并能止呕。

（5）清心安神，能解子痫之痉。

9. 间使（心包）：清心安神，以定狂、痫。

10. 曲泽（心包、合）：点刺放血，清泻血中郁热，治暑厥，并泻热止呕；与委中并用，可兼治吐泻。

11. 神门（心、原、输）

（1）清心醒神、通关开窍之穴。

（2）宁心安神，治痫证、心虚之不寐。

（3）清心热安神，治脏躁、急惊风、中暑、类中风、怔忡、痫证、心火妄动之梦遗。

（4）养心（血）安神，以治心阴（血）不足之不寐。

12. 通里（心、络）：清心安神，定狂痫。

【附】

疟门（奇）：治疟疾经验穴。

（二）上肢伸侧常用穴

1. 商阳（大肠、井）

（1）点刺出血，以清利湿热，治小儿伤食、热泻。

（2）与内关并用，泻胃清火，治胃热脘痛及胃热呕吐。

2. 合谷（大肠、原）

（1）清心醒脑，通关开窍通用要穴。

（2）清头泻热，治虚火上炎之鼻衄。

（3）与局部穴并用，助开窍之机，治耳鸣、耳聋、鼻塞、目视不清、口吃诸证。

（4）与内庭并用，可泻阳明之热，治热呕，咽喉肿痛。

（5）与肺相表里，可清肺散热火，治鼻衄、鼻渊、火咳、热喘、咽喉肿痛诸证。亦解感冒之热。

（6）疏风散寒，通利肺气，以治风寒咳喘。

（7）疏风散热，治风热牙痛、头痛、目赤肿痛。

（8）治各种筋紧搐搦。

3. 曲池（大肠、合）

（1）清泻阳明之热，以泻狂证之火、急惊风之热。

（2）与肺为表里，可清肺散热，治火咳、热喘、咽喉肿痛及风寒咳喘诸证。

（3）为疟疾解热要穴。

（4）疏风散热、治风热牙痛。

（5）治各种筋紧抽搐常用穴。

4. 关冲（三焦、井）：清肺胃之热，治咽喉肿痛、胃热呕吐。

5. 外关（三焦、络、八脉交会）：与阳维通，可散表阳之邪，疏风解热，宣散风热。

6. 支沟（三焦）：可代外关应用，偏理气，通少阳经。

【附】

1. 十二井：多用中冲（心包）、少冲（心），以清心开窍；少商（肺）、关冲（三焦），以清暑开窍；涌泉（肾）、隐白（脾），以回阳醒脑开窍。有时点刺出血，以清泻上扰壅塞之热，通调三阴三阳逆乱之气，以收振心醒脑、回阳固脱、启闭开窍之功。

2. 十宣（奇）：为清热开窍要穴，主治热闭清窍之证。

3. 上肢除十二井、十宣等指端诸穴之外，多可作疏经活络穴，治痹、痿、肢痛、半身不遂诸证。

七、下肢常用穴

（一）下肢前面常用穴

1. 大敦（肝、井）

（1）经绕少腹前阴之处，可振奋下焦气机，摄水下行，治遗尿、夜尿。

（2）清化肝热，约血妄行，以治热邪内伤胞宫所致之崩漏。

2. 行间（肝、荥）

（1）清肝火，以开窍醒脑。

（2）清泻肝胆之火，开启耳窍，以治耳鸣、耳聋。

（3）平熄肝阳，清头明目，治目视不清诸证。

（4）平熄肝火，治肝火上旺之眩晕、头痛、耳鸣、耳聋；清泻肝胆之火，治目赤红肿。

（5）疏肝化热，约血妄行。治热邪内伤胞宫所致月经提前、过多、崩漏等。

（6）平肝熄风,治小儿惊风之搐;平肝降逆,治子痫、搐搦。

3. 太冲（肝、原、输）

（1）清泻肝胆之火，开启耳窍，治耳鸣。

（2）平熄肝火，治肝胆上旺之眩晕、头痛、耳鸣、耳聋；清泻肝胆风热之火，治目赤肿痛。

（3）清化肝热，约血妄行。治热邪内伤胞宫，月经提前、过多、崩漏诸证。

（4）平肝熄火，止疼，治小儿惊风之搐搦。

（5）疏肝理气，调顺中焦。治肝气犯胃所生胸胁脘痛、吞酸、呕吐之证。

4. 历兑（胃、井）

（1）养心（血）安神，治脾虚血少之不寐。

（2）与内关并用，泻胃清火，治胃脘热痛。

5. 内庭（胃、荥）

（1）清泻阳明之热，以通燥结。与合谷并用，清泻手足阳明之热，以止热呕，并治咽喉肿痛。与曲池并用，可清胃肠湿热，治湿热泻痢。

（2）疏风散热，以止风热牙痛。

6. 陷谷（胃、俞）：清泻阳明之热，以治咽喉肿痛。

7. 解溪（胃）：健脾和中，治脘胀痞满，治气虚、血虚所致之头痛、眩晕。

8. 下巨虚（胃）

（1）清利小肠湿热，治热痢。

（2）通运脾阳，和胃理肠，治泻痢。

9. 上巨虚（胃）

（1）清利大肠湿热，以治热痢。

（2）通运脾阳，和胃理肠，以治泻痢。

（3）通降胃肠气机，健运化湿，治寒湿久痢。

10. 丰隆（胃、络）

（1）为祛湿化痰要穴，能健胃阳，助脾运化，可化胃肺痰湿。既可治痰湿内阻所生之眩晕、食积呕吐，又能清化肺热痰湿，还可治痰阻心窍所生之中风、癫痫狂躁。

（2）清阳明之热，化胃中湿热顽痰。

11. 足三里（胃、合）

（1）健脾和中通用要穴，治各种呕吐、泻痢、疳积，以及胃气不和所致不寐、气虚头痛。

（2）振奋胃阳、培元益气、养血。治心脾两虚，气血双亏所致头痛、眩晕。

（3）调理脾胃，培补气血生化之源。治气血不足之月经过少、血枯经闭。

（4）升清降浊消导，以治食积所致脘腹痛、呕吐、泻痢。

（5）和胃平肝，以治肝气犯胃所致胸胁脘痛、吞酸、呕吐。

（6）健脾化湿，治寒湿泄泻、白带。

（7）健胃振阳，助脾运化，祛湿化痰。治痰湿内阻之眩晕、水停心下之怔忡。

（8）取培土生金之机，以益肺气，治肺虚气喘。

（9）清阳明之热，以化胃中湿热顽痰。

12. 犊鼻（胃）；局部取穴，以治膝痛。

（二）下肢外侧常用穴

1. 侠溪（胆、荥）

（1）平熄肝阳上亢之火，以治眩晕、耳鸣、耳聋。

（2）清散肝胆风热，治目赤肿痛。

2. 足临泣（胆、输）

（1）清泄肝胆之火，开启耳窍，以治耳鸣、耳聋。

（2）平熄肝阳，清头明目，治目视不清。

（3）清降肝胆风热，治疗鼻渊。

（4）少阳为半表半里之经，可解少阳之郁，解疟疾之热。

3. 悬钟（胆、髓会）

（1）平熄肝阳之火，火熄神安，以治肝阳上亢之不寐；清泻肝胆风热之火，以治鼻渊。

（2）充髓坚骨，治下肢无力、腰酸腿软。

4. 光明（胆、络）

（1）平熄肝阳，清头明目，治目视不清。

（2）清泻肝胆风热之火，以治目赤肿痛。

5. 阳陵泉（胆、合）

（1）平熄肝阳上亢之火，火熄神宁，以治肝火上亢之不寐。

（2）平肝熄风止痉，治小儿惊风之搐。

（3）为诸筋之会，舒筋止痉要穴，治各种筋紧搐搦。

（4）疏理肝气，调顺中气。治肝气犯胃所生之胸胁脘痛、吞酸、呕吐之证。

6. 风市（胆）：疏散下肢风寒，以治下肢寒凉、行痹。

7. 环跳（胆）：通经活络，治下肢诸痛、麻木不仁。

8. 至阴（膀胱、井）：转胎经验穴。

9. 申脉（膀胱、八脉交会穴）：为阳跷之会，可清心安神以定狂。

（三）下肢后面常用穴

1. 承山（膀胱）：通经活络，治转筋。

2. 委中（膀胱）：点刺出血，泻血中郁热，以治暑厥；并能泻热止泻；与曲泽并用，吐泻兼治。

3. 委阳（膀胱）：疏调膀胱经气，摄水下行。治尿频、遗尿、夜尿。

（四）下肢内侧常用穴

1. 然谷（肾、荥）

（1）补益肾阳，治阳痿。

（2）滋补肾阴，发挥滋阴潜阳约血妄行之功。治血热妄行所生月经超前、经多、崩漏。

2. 照海（肾、八脉交会）

（1）滋补肾阴，导火下行，以治肾虚咽喉肿痛。与列缺或申脉配合使用。

（2）补益肾阳，裨益胞宫，以治胞胎下坠之证。

3. 太溪（肾、原输）

（1）滋补肾阴，充健脑髓，以治肾虚头痛、健忘；可滋阴降火，治肾阴不足、虚火上炎之肾虚牙痛、咽喉肿痛，心肾不交之不寐，心血虚火旺所生之怔忡，以及血热妄行所生之月经超前、崩漏诸证。与肝经太冲相配，更发挥滋阴潜阳、益水平肝之功，治肝阳上亢之眩晕。

（2）滋肾益精，清泻肾阳上扰之火，以治肾虚耳鸣、耳聋。

（3）养阴清热，摄血妄行，治肾虚火旺之鼻衄。

（4）补益肾阳，以治肾虚遗精及肾虚之喘。

（5）振奋肾阳气机，治肾阳虚损，脾失所暖之泻。

4. 复溜（肾、经）：振奋肾阳气机，以治肾虚之喘。

5. 阴谷（肾、合）：补益肾阳，疏通下焦气机，利水下行，能治尿少、癃闭。

6. 隐白（脾、井）

（1）养心（血）安神，治脾虚血少不寐。

（2）点刺出血，清利湿热。治小儿内热、妇女黄带。

7. 太白（脾、输）：健脾祛湿，消胀止泻。

8. 公孙（脾、络）：与内关并用，为八脉交会配穴，可宽胸解郁。治肝气横逆之胁痛、痞满胀痛，并能止泻。

9. 商丘（脾、经）：健脾化湿，消食祛滞，以治痁疾。

10. 三阴交（脾）

（1）为肝、脾、肾三经交会之处，取其调血、补气，益精之功，作为从先后天培元治本之穴。

（2）清心醒神、通关开窍之穴。

（3）与神门、内关并用，宁心安神，以治不寐。

（4）养心安神，治脾虚血少不寐。

（5）健脾和中，治胃气不和之不寐。

（6）因其为三阴之会，能滋阴降火，治心阴血虚火旺之怔忡、阴虚肝旺之眩晕。

（7）滋脾养血，振奋脾阳。治血虚及气虚之头痛、心悸、眩晕，及月经少或错后、血枯经闭。

（8）滋阴清热，摄血妄行，以治虚火上炎的鼻衄。

（9）清利湿热，治湿热下注之泄泻、黄带，及湿热阻滞膀胱所生之尿闭。

（10）通调下焦气机，振奋肾阳，治阳痿、遗精。

（11）调和冲任，收摄胞宫气机，治阴挺、胞胎欲坠，白带诸症；又约血妄行，治月经超前、经多、崩漏。

11. 地机（脾、郄）

（1）滋阴养血，治血虚头痛、心悸、眩晕、月经过少或错后，及血枯经闭。

（2）活血行瘀，治血瘀经闭、痛经。

12. 阴陵泉（脾、合）

（1）健脾祛湿化痰，治水饮停留心下所生怔忡。

（2）健运化湿，治寒湿泄泻。

（3）健脾利水，分利湿热，治湿热下注，膀胱阻滞之尿闭；与内庭、合谷并用，可清脾胃,大肠湿热,治湿热泻痢、湿热黄带。

13. 血海（脾）

（1）为血之海，能行血化瘀。治血寒经迟、气滞血瘀之经闭、痛经。

（2）滋阴养血，治血虚头痛、心悸、眩晕、月经不调。

14. 里内庭（奇）：在二趾蹼下，与内庭相对，可和胃消导，是治宿食停滞所生脘腹痛之经验穴。

【附】

下肢除趾端井穴之外，多可用作疏经活络，治下肢痹、痿及半身不遂。

针灸对各系统功能影响摘录

1. 针灸对呼吸系统功能的影响

针刺对正常人和动物的呼吸功能均有一定影响，例如针刺正

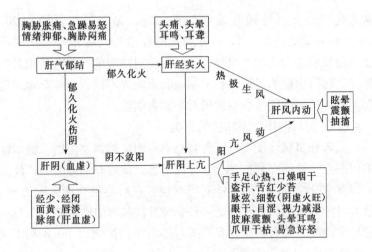

肝病病证之间的相互关系示意图

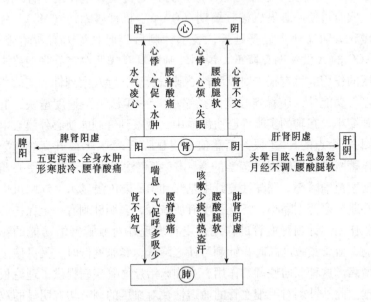

肾病与其他四脏关系示意图

常人足三里穴可使通气量增加 6.6%，最大通气量增加 20.0%，耗氧量增加 22.8%；针刺素髎和水沟穴可使呼吸功能增强，而针刺会阴穴则不明显，认为穴位对呼吸的影响有其相对特异性。呼吸中枢的机能状态不同，其影响亦不同，针刺对病理情况下异常呼吸功能的影响远较对正常者明显。

2. 针灸对循环系统功能的影响

临床和实验均证实，针灸对心率有明显的调整作用。例如针刺内关穴，针前心率在 51 次/分以下者，针后心率可增加；针前心率在 75 次/分以上者，针后可减慢。在对心脏功能影响方面，以心电图为指标，多看到是一种非特异性的双向性影响，在心功能异常情况下尤为明显。有报道对心电图的影响以 P－R 和 P－P 间期延长，Q－T 间期缩短，S－T 段上移，T 波加宽或增高以及 QRS 波群变窄最多见。一般认为这是良性调整作用。针刺内关穴时可使心脏电机械收缩期（QA_2）、机械收缩期（MS）、缓慢充盈期（SF）显著延长，表示针刺后心肌收缩力有所增强；ACG 的 A 波% 明显降低，说明针刺后具有降低左室舒张期终末压的作用。另有报告对风湿性心脏瓣膜病，除观察到针刺能改善左心功能外，还看到心室内径缩小，S～T 段下降速度增快，肝肿缩小。在狗的实验性心肌缺血中，观察到针刺能使心外膜心电图 30 个点的 S－T 段升高总值有明显降低，S－T 段升高的点数显著减少。同时用形态学的 N－BT 染色法显示：针刺可使心肌梗塞范围减小。用酸性复红甲基绿和 HE 染色法显示，针刺可使心肌梗塞范围缩小，坏死程度有所减轻，表明针刺有一定保护心肌作用。针刺对血管的作用，主要表现在对血管舒缩功能的影响，血管紧张度高时，针刺可使之降低，紧张度低时，又可使之增高。这种双向性调整作用，为临床治疗血管疾病提供了理论根据。此外针刺对毛细血管的通透性及对血压的调节均有明显的双性影响。从狗的实验结果看针刺内关，水沟等穴可以使其血压调节系统的稳定性提高一倍。在动物实验性失血性休克时，针刺水沟穴有显著的抗休克作用，死亡率明显降低，恢复正常血压所需输血量显著减少。血流动力学研究表明，针刺组动物的肾及小肠血流量，心搏出量都比较稳定。

3. 针刺对消化系统功能的影响

针刺足三里、中脘等穴，在 X 线透视下可见痉挛的胃弛缓，蠕动弱者变强，强者变弱。一些动物实验和胃电图观察得到大体相同的结果。对大肠、小肠、阑尾的影响主要也是以双向性调节为特征。此外，针刺健康人阳陵泉可使 75．7% 的人胆囊影像缩小。

4. 针灸对泌尿系统功能的影响

正常人水负荷后，针刺相应穴位可抑制肾脏的泌尿功能，而肾炎病人则呈现泌尿功能的提高。心性浮肿患者针刺后尿量增多，尿比重下降，而尿崩症患者则针后尿量减少，尿比重升高。针刺对膀胱张力的影响也是调整性的。

5. 针刺对内分泌功能的影响

针刺有关穴位，可使血液中的氢化皮质素，17－羟皮质类固醇显著增加，组织胺含量亦趋上升。通过动物实验观察到耐糖曲线，可以看出针刺对迷走神经——胰岛素系统呈双向调整作用。针刺对甲状腺机能，性腺和垂体后叶的激素分泌亦均有双向调节作用。

6. 针灸对防卫免疫反应的影响

针刺正常人相应穴位后可使白细胞总数上升，中性比例增加，淋巴比例下降，吞噬指数升高，吞噬能力增加。在针刺补体试验的观察中，可见补体效价升高。通过活动或非活动玫瑰结形成试验与淋巴细胞转化试验证明电针对有些患者有一定程度的细胞免疫的调整作用。艾灸对机体免疫防卫机能也有明显的作用。动物实验证明，艾灸能增强巨噬细胞的吞噬活性和血液中一些抗体的效价。

7. 针灸对神经系统影响

在二十世纪五十年代末期，即有人通过脑电描记研究针刺对皮层的影响，认为针刺可加强健康人皮层细胞的工作能力、增强其兴奋与抑制过程。在疾病情况下，针刺能调整并增强皮层的兴奋过程与抑制过程的力量和灵活性，使之恢复正常的生理平衡。

由于针麻成功，对其原理研究更广泛。特别在针刺抑制中枢神经系统对疼痛的感受及疼痛信号的传递方面，进行了实验研究。认为针刺能激活脑内一些抗痛结构而产生镇痛效应。这些结构又受其他高位结构的控制，在镇痛过程中有多种神经化学物质参与，如5－羟色胺，与内源性吗啡样物质等。

总之，通过研究，对针刺镇痛的神经基础有一个概括的了解。除镇痛以外，针刺还能提高机体内环境的稳定性，增强抵抗力，防止各种致病因素的干扰等，也是针麻过程中针刺作用的重要方面。

以上只是概要介绍，供朋友们参考，或许对大家能有所启发、有所帮助，这是我们的心愿。

经络示意简表

经络（分布、走向、交接、起止、络穴、八脉交会穴）示意简表是作者多年针灸教学、学习经络的小结。老师在讲课中应用此表容易讲清、讲懂。学生在学习中一目了然，帮助记忆，所以不论国内、国外学员都深受欢迎。

经络（分布、走向、交接、起止、络穴、八脉交会穴）示意简表

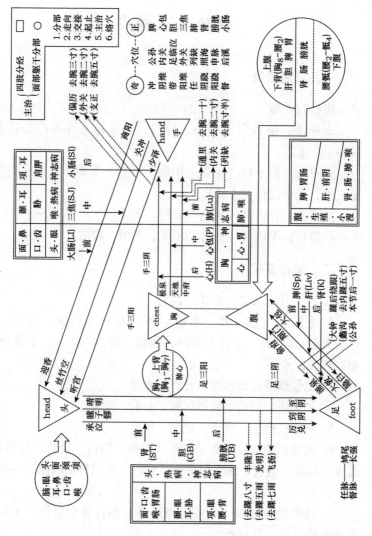

经验配穴摘要

一、常用治则

流注时穴加：

安神法：镇六穴（迎香、神门、足三里、耳神门、耳心、耳肺1、肺2）。

和胃法：胃十针（上脘、中脘、下脘、天枢、气海、内关、足三里，七个穴位共十针）。

益肾法：肾六针（肾俞、京门、太溪）

祛湿法：湿四穴（公孙，丰隆，天枢，脾俞）。

二、加减变化

1. 外感加：大椎、后溪、昆仑。

2. 上肢病（痿、痹、不遂）加上五穴（肩髃，曲池，合谷、大陵、太渊）。上肢不举加：乱刺三关，六点五。手背浮肿加：八邪，外关。

3. 加强镇静：加印堂，合谷，太冲。

4. 神志病，过喜而致加巨阙，心俞，间使。

5. 风盛行痹加：风市、风池、风府。

6. 风寒面瘫加：面瘫十二针（阳白、四白、攒竹、丝竹孔、翳风、风池、地仓，颊车俱患侧，合谷、足三里俱双侧，一共十二针）。

7. 任脉病（喘咳、胃痛、痛经等）加任脉十二针。（从天突至曲骨分十二等分处）。

8. 腰痛及腹加：天枢、气海。

9. 脉结代，三动五动一停加：内关。

10. 火盛、便秘：天枢、上巨虚、丰隆、合谷。

11. 眩晕因怒而致加：太冲、肝俞、期门。

12. 下肢病（痿、痹、不遂）加：下五穴（风市、阴市、足三里、太冲、太溪）。

13. 中暑吐泻加：内关、中脘、天枢、足三里。

14. 风寒，扭拗的急性腰痛加：攒竹穴。因咳腰痛加重加阳陵泉。

15. 督脉病：脑、颈椎病，腰椎病：督脉十二针。（由大椎到骶骨尖分十二等分处）。

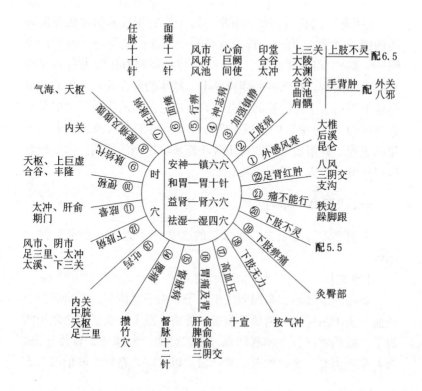

16. 胃痛及背加：肝俞、脾俞、肾俞、三阴交。
17. 高血压加：十宣放血。
18. 下肢无力加：按气冲。
19. 下肢痹痛初始加：灸臀部。
20. 下肢不灵，抬提困难：五点五。
21. 痛不能行：针秩边，跺脚跟（指动作）。
22. 足背红肿：八风、三阴交、支沟。

"四海"证治初探

"四海"出自《内经·灵枢·海论》它用比喻的方法提出人体四海（水谷之海——胃：血海——冲脉；气海——脑中；髓海——脑）。将人体的髓、血、气、与水谷四海比喻为自然界的东西南北四海。自然界的四海是十二经水的汇合处；人体的四海是营卫气血，十二经脉的汇合处，所以它在人的生命活动中是非常重要的。"海论"中论述了四海经气运行的俞穴及其有余、不足的表现，并指出维持四海正常功能所应遵循的原则。因此研究探讨四海，首先要学习"海论"。

一、"四海"学习

主要学习海论原文，弄懂它的含义，才能进一步研究探讨四海。

【原文】

黄帝问于岐伯：余闻刺法于夫子，夫子之所言，不离于营卫气血。夫十二经脉，内属于腑脏，外络于肢节，夫子乃合之于四海乎？岐伯答曰：人亦有四海，十二经水。经水者，皆注于海。海有东西南北，命曰四海。黄帝曰：以人应之奈何？岐伯曰：人有髓海、有血海、有气海、有水谷之海，凡此四者，以应四海也。

【语译】

黄帝问岐伯说：我听你讲述刺法，你所谈的总离不开营卫气血，而运行营卫气血的十二经脉，内部联属于脏腑，外部维系着肢节，你能把十二经脉的作用和四海联合起来谈一下吗？岐伯回答说：自然界有东西南北四个海，称为四海，经水都流注于海中，人也有与外界四海相应的四海和与十二经水相应的十二经脉。黄帝说，人到底怎样和它们相应呢？岐伯说：人身有髓海、血海、气海和水谷之海，这四海可以与自然界的四海相应。

【原文】

黄帝曰：远乎哉，夫子之合人天地四海也，原闻应之奈何？岐伯答曰：必先明知阴阳表里，荣俞所在，四海定矣。

【语译】

黄帝说：这个问题实在深远啊，你能把人与天地间的四海联系起来，可它们究竟是如何相应的呢？岐伯说：首先必须明确地了解人身的阴阳、表里，经脉的荣、输等具体分布，然后就可以确定人身的四海了。

【原文】

黄帝曰：定之奈何？岐伯曰：胃者，水谷之海，其输上在气街，下至三里，冲脉者，为十二经之海，其输上在于大杼，下出于巨虚之上下廉；膻中者，为气之海，其输上在于柱骨之上下；前在于人迎；脑为髓海，其输上在于其盖，下在风府。

【语译】

黄帝说：四海及其经脉重要穴位是怎样确定的呢？岐伯说：胃的功能是受纳饮食物，故称水谷之海。它的气血输注的重要俞穴，在上边的是气冲穴，在下边的是足三里穴。冲脉与十二经都有密切联系，故称十二经之海，它的气血输注的重要俞穴，在上边的是大杼穴，在下边的是上巨虚，下巨虚两穴；膻中为宗气积聚之处，故称气海，它的气血输注的重要俞穴，上边的有，天柱骨（即第七颈椎）上的哑门穴和天柱骨下的大椎穴，前边的人迎穴；髓充满于脑，所以脑称为髓海，它的气血输注的重要俞穴，上边的有脑盖中央的百会穴，下边的是风府穴。

【原文】

黄帝曰：凡此四海者，何利何害？何生何败？岐伯曰：得顺者生，得逆者败，知调者利，不知调者害。

【语译】

黄帝说：这四海的功能，对人说来怎样使其有利？怎样就会有害？又怎样能促进人的生命活动？怎样会使生命活动受到损害？岐伯说：四海功能调顺正常的，就会促进人的生命机能使其健旺；四海功能不能正常发挥的，生命就容易败亡。知道调养四海的，就有利于健康，不知道调养四海的，就有害于健康。

【原文】

黄帝曰：四海之逆顺奈何？岐伯说：气海有余，则气满胸中悗，急息面赤，气海不足，则气少不足以言。血海有余，则常想其身大，怫然不知其所病；血海不足，则常想其身小，狭然不知其所病。水谷之海有余，则腹满；水谷之海不足，则饥不受谷食，髓海有余，则轻劲多力，自过其度；髓海不足，则脑转耳鸣，胫痠眩冒，目无所见，懈怠安卧。

【语译】

黄帝说：人身四海的正常与反常的情况怎样？岐伯说：气海有余，则出现气盛满于胸中，烦闷、喘息、面色红赤；气海不足，则出现气少说话无力。血海有余，常自觉身体庞大、郁闷，没有其他显著的症状；血海不足，则常自觉身体瘦小，紧敛，也无更显著的病态。水谷之海有余，则腹部胀满；水谷之海不足，即使饥饿也吃不下东西。髓海有余，则身体轻健，动作有力，超过其长度；髓海不足，则头脑眩晕、耳鸣、胫膝痠软，眼睛看不清东西而感到昏闷，身体懈怠懒动，常想静卧。

【原文】

黄帝曰：余已闻逆顺，调之奈何？岐伯曰：审守其输，而调其虚实，无犯其害，顺者得复，逆者必败。黄帝曰：善。

【语译】

黄帝说：我已经知道四海的逆顺情况了，而当出现病态后，如何调治呢？岐伯说：根据病情，把握住四海气血输注的各个要穴，补虚泻实，不要违背了"虚则补之，实则泻之"的治疗原则而造成有害的后果。能够遵循这样的原则而使其功能调顺的，身体就能康复，违背了上述治疗原则而其功能不能恢复正常的，就会有败亡的危险。

按：前述冲脉为十二经之海，因其气血沟通于十二经，而且联系密切，后文只论及血海有余不足，未提十二经之海，按前人解释，血海即十二经之海，均指冲脉而言。

二、四海纲要

（一）脑为髓海

各家均有记载，如脑为元神之府。诸阳之会。精气夺则虚，精气竭绝，形体毁沮。冬不藏精，春必病温。气血并走于上（指头），是为大厥。肾生骨髓，上注于脑，脑为髓海。从上看出髓海与元神、诸阳、精气大厥、肾之关系，是很重的。现将与髓海有关内容分列如下：

1. 脑。

2. 精、髓。

3. 脏腑：肝、胃、心、肾。

4. 经络：膀胱、肝、督。

5. 症状（不足）

（1）脑转：肾。

（2）耳鸣：肾。

（3）眩晕；肝、肾。

（4）目无所见：肝、肾、心。

（5）懈怠安卧：脾、心。

6. 症状（有余）

（1）轻劲有力：心、胃。

（2）自过其度：肝、胆。

7. 重要输穴：

（1）百会：（原文记载）。

（2）风府：（原文记载）。

（3）绝骨：（作者选配）。

8. 使用药物（作者选配）

（1）不足：六味地黄丸为代表。

（2）有余：龙胆泻肝丸为代表。

9. 头：为诸阳之会，元神之府，与五官口、舌、鼻、目、耳齿有关连。

10. 脑病（髓海病）

（1）神志：癫、狂、痫、失眠、健忘。

（2）五官：头、面、口、舌、鼻、目、耳、齿疾患。

（3）头痛、头晕、耳鸣。

（4）鼻渊、衄血。

（5）五迟、五软。

（6）中风。

11. 神经系统

症状：头痛，感觉障碍，运动障碍（①不自主动：震颤惊厥、搞溺、舞蹈样运动、手足徐动②瘫痪③共济失调）。

12. 髓海有余，轻劲有力，自过其度。髓海不足，脑转、耳鸣、胫痠、眩冒、目无所见，懈怠安卧。

13. 取穴：百会、风府、绝骨

（1）肝实火：加太冲（土穴）、行间（火穴）肝俞。

（2）胃火：加冲阳（火穴）、足三里（土穴）胃俞。

（3）心火：加少府（火穴）、神门（土穴）心俞。

（4）疾人：加中脘、丰隆、间使。

（5）脑肾不足：加天柱、大杼、复溜、阴谷、绝骨、肾俞、命门、志室。

（6）心脾两虚：加心俞、神门、少冲、少府、脾俞、太白、大都。

（二）冲脉血海

前按已提，血海即十二经之海，均指冲脉。冲脉起于胞中，洒于阳明，血主濡之。目受血而能视，足受血而能步，掌受血而能握，指受血而能摄。心主血，肝藏血，脾统血。从上看出血的功能及其重要，且与心肝，脾关系密切。都是支持人生命精神、思维生长的重要器官，今将与血海有关的内容分列如下：

1. 冲脉

2. 血

3. 脏腑：心、脾、肝、胞中。

4. 经络：胃、任、督。

5. 不足症状：狭然不知其所病。常想其身小：心

6. 有余症状：佛然不知其所病，常想其身大：心

7. 重要输穴

（1）大杼：（原文记载）

（2）上巨虚：（原文记载）

（3）下巨虚：（原文记载）

（4）膈俞：（作者选配）

8. 使用药物（作者选配）：犀角地黄汤、抵挡汤、四物汤、归脾汤。

9. 腹部胞中为任脉、督脉、冲脉之起源。

10. 冲脉病（血海病）

（1）一切血病，血虚、出血、血瘀。

（2）妇女崩漏，月经病。

（3）疮疖肿毒。

（4）神志病、头晕、头痛、失眠。

（5）心悸、怔忡、健忘。

（6）麻木、疼痛。

11. 循环系统

症状：呼吸困难，发结、心悸、疼痛、水肿。

12. 血海有余，怫然不知其所病，常想其身大。血海不足，狭然不知其所病，常想其身小。

13. 取穴：大杼、上巨虚、下巨虚、膈俞。

（1）心火：加间使、神门、中冲（木穴）、劳宫（火穴）、大陵（土穴）。

（2）肝火；加行间（火穴）、大敦（木穴）、大冲（土穴）。

（3）血热：加内关、三阴交、心俞、肝俞、脾俞。

（4）脾湿热：加公孙、内关、丰隆、阴陵泉、足三里、三阴交。

（5）心血虚：加神门、心俞、巨阙。

（6）肝血虚：加肝俞、期门、太冲。

（7）肾精虚：加肾俞、太溪、命门、志室。

（8）胆气虚：加胆俞、日月、阳陵泉、丘墟。

（三）膻中气海

前人论述，气为血帅，气行血行。气主煦之，薰肤、充身、泽毛，若雾露之溉是谓气。阳气者若天与日，失其所则折寿而不彰。百病皆生于气。从上则可知什么是气，气的功能，气的重要和百病皆生于气，下将与气海有关内容的列下：

1. 膻中

2. 气

3. 脏腑：心、肺、肝、肾。

4. 经络：任、肺、胃。

5. 不足症状：气少、不足以言（有云：息）

6. 有余症状：气满，胸中悗、急息、面赤。

7. 重要输穴

（1）大椎（原文记载）

（2）哑门（原文记载）

（3）膻中（作者选配）

8. 使用药物（作者选配）：黑锡丹、补中益气丸、泻白散、开胸顺气丸。

9. 胸：宗气积于胸中。

10. 膻中病（气海病）

（1）胸痛，胸闷（心、肺、气郁）

（2）胸痹（心阳郁阻）。

（3）咳嗽、气喘（肺气逆）

（4）水肿病（脾气虚）

（5）癃闭（肾虚、膀胱气虚）。

11. 呼吸系统

症状：呼吸困难、咳嗽、咳痰、咳血、胸痛。

12. 气海有余，气满、胸中悗、急息、面赤。气海不足，气少不足以言（一作息）。

13. 取穴：大椎、哑门、人迎、膻中。

（1）肺热：加尺泽、列缺、肺俞、少商。

（2）肺郁：加列缺、膻中、肺俞、中脘。

（3）肺寒：加列缺、合谷、曲池、后溪。

（4）肝火：加行间、太冲、肝俞、期门。

（5）痰火：加曲池、合谷、足三里、丰隆。

（6）肺气虚：加足三里、三阴交、太渊、经渠。

（7）脾气虚：加中脘、脾俞、章门、足三里、阴陵泉、三阴交。

（8）肾气虚：加肾俞、大溪、三阴交、然谷、气海。

（四）胃水谷之海

胃是水谷之海，与脾胃相表里。胃主纳谷，脾主运化。脾胃为水谷之海气血之源，脏腑经络之根。纳谷者昌，失谷者亡。有胃气则生，无胃气则死。脾胃是后天之本。以上记载说明脾胃之重要，也就是水谷之海的重要，从它可以了解人身之气血盛衰，可以了解病情预后的好坏，更可知其病之转化的情况，今将与水谷之海有关的内容分列如下：

1. 胃

2. 津、液

3. 脏腑：小肠、大肠、脾。

4. 经络：冲脉、肺、脾。

5. 不足症状：饥不受谷食。

6. 有余症状：腹胀满。

7. 重要输穴

（1）气街（原文记载）

（2）足三里（原文记载）

（3）中脘（作者选配）

8. 使用药物（作者选配）：四君子汤、补中益气汤、清胃散、越鞠保和丸。

9. 中焦：荣卫气血起于中焦。肺，手太阴之脉起于中焦。

I0. 胃病（水谷之海病）

（1）胃脘痛（胃气不和）

（2）呕吐（胃气上逆）

（3）泄泻（脾气下陷）

（4）痢疾（湿热）

（5）伤食（过食、食滞）

（6）腹胀（气滞、脾虚）

（7）气血虚

（8）胁痛。

11. 消化系统

症状：咽下困难，吞咽疼痛，味觉异常，食欲改变、嗳气、胃灼热、恶心、呕吐、胃痛，幽门梗阻、膨胀、肠鸣、腹泻、消化不良、便秘、便血、肠梗阻。

12. 水谷之海有余，腹胀满。水谷之海不足，饥不受谷食。

13. 取穴：气街、足三里、中脘。

（1）脾气滞：加公孙、内关、三阴交、脾俞、天枢。

（2）胃家实：加合谷、中脘、内关、丰隆。

（3）大便结：加支沟、阳陵泉、天枢、大肠俞、上巨虚。

（4）脾胃虚弱：加脾俞、胃俞、足三里、三阴交。

（5）脾胃虚寒：加脾俞、章门、胃俞、中脘。

（6）脾胃湿热：加胃十针。

祛湿加阴陵泉、三阴交。清热加曲池、合谷。

三、四海歌诀

髓海歌诀（作者自编）

脑为髓海肾相通，不足脑转耳数鸣。

目无所见胫酸痠，懈怠不卧与眩冒。

髓海若是症有余，轻劲有力自过其。

虚补实泻如顺逆，百会风府绝骨俱。

龙胆泻肝丸有余，不足六味地黄丸。

血海歌诀

冲为血海洒阳明，又有胞宫血海名。

有余常想其身大，佛然不知其所病。

不足常想其身小，狭然不知其所病。

大杼巨虚上下廉，虚实再配膈俞用。

四物归脾抵当汤，犀角地黄汤可选。

气海歌诀

气海在胸名膻中，心肺相补血气行。

有余气满胸中悗，呼吸气急面赤红。

不足气少不足息，纳气不能肾虚成。

虚实分明当补泻，大椎哑门与人迎。

补中益气（丸）黑锡丹，开胸顺气（丸）泻白（散）选。

水谷之海歌诀

水谷之海六府胃，胃主纳谷脾主运。

有余之症腹胀满，拒按气粗时失气。

不足饥而不欲食，喜按喜暖且短息。

中脘气街足三里，虚补实泻调胃气。

补中益气（丸）四君子（汤），越鞠保和（丸）清胃（散）宜。

四、四海证治示意图

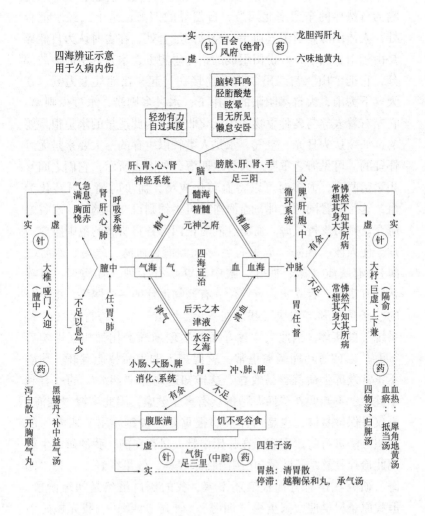

五、"四海"展望

"四海"源于《内经·灵枢·海论》将人体髓血、气、水谷喻为自然界的东西南北四海，自然界的四海，是十二经水汇合处，人体四海是营卫气血十二经脉的汇合处，在古时认为自然界是由三山，六水，一份田组成的指导思想下，水是其中最多的部分，它把"山"与"田"沟通连接在一起，在地气上为云、在天气下为雨，大自然阴阳的作用下，水过多则涝，水过少则旱，它左右着人类与各种生物的生长化收藏，因此适量的水是很重要的，如今认为日光、空气、水是人类赖以生存的三大要素是无可怀疑的。可见海之重要。人身之四海，如图表所示，它们之间互相紧密联系，血多时可以将血转化成精，血少时精又可转化为血，这是肝肾同源之理，血海血足可生精则可充实脑髓，水谷之海充足则可支持气海、血海。同时把四海各自所属的范围融成一片。使人体"四海"成为有名称（髓海、血海、气海、水谷之海），有实质（脑、冲脉、膻中、胃）有生理、有病理、有症状、有辨证、有立法、有穴位、有药物治疗的一个网络，把全身的"条条"和"块块"联系在一起，形成一个"跨行业"、"跨系统"的实体。因此人体各方面的生理病理变化都相互影响着"四海"。四海功能调顺正常，就促进人的生命技能健旺，功能不正常发挥生命就容易败亡。这样知道调养"四海"的就有利于健康，不知调养"四海"的就有害于健康，因此掌握"四海"不仅是保健身体，也是治疗疾病很重要的关键。用"四海"的思想方法进行防治疾病，在临床中是大量存在的，我的研究生就用此治疗并总结了眩晕30例的临床观察，效果很好，有关"四海"研究在杂志方面报道还不多，我的探讨虽然是初级阶段，但我原意尽早使大家重视"四海"、研究"四海"，我先抛砖引出各位的玉，使一"四海"思想通过临床实践总结大量的证据使之进一步完整。我展望"四海"未来充满希望，我将以大量的临床资料来充实它，为中医辨证再创新的局面。

"膀胱经"六最

足太阳膀胱经经络最长、穴位最多、联系最广、取穴最易、针法最活、经验最多。

一、经络最长

经络是人体内"经脉"和"络脉"的总称，"经"有路径的意思，是经络系统的主干，多循行于人休深部。"络"即网络，是经脉的分支，有如网络一样联系周身，无处不至，其分布较浅。正如：《灵枢·经脉篇》记载："经脉十二者，伏行分肉之间，深而不见……，诸脉之浮而常见者，皆络脉也"。（这是从分布上去认识经络）。《灵枢·海论》记载："夫十二经脉者，内属于脏腑，外络于肢节。（这是从表现上去认识经络）。《灵枢·本脏篇》记载：经络者所以行气血而营阴阳，濡筋骨，利关节者也"。（这是从作用上去认识经络）。这些记载说明了经络遍布全身是人体阴阳、气血、津液、运行的通路。由于经络的沟通联系，将人体的内脏器官、孔窍、及皮肉筋骨等组织紧密的联结成一个统一的整体，同时又起到营养全身的作用，并使人体，适应自然环境，与自然环境形成一个整体。因此在讨论膀胱的问题时，首先要对它的经络循行，分布、起点、止点有了解，熟悉它，才能深入研究其他问题。

附：略谈经络观点

1. 经络是气血通行的道路：经络必须具备以下三

个要素①是物质气和血。②有运动：通行。③有轨迹：道路。只有具备这三方面才能谈及经络的成立。

2. 节之交，三百六十五会。所言节者，神气之所游行出入也，非皮肉筋骨也。①节即经络，会即穴位。经络是由穴位组成，是人身神气（言阳及阴）之所游行出入的地方。②经络，非皮肉筋骨（脉也在其中），说明经络不是像皮肉筋骨那样有形的物质。但在人体之中是神气游行出入的地方。（即气血运行的道路），从上引用分析得出结果是：

（1）经络必须具备三要素：物质、运动、轨迹。缺一不可。言下之意只有活人身上才有经络。

（2）经络是无形之物质，是由皮、肉、筋、骨之间，及至皮的、肉的、筋的、骨的之间，及所有二者（阴阳）之间的空隙所组成。在这个意义上经络非皮肉筋骨，但也是由皮肉筋骨所组成。

（3）全身经络系统是由活着的人的各个有形无形的物质之间的空隙所组成。这些空隙把全身沟通连系成一个整体，保证着人体气血的正常运行。在这个观点下我认为死人身上无经络。

（一）足太阳膀胱经的循行与图示

1. 循行

【原文】甲乙经，针灸甲乙经校释。

膀胱足太阳之脉，起于目内眦，上额交巅，其直者，从巅至耳上角。其支者，从巅入络脑，还出别下项，循肩膊内，挟脊抵腰中，入循膂，络肾属膀胱。其支者，从腰中下会于后阴，贯臀入腘中。其支者，从膊内左右别下贯胛，过髀枢，循髀外后廉，下合腘中，以下贯踹内，外出踝之后，循京骨，至小指外侧。

【语译】

膀胱足太阳的经脉，起于内眼角，上行额部，交于巅顶上。其支脉，从巅顶到耳上角。其直行的脉，从巅顶入内络脑，复从脑出下行项后，沿肩胛骨内侧，挟脊椎的两旁，直达腰部，并沿脊肉深部，联络于肾脏，而入属于膀胱本府。从腰部分出的支脉，下会于后阴，穿过臀部，直入腘窝中。又一支脉从左右肩胛内挟脊贯胛下行，经过髀枢，沿髀外侧后缘，向下行与前一支脉会合于膝腘窝中，由此再向下通过腿肚，出外踝骨后方，沿小趾本节后的京骨，到小趾尖端外侧，与足少阴肾经脉相接。

【经脉流注】

①起于目内眦（睛明），②上额，③交会于巅顶（百会属督脉），④巅顶部支脉：从头顶到颞颥部。⑤巅顶部直行的脉；从头顶入里联络于脑。⑥回出分开下行项后。⑦沿着肩胛部内侧，挟着脊柱。⑧到达腰部。⑨从脊旁肌肉进入内腔。⑩联络肾脏。⑪属于膀胱。⑫腰部支脉：向下通过臀部。⑬进入腘窝中。⑭后项的支脉：通过肩胛内缘直下。⑮经过臀部（环跳属足少阳胆经）下行。⑯沿着大腿外侧后缘。⑰与腰部下来的支脉会合于腘窝中。⑱从此向下，通过腿肚。⑲出于外踝的后面。⑳沿着第五骨粗隆。㉑至小趾外侧端（至阴），与足少阴肾经相接。

2. 图示（见《针灸心悟》或《针灸心传》附录部分）。

（二）足太阳膀胱经的循行简介与表示

1. 循行简介

（1）起于眼内角，上额分布于头顶，及耳上角，并由头项进入颅内络脑，出项后分两支：①一支由项下行沿背中线（督脉）旁1.5寸到腰部，络肾属膀胱，并从腰下行经股部后面进入腘窝。②另一支由项部经肩胛内，下行到臀部，（沿背中线旁开3寸）下到腘窝，与前一支会合，然后下入腓肠肌，经外踝后方，到达小趾外侧端（交足少阴肾经）。

（2）简单：起于两目内附睛明穴，向上越过头顶（入脑），转向下行，由脊椎两侧通过项、背、腰、臀再从下肢后面，绕过外踝，终止于小趾外侧的至阴穴。

2. 表示：《针灸心传》15 页，循行简表。

（三）长度折算与比较

1. 长度折算

（1）上肢

肩 $\xrightarrow{17\text{寸}}$ 肘横纹 $\xrightarrow{12\text{寸}}$ 腕横纹 $\xrightarrow{4\text{寸}}$ 中指本节 $\xrightarrow{4.5\text{寸}}$ 指末

$$=37.5\text{寸}$$

（2）下肢

髀枢 $\xrightarrow{19\text{寸}}$ 膝中 $\xrightarrow{16\text{寸}}$ 外踝高点 $\xrightarrow{3\text{寸}}$ 足底 $\xrightarrow{12\text{寸}}$ 足长（至趾） $\qquad=50.0\text{寸}$

（3）足厥阴肝经

① 循行简说：起于足拇趾外侧大敦穴，沿下肢内侧上行（八寸以下在脾经前，八寸以上在脾经后）经腹至乳下，终于期门穴，肝经通巅顶。（选作对比）

② 估计尺寸

大敦 $\xrightarrow{6\text{寸}}$ 中封（内踝高点） $\xrightarrow{16\text{寸}}$ 膝中 $\xrightarrow{19\text{寸}}$ 髀枢（毛际） $\xrightarrow{30\text{寸}}$ 循喉咙 $\xrightarrow{5\text{寸}}$ 颈 $\xrightarrow{12\text{寸}}$ 头面 $\xrightarrow{6\text{寸}}$ 头顶 ［30 寸作 3 尺（正骨心法大椎到骶骨作 3 尺）］ $\qquad=94.0\text{寸}$

（4）足少阳胆经（选作对比）

① 循行简说：起于眼外角，经头颅两侧，绕过耳后，下颈至肩，走侧胸胁部，入侧腹部，臀部而行于下肢外侧，至足部第四趾窍阴穴而终。② 估计尺寸

眼外角 —12寸→ 面部 —13×2=26寸→ 耳后头侧面2折

—5寸→ 颈（下颌至天突）

肩井 —30寸→ 髀枢 —19寸→ 膝中 —16寸→ 外踝高点 —1.0寸→ 丘墟

—6寸→ 窍阴 ＝115.0寸

（5）足阳明胃经（选作对比）

① 循行简说：起于眼下承泣穴，下行经过颧部，环绕口唇，再沿下颌骨向后绕至下颌关节附近分为两支：一支上行，经耳前沿发际到额角附近头维穴，一支向下行经过颈、胸、腹等各部，双大腿正面至足次趾外侧厉兑穴（体内锁骨上窝→胸部→膈膜→胃→腹→腹股沟）

② 估计尺寸

头维 —12寸→ 面颊 —4寸→ 下额 —5寸→ 缺盆（平天突）

—大椎骶骨尖30寸→ 气冲（平曲骨）

腹股沟髀枢 —19寸→ 膝中 —16寸→ 外踝高点 —6寸→

次趾外侧（厉兑） ＝122.0寸

6. 足太阳膀胱经

睛明（目内眦）—18寸→ 大杼 —大椎至骶骨尖 第一线30寸+5 第二线30寸（四髎穴段之长）→ 骶骨尖（秩边）

—+19寸=54寸 +19寸=49寸→ 膝中腘窝（委中）—16寸→ 外踝高点（昆仑）—12寸→

至阴 ＝149.0寸

2. 比较

上肢：37.5 寸⑥

下肢：50.0 寸⑤

肝经：94.0 寸④

胆经：115.0 寸③

胃经：122.0 寸②

膀胱：149.0 寸①

足三阳			足三阴（代表）	足三阴	手三阴/手三阳
膀胱经	胃经	胆经	肝经	下肢	上肢
149 >	122 >	115	94 >	50 >	37.5

（1）图示和目测：膀胱经最长

（2）估计的尺寸：膀胱经最长

膀胱经在十四经循行中经络循行最长。

（四）取经找穴注意

1. 找准督脉：《标幽赋》"取三经用一经而可正"，意思是要照顾到左邻右舍，如取心包经，就要注意到心经、肺经的位置，如果心包经向拇指侧，则无肺经位置，心包经向小指侧则心经无位置，其实心经、肺经都有自己的位置，只是你取的心包经不正确了。这就是取三经用一经而可正，这里就是取心经，心包经，肺经在正其中之一经如心包经。其实也就是注意到心包经与周围经络之位置的关系。那么膀胱经要取正确，首先要找准督脉，因膀胱经大部分循行以督脉为中线的两边（头部，背腰部）因此要注意头部，背腰部的横寸，（头维之间，两完骨之间，均作 9 寸。内外眼角之间作 1 寸。从脊中到膀胱第一线 2.0 寸，第二线 3.5 寸，从脊边侧突到第一线 1.5 寸，到第二线为 3 寸两肩胛内缘到脊椎缘为 6 寸，椎骨横为 1 寸），两肩胛下缘平 7 椎，骼嵴平 16 椎，十二肋平十四椎，掌握这些才能取准经穴。

2. 注意筋骨：阳经取筋骨之侧下凹为真这是指导取阳经及

督脉的穴位的原则，筋骨是有形之物，这是自然标志的依据，对于髀枢，外廉、腘中、踹、外踝、京骨、小趾……等都要知道其含义及部位，这便于寻找肢体尤其膀胱下肢部位的经穴。

3. 暴露背部：便于找经取穴，姿势正确正坐，俯卧保证取准经穴。

二、穴位最多

经脉主要包括十二经脉与奇经八脉，每一条经脉都有一定的循行路线，经脉的循行分布与该经腧穴主治有内在的联系，了解经脉的循行分布，就能更好地了解腧穴的主治范围，特别有助于掌握肘膝的关节以下腧穴的主治。因此经络是人体气血运行，脏腑联络，内外沟通，上下贯穿的经路。腧穴，"腧"有转输的含义，"穴"有空隙的意思，腧穴又叫"气穴"、"孔穴"、"骨空"等名称。腧穴是经气输注交会于皮肉筋骨之间的部位，是针、灸等治疗方法的施术部位。

刺法又叫针法，是利用金属制成的针具通过一定的手法，刺激人体腧穴。灸法又称灸炳，主要是用艾绒点燃后，在人体皮肤上（腧穴）进行烧灼熏烤。两种方法，都是通过腧穴，作用经络脏腑以调和阴阳、扶正祛邪、疏通经络、行气活血，而达到防治疾病的目的。以上陈述就不难看出，输穴在针灸学中的重要地位。自然穴位越多治疗疾病越广，膀胱经 67 个穴位名称，首屈一指，然而正确掌握穴位的取穴、特性、主治、操作是针法中的重要步骤，是提高针灸疗效的重要方面。

（一）名称

1. 胃经、胆经、膀胱经——这是足三阳经，它的走向是从头走足，从人体表来看，这长度是人身最长的，足三阳正好在这个长度上，故足三阳在十二经中是最长的三条经，上面已作比较，膀胱经最长，而且它的穴位最多，针灸学讲义，胃经 45 穴，胆经44穴，膀胱经67穴，（医宗金鉴63穴，后加眉冲，督俞，气海俞，关元俞四个共67穴）。因此说膀胱经穴（名称）位最多。

2. 膀胱穴名要记清——虽然67个穴位，并不难记，只要分部位去记去背还是容易的，今列穴位分寸歌，熟读背会，既可记住穴名，又可方便找穴，实为学习针灸重要方法。歌曰：

七足太阳膀胱经	目内眦角是睛明
眉头陷中攒竹取	眉冲直上傍神庭
曲差庭旁一寸半	五处直后上星平
承光通天络却穴	后行俱是寸半程
玉枕脑户旁寸三	入发三寸枕胃凭
天柱顶后大筋外	再下脊旁寸半循
第一大抒二风门	三椎肺俞四厥阴
心五督六膈俞七	九肝十胆存细寻
十一脾俞十二胃	十三三焦十四肾
气海十五大肠六	七八关元小肠分
十九膀胱廿中膂	二一椎旁白环生
上次中下四髎穴	荐骨两旁骨陷盈
尾骨之旁会阳穴	第二侧线再细详
以下挟背开三寸	二三附分魄户当
四椎膏肓神堂五	六谚语七膈关藏
第九魂门阳纲十	十一意舍二胃食
十三肓门四志室	十九胞肓廿秩边
承扶臀下横纹取	殷门股后肌中央
委阳腘窝沿外测	浮郄委阳一寸上
委中膝腘纹中处	纹下二寸寻合阳
承筋合下腓肠中	承山腨下分肉藏
飞相外踝上七寸	跗阳踝上三寸量
昆命外踝骨后陷	仆参跟下骨陷方

踝下五分申脉是　　踝前骸陷金门乡
大骨外侧寻京骨　　小趾本节束骨良
通谷节前陷中好　　至阴小趾爪角巧
六十七穴分三段　　头后中外次第找

（二）分布

1. 头项部10穴（1—10）：①睛明、②攒竹、③眉冲、④曲差、⑤五处、⑥承光、⑦通天、⑧络却、⑨玉枕、⑩天柱。

2. 背腰部35穴（11—35）：⑪大杼、⑫风门、⑬肺俞、⑭厥阴俞、⑮心俞、⑯督俞、⑰膈俞、⑱肝俞，⑲胆俞、⑳脾俞、㉑胃俞、㉒三焦俞、㉓肾俞、㉔气海俞、㉕大肠俞、㉖关元俞、㉗小肠俞、㉘膀胱俞、㉙中膂俞、㉚白环俞、㉛上髎、㉜次髎、㉝中髎、㉞下髎、㉟会阳

14穴（41—54）：㊶附分、㊷魄户、㊸膏肓、㊹神堂、㊺譩谵、㊻膈关、㊼魂门、㊽阳纲、㊾意舍、㊿肓仓、51肓门、52志室、53胞肓、54秩边。

3. 腘以上5穴（36—40）：36承扶、37殷门、38浮郄、39委阳、40委中。

4. 腘以下13穴（55—67）：55合阳、56承筋、57承山、58飞扬、59跗阳、60昆仑、61仆参、62申脉、63金门、64京骨、65束骨、66足通谷、67至阴。

（三）症治

录：是动所生病：①是动则病冲头痛。②目似脱。③项是拔。④脊痛。⑤腰似折。⑥髀不可曲。⑦腘似结。⑧腨如裂。⑨是为踝厥。⑩是主，筋所生病者。⑪痔。⑫疟，狂，癫疾，头魂项痛。⑬目黄，泪出，鼽衄。⑭项、背、腰、尻、腘、腨、脚皆痛。15小趾不用。

1. 主症：头项强痛，腰脊痛，及运动障碍、鼻衄、精神错乱、半身不遂、腘窝、腓肠肌、足小趾等处疼痛或运动障碍、背

部俞穴疼痛或压痛（反映相关脏腑的病变）。

2. 主治

（1）头项部：头、项、眼、鼻、脑疾患。

（2）1—7椎：胸、心、肺疾患为主，胃肠疾患次之。

（3）9—13椎：胃肠疾患为主，胸胁疾患次之。

（4）14—21I椎：肠胃、生育、小溲病。

（5）腘以上：腰尻、肠、痔疾患，以及下肢局部病症。

（6）腘以下：头、项、目、鼻、背、腰、腿、脑疾患、痔、发热病，及下肢后面疾患。

（四）重点穴

1. 攒竹—2（穴位在膀胱经上的代号，下同）

（1）部位——眉头

（2）取穴——眉头凹陷中，按之痠痛。

（3）穴性——散寒通络

（4）主治——①头痛，目赤肿痛　　　1. 本经症

　　　　　　②口眼㖞斜　　　　　　2. 他经症〉下同

　　　　　　③呃逆、腰痛、兴奋呼吸　3. 特殊症

（5）针灸——平刺0.5～0.8寸，头痛：直刺，口㖞：平刺，目疾：斜刺。禁灸。

（6）要诀——①散太阳风寒，通膀胱经络

　　　　　　②治急性腰痛，促呼吸急救

　　　　　　③刺法直斜平，此穴不能灸

　　　　　　④取穴时按压，痠痛穴为真

2. 通天—7

（1）部位——头

（2）取穴——上星（督脉前发际入发1寸）两旁开1.5寸是五处穴，再向上3寸是通天穴，按之鼻内有通畅感，在百会穴

（头顶容豆许）旁开1.5寸。

（3）穴性——通经解表邪，宣肺开鼻窍。

（4）主治——①头痛、眩晕、鼻衄。

　　　　　　　②鼻塞

（5）针灸——平刺0.2～0.3寸（病在前头针尖向前，病在后脑针尖向后）。

　　　　　　　灸：3～7分钟（艾条灸下同）

（6）要诀——①取穴注意百会

　　　　　　　②治疗鼻塞最好

　　　　　　　③注意针刺前后

3．天柱—10

（1）部位——项

（2）取穴——后发际正中直上0.5寸（哑门穴），旁开1.3寸，当斜方肌外缘凹陷中。平哑门穴两侧大筋外缘。

（3）穴性——镇静安神、清头舒项。

（4）主治——①头痛项强

　　　　　　　②鼻塞

　　　　　　　③头乱失眠

（5）针灸——针：直刺0.5～0.8寸（不可深刺，有时两天柱对刺）。

　　　　　　　灸：不灸。

（6）要诀——①取穴紧贴大筋外缘

　　　　　　　②针刺过深防伤延髓

　　　　　　　③治气乱于头之失眠

4．大杼—11

（1）部位——背

（2）取穴——在项下第一椎下（第一胸椎棘突下为督脉陶道穴）在椎旁开一寸半。

由脊中→第一线 2 寸　　　　第二线 3.5 寸

①脊柱缘→第一线 1.5 寸　　　第二线 3.0 寸

②要掌握在筋肉、腠理之间取穴效果好，再配合按压找反应点。

（3）穴性——①手足太阳交会穴

②骨会穴，壮骨强筋

③通太阳经，驱风解表

（4）主治——①咳嗽项强，肩胛痠痛

②一切骨病，筋骨疼痛

③腰膝痠痛无力

（5）针灸——针：直刺 0.5~0.8 寸（背部薄似饼，刺不可过深）。

灸：5~10 分钟。

（6）要诀——①背部薄似饼，不可深刺

②益肾强筋骨，腰痠膝痛。

5. 风门—12

（1）部位——背

（2）取穴——第二椎下两旁各一寸五分。

（3）穴性——①足太阳与督脉交会穴

②宣肺祛风，疏解表邪

（4）主治——①伤风咳嗽，项强、腰背痛

②感冒背脊疼痛。

（5）针灸——针：斜刺 0.5~0.8 寸

灸：3~5 分钟

（6）要诀——①一寸半二寸椎缘脊中分清

②因受风和寒背腰脊椎齐痛。

6. 肺俞—13

（1）部位——背

（2）取穴——在第三椎下（身柱）旁开1.5寸。

（3）穴性——①肺之背俞穴

②宣肺降气，清解肺热，利尿

（4）主治——①咳嗽、气喘、盗汗

②鼻塞不通

③外感咳嗽初起

（5）针灸——针：斜刺0.5~0.8寸（勿深刺伤肺）

灸：5~15分钟。

（6）要诀——①肺俞切莫深刺伤肺

②初感咳嗽刺络拔罐

7. 厥阴俞—14

（1）部位——背

（2）取穴——第四椎下两旁各一寸五分。

（3）穴性——①心包络背俞穴

②宣通心阳

（4）主治——①咳嗽、心痛、胸痛

②呕吐

③胸痹、胸痛彻背

（5）针灸——针：斜刺0.5~0.8寸

灸：5~7分钟

（6）要诀——①心包络代心用事

②心病可选厥阴俞

8. 心俞—15

（1）部位——背

（2）取穴——在第五椎下（神道穴）旁开 1.5 寸。

（3）穴性——①心之背俞穴

②养心安营、清热宁血。

（4）主治——①咳嗽、吐血、心痛

②惊悸、失眠

③癫痫

（5）针灸——针：针刺 0，5~0.8 寸

灸：5~15 分钟

（6）要诀——①心俞点刺或出血

②神门大溪失眠诀

9. 膈俞——17

（1）部位——背部

（2）取穴——第七椎下（至阳穴）平肩胛骨下缘两旁各开 I.5 寸

（3）穴性——①血会穴

②清心和胃、宽胸利膈。

（4）主治——①咳嗽、吐血、呕吐

②一切血疟

③呕逆。

（5）针灸——针：斜刺 0.5~0・8

灸：5~15 分钟。

（6）要诀——①血会治血病

②呃逆针即灵

10. 肝俞——18

（1）部位——背。

（2）取穴——第九椎下（筋缩）两旁各 1.5 寸。

（3）穴性——①肝的背俞穴

②调肝消瘀、通络止痛

（4）主治——①吐血、胁痛、目眩

②癫狂

③一切肝病、目疾。

（5）针灸——针：斜刺0.5~0.8寸

灸：5~15分钟。

（6）要诀——①一切肝血病、胁痛、目疾。

②肝俞阳陵泉、支沟、莫忘。

11. 胆俞—19

（1）部位——背

（2）取穴——第十椎下（中枢穴）旁开1.5寸。

（3）穴性——①胆的背俞穴

②清泄肝胆、和胃祛湿、除黄

（4）主治——①胸胁痛、口苦、潮热

②黄疸

（5）针灸——针：斜刺0.5~0.8寸

灸：5~15分钟

（6）要诀——①胆俞主治胁痛

②黄疸口苦最灵

12. 脾俞—20

（1）部位——背

（2）取穴——第十一椎下（脊中穴）两旁各1.5寸。

（3）穴性——①脾的背俞穴

②扶土祛湿、健脾助运。

（4）主治——①腹胀、水肿、黄疸。

②脾虚病症

③泄泻

（5）针灸——针：斜刺 0.5~0.8 寸

　　　　　　　灸：艾条灸 5~15 分钟

（6）要诀——①泄泻腹胀及水肿

　　　　　　　②常灸脾俞可消 ｝脾运不佳

13. 胃俞—21

（1）部位——背

（2）取穴——第十二椎下两旁各 1.5 寸

（3）穴性——①胃之背俞穴

　　　　　　　②调中和胃、化积消滞

（4）主治——①胃脘痛、肠鸣、呕吐

　　　　　　　②胃虚病证

　　　　　　　③消化不良

（5）针灸——针：斜刺 0.5~0.8 寸

　　　　　　　灸：灸 5~15 分钟

（6）要诀——①胃俞主治胃病

　　　　　　　②化积消滞最灵 ｝胃纳不好

14. 肾俞—23

（1）部位——腰

（2）取穴——第十四椎下（命门穴）即第二腰椎下，两旁
各开 1.5 寸（平十二肋）。

（3）穴性——①肾的背俞穴

　　　　　　　②补肾振阳、祛湿强腰。

（4）主治——①腰痛、阳痿、月经不调。

　　　　　　　②耳鸣

　　　　　③一切肾虚病证。
　(5) 针灸——针：直刺 0.5 ~ 1.0
　　　　　　　　灸：5 ~ 15 分钟
　(6) 要诀——肾俞穴平十二胁
　　　　　　　专治一切肾虚病

15. 大肠俞—25
　(1) 部位——腰
　(2) 取穴——第十六椎下（腰阳关）两旁各 1.5 寸（平髂
脊）
　(3) 穴性——①大肠背俞穴
　　　　　　　②疏调肠胃、理气化滞
　(4) 主治——①便秘、泄泻、腹痛、腹胀。
　　　　　　　②腰痛
　(5) 针灸——针：直刺 0.8 ~ 1.0 寸
　　　　　　　　灸：5 ~ 15 分钟。
　(6) 要诀——大肠俞治大肠病
　　　　　　　常配肾俞治腰痛

16. 小肠俞—27
　(1) 部位——臀部
　(2) 取穴——第十八椎下（第一骶骨椎突下）两旁各 1.5
寸，平第一骶后孔
　(3) 穴性——①小肠之背俞穴
　　　　　　　②理小肠、化积滞
　(4) 主治——①小腹胀痛、遗尿
　　　　　　　②痢疾
　　　　　　　③腰骶疼

（5）针灸——针：直刺或斜刺 0.8~1.2 寸

　　　　　　　灸：5~15 分钟

（6）要诀——①小肠俞治痢疾泄泻

　　　　　　　②又治腰骶经常疼痛

17. 膀胱俞—28

（1）部位——臀

（2）取穴——在十九椎下两旁各 1.5 寸（平第二骶后孔）。

（3）穴性——①膀胱背俞穴

　　　　　　　②通调膀胱、行气利水

（4）主治——①遗尿、小便不通

　　　　　　　②腰脊强痛

（5）针灸——针：直刺或斜刺 0.8~1.2 寸

　　　　　　　灸：5~15 分钟

（6）要诀——①膀胱俞调气行水

　　　　　　　②下肢浮肿灸多用

18. 上髎—31

（1）部位——骶

（2）取穴——在第一骶后孔内，当髂后上棘两督脉之中点。

（3）穴性——祛湿通络、活血化瘀。

（4）主治——①小便不利、带下

　　　　　　　②腰痛月经不调

（5）针灸——针：直刺 1.0~1.5 寸

　　　　　　　灸：5~15 分钟

（6）要诀——①上髎专治腰骶痛

　　　　　　　②月经不调妇科病

19. 次髎—32

（1）部位——骶

（2）取穴——第二骶骨孔中，当髂后上棘与督脉之中点。

（3）穴性——利湿、行血

（4）主治——①小便不利、白带

　　　　　　②月经不调、腰痛

（5）针灸——针：直刺1.0~1.5寸

　　　　　　灸：5~15分钟。

（6）要诀——妇科白带病、针刺次髎灵

20. 中髎—33

（1）部位——骶

（2）取穴——第三骶骨孔内

（3）穴性——祛湿、行血

（4）主治——①月经不调

　　　　　　②小便不利

　　　　　　③腰骶疼痛

（5）针灸——针：直刺1.0~1.5寸

　　　　　　灸：5~15分钟

（6）要诀——①利湿、行血

　　　　　　②水肿、疼痛

21. 下髎—34

（1）部位——骶

（2）取穴——第四骶骨孔内。

（3）穴性——祛湿、行血。

（4）主治——①小便不利

　　　　　　②带下便秘

　　　　　　③腰骶疼痛
（5）针灸——针：直刺 1.0 ~ 1.5 寸
　　　　　　　灸：5 ~ 15 分钟
（6）要诀——上次中下四髎
　　　　　　　祛湿活血专能
　　　　　　　上次腰痛白带
　　　　　　　中下经乱便秘

22．承扶—36
（1）部位——大腿
（2）取穴——臀横纹中央。
（3）穴性——通经活络。
（4）主治——腰、骶、臀、股痛、痔疮。
（5）针灸——针：直刺 1.0 ~ 2.0 寸
　　　　　　　灸：5 ~ 15 分钟。
（6）要诀——常用坐骨神经痛（痹症）
　　　　　　　又治半身痿躄症。

23．委中—40
（1）部位——腘窝。
（2）取穴——在腘窝横纹中央微屈膝取之（俯卧）。
（3）穴性——①膀胱之合穴
　　　　　　　②宣泄血热、宣痹祛湿。
（4）主治——①腰痛、腹痛、吐泻
　　　　　　　②下肢痿痹
　　　　　　　③月经痛、丹毒
（5）针灸——针：直刺 1.0 ~ 1.5 寸或点刺出血。
　　　　　　　灸：禁灸。

（6）要诀——①委中专治腰背痛

②痿痹丹毒月经痛

24. 膏肓俞——43

（1）部位——背

（2）取穴——第四椎下两旁各三寸。

（3）穴性——补肺健脾、宁心培肾。

（4）主治——①盗汗咳血

②健忘遗精

③一切虚劳证。

（5）针灸——针：斜刺 0.5 ~ 0.8 寸

灸：7 ~ 15 分钟

（6）要诀——常灸肺痨喘咳症

灸后三里再见红（点刺出血）

25. 秩边——54

（1）部位——臀

（2）取穴——第四骶椎棘突下旁开 3 寸或骶骨尖向外一拳（约三寸）。

（3）穴性——舒筋利节、活血止痛。

（4）主治——小便不利、痔疾、腰骶痛。

（5）针灸——针：直刺 1.5 ~ 2.0 寸。针痹症斜刺、针感传至足。痛经、阳痿直刺针感传至腹。

（6）要诀——①针感传导全在足

②灸时热传效更灵

26. 承山——57

（1）部位——小腿

（2）取穴——在腓肠肌肌腹下，伸小腿及足腕时，肌腹下出现人字纹，顶处是穴。

（3）穴性——祛湿健腹、解痉止痛。

（4）主治——①痔疮、腰痛

②舒筋、纳谷不香。

（5）针灸——针：直刺 1.0～2.0 寸

灸：5～10 分钟

（6）要诀——①针到承山美味食

②祛湿清热治痔痛

27．飞扬—58

（1）部位——小腿

（2）取穴——昆仑直上七寸（承山外一寸、下一寸处）。

（3）穴性——祛湿强筋骨。

（4）主治——①痔疾、脚气、便秘

②下肢痹痛、无力。

（5）针灸——针：直刺 1.0～1.5 寸

灸：5～10 分钟。

（6）要诀——祛湿强筋骨，下肢痿躄症。

28．昆仑—60

（1）部位——外踝关节。

（2）取穴——外踝与跟腱之间交会处凹陷处。

（3）穴性——①膀胱经之经穴。

（4）主治——①头痛、项强、腰痛

②肩背拘挛、难产、癫痫

③缓解痉挛。

（5）针灸——针：直刺 0.5～0.8 寸向内踝（孕妇禁针）。

灸：3~5分钟。

（6）要诀——①昆仑缓解痉挛。

②能治因寒疼痛

29. 申脉—62

（1）部位——足

（2）取穴——外踝下缘凹陷中。

（3）穴性——通阳跷脉，舒筋止惊。

（4）主治——①目赤、失眠、头痛。

②癫、狂、痛

③癫痫昼发

（5）针灸——针：直刺0.3~0.5寸

灸：3~5分钟。

（6）要诀——癫痫昼发足腕痛

申脉后溪一齐用

30. 至阴—67

（1）部位——足小趾。

（2）取穴——足小趾外甲角0.1寸处。

（3）穴性——清热止痛。

（4）主治——①头痛、目赤。

②鼻塞、鼻衄。

③胎位不正。

（5）针灸——针：浅刺0.1寸

灸：艾柱灸胎位不正。

（6）要诀——胎位不正灸至阴，灸可补肾治腰痛。

三、连系最广

膀胱经脉内连脏腑、外络肢节贯穿上下、沟通内外，调节阴阳、运行气血，是连系最广。

（一）贯穿上下

膀胱经由目内眦上经头、脑、项、背、腰（络肾、属膀胱）、臀、腘、外踝、京骨、小趾。由上而下整个贯穿了人身的后面。经络所及，主治所在，这就是说经络循行所涉及的部位，既可以反映出这些部位的病变，又可以通过这些经络的穴位治疗这些部位的病症，膀胱经最长，通过的部位最多，连系面积广泛，反映的病症繁多，通过这些穴位防治疾病的能力就多，典型的四总穴歌中（肚腹三里留、腰背委中求，头项寻列缺，面口合谷收）中的腰背委中求，就是建立在经络所及主治所在的基础上。膀胱经所及的部位最多，连系最广，现就有连系的主要器官功能分述如下：

（二）沟通内外

1. 头为诸阳之会，手三阳、足三阳、督脉及肝经都通到头，因此诸经受病，不论内伤还是外感，都会引起头部病症：头痛、头晕、头沉等，当然膀胱经也不例外，因其经络上额、过巅、入脑、出项。

2. 脑为奇恒之府、位于颅内，由髓会集而成，故名髓海。《灵枢·海论》："脑为髓海。"《素问·五脏生成篇》有"诸髓者，皆属于脑。"之说。

脑的作用包括：

（1）视觉：《灵枢·大惑论》："五脏六腑之精气，皆上注于目，而为之精，精之窠为眼，骨之精为瞳子，筋之精为黑眼，血之精为络，其窠气之精为白眼，肌肉之精为约束，裹撷筋骨气血之精而与脉并为系，上属于脑，后出于项中。故邪中于项，因逢

其身之虚，其入深，则随眼系以入于脑，入于脑则脑转，脑转则引目系急，目系急则目眩以转矣"。（头晕目眩之理）

（2）听觉：《灵枢·海论》："髓海不足，则脑转耳数鸣"（头晕耳鸣之虚证）。

（3）精神：①李时珍云："脑为元神之海"。②汪昂《本节备要》辛夷条："人之记性，皆在脑中"。③王清任"灵机记性在脑者，因饮食生气血，长肌肉，精汁之清者，化而为髓，由脊髓上行入脑，名曰脑髓。两耳通脑，所听之声归于脑，两目系如线长于脑，所见之物归脑，鼻通于脑，所闻之香臭归于脑，小儿周岁脑渐生，舌能言一二字。"

王氏所谓之灵机，即指知觉而言，他把记忆、视、听、嗅、言等感官功能归于脑、是中医言脑较全的记载。

脑与五脏（中医脏腑学说）

脑的生理病理：心藏神、主喜。肺藏魄、主悲。脾藏意、主思。肝藏魂、主怒。肾藏志、主恐。其中心肝肾密切：心，君主之官，神明出焉。肝，主疏泄，肾，生髓注脑，在这些关系指导下，常有痰迷心窍，痰火扰心，热入心包，心肾不交，肝气郁结，肝火上炎，肝风内动，肾精不足，等辨证来治脑的病。因而立法有：清心开窍，养心安神，心肾不交，疏肝解郁，清泄肝火，平肝熄风，填精补髓等方法来治脑病。

关于脑的作用借此介绍使大家有一定认识因膀胱经入脑。头中乱不能安静，气乱于脑可用天柱穴治之。

3. 通五脏

心者，君主之官，神明出焉。主血脉，其华在面。藏神。开窍于舌，主言。

肺者，相傅之官，治节出焉。主气，司呼吸。主宣发，外合皮毛。主肃降通调水道。开窍于鼻。

肝者，将军之官，谋虑出焉。主疏泄（情志、消化、通利三焦、疏通水道）。藏血。主筋，其华在爪。开窍于目。

脾者，仓廪之官，五味出焉。主运化升清。统血。主肌肉四肢。开窍于口，其华在唇。

4. 通六腑

小肠，受盛之官，化物出焉：分清秘浊（调理二便）。

大肠，传导之官，变化出焉：传导失常，大便不调。

胆，中正之官，决断出焉：消化胆汁，人之决断能力，勇怯与胆有关。

胃，仓廪之官，五味出焉，后天之本，水谷之源。

三焦，决渎之官，水道出焉，类经：脏腑之外，躯体之内，包罗诸脏一腔之大腑也。总司人体气化作用，通行元气与水谷运行的道路。

膀胱，州都之官，津液藏也，气化则能出焉。

膀胱经上的五脏俞，六腑俞，直通五脏六腑，在反映脏腑病变与治疗上，起着很重要作用。在用五脏背俞穴治疗五脏病时，常有从阳（指背）引阴（五脏）的治疗法则。

5. 八会穴——通两穴。骨会大杼、血会膈俞。在八会穴中膀胱经就占两个，通过大抒、膈俞，可以直接调理有关骨、肾、腰、血、心、脾、月经等妇科病。

6. 挟脊脊——督脉：阳脉之海，督一身阳经，膀胱也不例外（阳）。脊髓：由肾所生上注于脑构成髓海。（阴）。

督为诸阳之脉行背中央，是沟通人体上下，内连脏腑的主要通道。

7. 膀胱经交会的俞穴。

（1）睛明——足太阳、手太阳、足阳明、阴跷、阳跷。

（2）大杼——足太阳、手太阳。

（3）风门——足太阳、督脉。

（4）附分——足太阳、手太阳。

（5）跗阳——足太阳、阳跷。

（6）申脉——足太阳、阳跷。

（7）仆参——足太阳、阳跷。

（8）金门——足太阳、阳维。

共有八个穴位，涉及六条经。

通过以上贯穿上下，沟通内外，有关脑与脏腑等的分析足以证明膀胱经连系最广，证明膀胱经之重要。

四、取穴最易

取准穴位，是针灸在辨证论治过程中，由分析、综合、归纳病情，立法、处方进入针刺操作的前提，穴位选准，疗效易凑。要选准穴位，首先要熟悉经络的循行部位及分布，其次才能定准穴位，古人告诫：不明脏腑经络，开口动手便错，即是此义。

（一）取穴原则

1. 先找经："取三经用一经而可正"，就膀胱经而言，要注意在头、背、腰与督脉之关系，在下肢要找后面正中，还要注意膀胱第一线与第二线的关系，主要指位置上，我们在四肢经中常提注意前、中、后。

2. 再找穴："取五穴用一穴而必端"，如取中脘要注意到上面的上脘，下面的建里、两旁的梁门，就是这个意思，我们常用照顾到上、下、左、右。实际上就是要照顾到与周围的关系。

这就是告诉我们，要注意周围的情况，尽量把穴取准，并不是用一条经就一定要找到三条，用一个穴就一定要找到五个穴，实际用一穴周围不一定能很明确找到五个相关穴位。但用自然标志取穴，也是要我们依据周围情况把穴找准。

3. 宁失其穴，勿失其经。这是临床治疗取穴的一种应变措施，如要针内关，又逢内关穴处有损伤或瘢痕。这样可以在内关附近的心包经上或向上（头方面）或向下（手指方向），移开瘢痕处，但不能向前（拇指侧）向后（小指侧）离开这条心包经，这叫离穴不离经，这是特殊情况下的应急措施，不能因此为找错穴位辩解或否定穴位的特异性。

4. 为取准穴位，《标幽赋》记载："阳经取筋骨之侧，陷下为真，阴经取郄腘之间动脉相应。"

名堂取穴法指出："头、面、背、腹、手足，横用横尺寸，直用直尺寸，横不可准直，直不可以准横。"又指出："诸穴有眉、发、筋、骨、约纹、陷下、肉际者，即取之不别度也"。这对我们要取准穴位都是有益的教导。

（二）横平竖直

1. 头部：必须掌握

横寸——①两头维穴之间9寸。②两完骨之间9寸。③内外眼角间作1寸。

直寸——①前发际至后发际12寸。②印堂至大椎18寸。

2. 背部

横寸——两脊柱缘与两肩胛内缘6寸。

直寸——数椎数，从椎下椎旁开，找1线2线。（《医宗金鉴·正骨心法》作3尺大椎一尾骶尖）。

3. 腿部

臀横纹——膝中14寸，膝中——外踝高点16寸，外踝高点——足底3寸。

横取要平，两侧穴位一样高，不能一高一低。

竖取要直，膀胱经穴一直线，不能东倒西歪。

头、背、腿均要如此认真找穴。

（三）自然标志

1. 头部

举例：①睛明——目内眦角
　　　②攒竹——眉头陷中

③眉冲——眉冲直上旁神庭（入发5分）

④天柱——顶后大筋外。

2. 背部

举例：①大杼——第一椎下（陶道），两旁各开1.5寸

②膈俞——第七椎下（至阳），两旁各开1.5寸（平肩胛骨下缘）

③大肠俞——第十六椎下（腰阳关），平髂嵴。

④上、次、中、下四个髎穴在四骶骨孔内。

3. 腿部

①承扶——臀横纹中央。

②委中——腘横纹中央。

③秩边——第四骶骨棘突下旁开三寸。

④昆仑——外踝骨后四。

⑤申脉——外踝下凹陷。

③至阴——足小趾外爪甲约0.1寸

4. 眉、发际、完骨、脊中、椎缘、肩胛下缘、髂嵴、臀横纹、腘横纹、外踝、足小趾甲角等自然标志要找准，这是取准一些穴位的基础。

（四）数准椎数

1. 数椎——共21椎（中医记载针灸常用）

（1）一椎下——最高椎下面（第一椎）

（2）七椎下——平两肩胛骨下缘。

（3）十四椎下——腰二、平十二肋骨头。

（4）十六椎下——腰四、平髂嵴。

（5）第四骶椎棘突下——秩边平。

2. 脊椎考

（1）脊中——后正中线，督脉循行，第一线2寸，第二线3.5寸。

（2）椎缘——脊椎旁缘，至第一线1.5，至第M线3.0寸。这对取准膀胱经背部经穴很重要。

（五）坐卧分清

1. 坐取坐针——如坐取卧针，体位移动，肌肉收缩，骨节活动，穴位不准。

2. 卧取卧针——如卧取坐针，影响体表定位，或影响针刺想达到的部位。

3. 最好俯卧——坐有坐的优点，姿势正确，筋骨肌肉表现明显，易取准穴，但易晕针，刺伤肺等。痛时易动身体。俯卧，内脏向前位置身体有支撑，针刺过程中体位不易移动，不折针，不晕针。不易刺伤内脏，因此体会到：坐取坐针，卧取卧针，宁卧勿坐，安全第一。

五、针法最活

（一）针法概念

针灸学（高等医药院授教材）指出："刺法"亦称"针法"，是用金属（或其他）制成的针具通过一定的手法，刺入人体腧穴，通过俞穴作用于经络，脏腑以调和阴阳，扶正祛邪，疏通经络，行气活血而达到防病治病的目的。它（指毫针）的刺法应包括：针前准备（选择针具、选择体位），毫针刺法（进针法，针刺的角度和深度，行针与得气，基本手法，辅助手法，针刺补泻，留针，出针）经常情况处理及预防，这是从针灸学全过程来谈针刺的方法即刺法，也叫针法。

其他有三棱针、皮肤针、皮内针、电针、水针等，这是以治疗工具而区别的针法。

另有头针、面针、体针、耳针、舌针、手针、足针、腕踝针、眼针等又是以针刺部位为主的针法。

又有子午流注针法，灵龟八法，飞腾八法是强调以针刺时间为主的一种针法。

还有《伤寒论》针法，是以伤寒六经辨证为主的一种针刺方法。这是以一种不同指导思想进行针刺的方法。

现仅就第一种方法进行以下探讨

1. 针刺的原则

《灵枢·九针十二原》指出："凡用针者，虚则实之，满则泄之，宛陈则除之，邪盛则虚之"。（脏者、藏也，藏精气而不能泄，故满而不能实，虚则充实之。腑者，传化物而不藏，故实而不能满，满则流泄之）。

《灵枢·经脉》"盛则泻之，虚则补之，热则疾之，寒则留之，陷下则灸之，不盛不虚以经取之。"

以上指出针灸治病"凡邪是盛满时，当用泻法，以泄其实邪；正气不足，身体虚弱时，应用补法，以补其不足，使正气充实。若系热邪，应用急刺法或刺出血，以疏泻其热；若寒邪过盛，脏腑经络之气凝滞时，当用留针法，以使阳气来复而祛散寒邪，或用灸法以助阳散寒。若气血瘀滞，闭阻经络时，用出血法，以祛除其瘀；若阳气不足，脉下陷时，则宜用灸法，以升举陷。若非他经所犯，而只本经有病者，则取本经腧穴，以调其气血"，因此在临床应用针灸治疗时，必须依据中医基本理论，运用四诊及其他方法明确八纲，便能决定针或灸的治疗原则，补或泻。这种不同的辨证，正反映出针法的灵活性，膀胱经经络最长，穴位最多，联系最广，病情不一，因此使用膀胱经经穴进行针刺治疗时，针法也最灵活。

2. 针刺方法

（1）体位

头部穴——攒竹、睛明等，仰卧，仰靠坐位。

项背穴——天柱、通天等，俯伏坐位，伏卧位。

背部穴——背部五俞穴等，伏卧位，俯伏坐位。

下肢穴——委中，昆仑等，伏卧位，侧卧位。

因经穴分布不同部位，取穴针刺有不同的许多体位（针法之一）

（2）进针

指切进针法——昆仑、天柱（短针）

夹持进针法——秩边、承扶、殷门（长针）

舒张进针法——肾俞、委中（皮肤松弛部）

提捏进针法——攒竹皮薄处（针法之一）。

（3）角度

直刺90°——腰部腧穴，秩边委中。

斜刺45°——肺俞、心俞、膈俞等。

平刺15°——攒竹、通天、五处等。

膀胱经上的穴位针刺角度，包括了所有的三种角度（针法之一）。

（4）深度

眉冲、通天、络却、玉枕——0.3～0.5寸（平刺）

大杼、风门、肺俞、心俞——0.5～0.8寸（斜刺）

三焦俞、肾俞、气海俞——0.5～1.0寸（直刺）

大肠俞、小肠俞、膀胱俞——0.8～1.2寸（直刺）

上、次、中、下四髎、委中——1.0～1.5寸（直刺）

殷门、承扶、承山——1.0～2.0寸（直刺）

秩边——1.5～2.0寸（直刺）

从深度看0.3～2.0寸，临床胖人到3.0寸，中包括多种针刺深度。（针法之一）

（5）重度：刺激轻重不同（针法之一）

怕针者轻刺（过敏处轻刺）头面轻。

勇敢者重刺（麻木处重刺）下肢重。

（6）手法：可用各种补泻手法：一般七种：捻转，提插，疾徐，迎随，呼吸，开合，平补平泻（针法之一）。

从上看出膀胱经仅毫针的刺法就变化多端非常灵活，那么什么是正确针法呢？我认为有两点：①依照书本上记载方法针刺；②依临床经验有效方法针刺，实践疗效好（正确方法）。

（二）相氏八法

这是针刺的基本手法，尤其膀胱经应用亦然，现介绍如下（摘《针灸学讲议》）。

1. 揣——揣而寻之。凡点穴以手揣摸其处，在阳部筋骨之侧，陷下为真，在阴部郄腘之间动脉相应，其肉薄厚，或屈或伸，或平或直，以法取之，按而正之，以大指爪切掐其穴，于中庶得，进退方有准也。

《难经》曰“刺荣勿伤卫，刺卫勿伤荣”。

又曰："刺荣毋伤卫者，乃掐按其穴，令气散，以针而刺不伤其卫气也"。"刺卫毋伤荣者，乃撮起其穴，以针卧而刺之，是不伤其荣也。"此乃阴阳补泻之大法。

2. 爪——爪而下之。此是《针赋》曰：左手重而多按，欲令气血得以宣散，是不伤荣卫也。右手轻而徐入，欲不痛之，此乃下针之秘法也。

3. 搓——搓而转者，如搓线之貌，勿转太紧，转者左补右泻，以大次指相合，大指往上，进为之左，大指往下，退为之右，此则迎随之法也。故经云："迎夺右而泻凉，随济左而补暖。此则左右补泻之大法。"

4. 弹——弹而努之，此则先弹针头，待气至，却进一豆许，先浅而后深，自外推内，补针之法也。

5. 摇——摇而伸之，此乃先摇动针头，待气至却退一豆许，乃先深而后浅，自内引外，泻针之法也。

6. 扪——扪而闭之。经曰："凡补必扪而出之，故补欲出针之时，就扪闭其穴，不令气出，使血气不泄，乃为真补。"

7. 循——循而通之，经曰："凡泻针，必欲手指于穴上四旁循之，使令气血宣散，方可下针，故出针时，不闭其穴，乃为真泻。"

8. 捻——捻者，治上大拇指向外捻，治下大拇指向内捻。外捻者，令气向上而治病，内捻者令气向下而治病，如出针内捻者令气行至病所，外捻者令邪气至针下而出也。

以上八法是我老师讲给我，我也常用，我感到灵活应用八法，能提高治疗效果，如针风池针感向上，后再针感向下，针后病人舒服即此意也。

（三）作者常用补泻法

疾病是在病因影响下，引起人体产生太过或不及，造成人体阴阳失去平衡的表现。因此用补泻的方法消除太过与不及方能使阴阳平衡，人体功能恢复正常。

补法——可鼓舞病人正气，使低下的功能恢复旺盛。

泻法——疏散体内病邪，使亢进的功能恢复正常。

《灵枢》记载："虚实之要，九针最妙，补泻之时，以针为之。"

《千金方》记述："凡用针之法，以补泻为先"。

可以看出针刺一定要行补泻之方，作者遇到虚实明显时大补大泻，若不明显时小补小泻。

1. 大补大泻的补泻

（1）把迎随，呼吸，提（退）插（进）、开合结合起来运用（多在四肢）。行针得气后：

补法——随经刺，呼气插针（进针）吸气提针（退针），出针急按其孔。

泻法——迎经刺，呼气提针（退针），吸气插针（进针）出针摇大针孔。

（2）虚则补其母，实则泻其子（子午流注纳子法）。

2. 小补小泻的补泻

（1）补法——得气后插入豆许为补。

泻法——得气后提起豆许为泻。

（2）在本经的原穴或本穴进行或补或泻（提插）

（四）针刺方向，气至病所

针刺膀胱经腧穴，要注意其传导情况，掌握这一传导情况，以求行针时能使气至病所，应用自如，根据经验：

（1）头顶部穴位：病在前针尖向前刺，病在后针尖向后刺。

（2）攒竹穴：口眼㖞斜：平刺；腰痛：直刺；目疾：向下斜刺。

（3）背部穴：向脊椎方向斜刺，针感常向下，沿膀胱经传或向两侧胸胁传串行，治两胸胁病向两侧传，治腰痛向下传。

（4）臀部穴：向下传至足。

（5）秩边：治腿痿痹症，针感向下传至足。治阳痿、痛经：针感传到小腹或阴茎。

（6）足部穴：多在局部，传导较差。

（7）根据这些传导方向，为达到气至病所，还须要配合一些其他基本手法如循按叩拍以摧气这样能提高治疗效果。

（五）得气，传导—针之要

针之要，气至而有效，效之信，若风之吹云，明乎若见苍天。

《标幽赋》轻滑慢而未来（未得气），沉紧濇而已至（已得气）。又有"气至也如鱼吞钩饵之浮沉，气未至如闭处幽堂之深邃"。

《金针赋》："气速效速，气迟效迟。"

以上是对气至与不至的描写，或对疾病预后的判断。

气至，有效的信息——若风之吹云，这说明第二有传导的感觉，第二要悠然自得，云慢慢的被风吹散，自有飘飘然，犹如腾云驾雾赛过活神仙之意。似乎若见苍天，就是雨过天晴，秋高气爽，轻松愉快的感觉。如见青天，充满信心，充满活力的情绪。如果针刺得到以上的针感，传导，这是医患感到的心情，这样效果就好，反之则差。

背部薄似饼，腹部深似井，是说背腰要浅刺，腹部可深一点，多深多浅，除书籍一般记载多，还要注意以病人之胖瘦，病之轻重，春夏秋冬结合而刺。我的老师告诫背部就是五分，不会出问题，这是经验之谈，共同戒之。

六、经验最多

（一）攒竹——急性腰背痛

1. 作用：散寒通络，行气止痛。

2. 主治：风寒引起腰腿疼痛（痹症、坐骨神经痛）。

3. 方法：直刺流泪效果好。

4. 参考

（1）联邦德国治一腰腿痛20多天，一次治疗，患者高兴地说：五十马克买了一条腿（针一次50马克）。

（2）北京20岁女患者，因受寒腰腿痛不能行走，同事抬来，因怕针而哭流泪，不针痛轻自己起床走了。

（3）英国一搬运公司医务室医生学归后除治风寒腰腿痛外，又治扭拗屡用屡效，来信说别人说他从中国学回不是针灸而是魔术。

（二）通天——穴鼻塞通

1. 作用：宣肺通窍。

2. 主治：外感鼻塞不通。

3. 方法：平刺针尖向前。

4. 参考

（1）治鼻塞不通流涕，前额痛。

（2）治慢性鼻窦炎配上星、迎香、合谷。

（3）治一男孩 20 岁因报考飞行员，体检全部合格，唯鼻中隔稍肥大，常有鼻塞不畅，未能录取，经治疗半年，以通天为主，作了四个疗程（每疗程 12 次，隔天一次休 7 天），鼻通畅无阻塞感，第二年去报名通过体检考取。（迎香、上星、合谷、足三里、肺俞、风池等穴）。

（三）天柱、神门、足三里——和胃安神治失眠。

1. 作用：和胃安神。

2. 主治：胃气不和、经常失眠。

3. 方法：小补小泻。

4. 参考

（1）天柱治气乱于头，即头乱不能安静。

（2）神门用小泻以清心安神。

（3）足三里小补以调和胃气。

（4）用此调降胃气，以清心安神，用治胃不和之卧不安，有胃纳差消化不好，伴有失眠者用此。如胃不和之神经衰弱之失眠常用。

（四）肺俞刺络拔火罐，风寒初起咳即痊。

1. 作用：宣肺止咳。

2. 主治：风寒咳嗽初起。

3. 方法：先在肺俞毫针点刺五、六下，急用火罐拔 5～10 分钟。

4. 参考

（1）一般风寒咳嗽初起一两天内，一次即好。

（2）此为刺络拔罐，拔后肺俞稍有出血效果好。

（五）五脏俞加膈俞，气血虚可以调整。

1. 作用：调整五脏，益气养血。

2. 主治：五脏气血阴阳俱虚，如虚损，月经不调，脏躁病。

3. 方法：直刺胖人不过一寸，瘦人 5 ~ 6 分深，但要求得气。

4. 参考：本方从阳引阴，调整全身气血阴阳，使心气来复则病症自愈，但其具体应用时，又要针对气血阴阳孰轻孰重，以及五脏孰虚为主，而施相应手法和刺激量。

（1）若气虚为主证，则刺肺俞为主。

（2）若血虚为主证，则刺心俞，膈俞为主。

（3）若气血两虚为主证，则以肺俞、脾俞、膈俞为主。

（4）若以阴虚或阳虚为主，则刺心俞，肾俞为主。

（5）若以运化失职为主，则以肝俞，脾俞为主。

（6）月经量少，前后不定期，气血虚弱者，以肝俞，脾俞，肾俞，膈俞为主。

（7）久病体虚之脏躁病，则以心俞、肝俞、肾俞、膈俞为主。

为主的穴位在针刺时采用相应的补泻手法，和轻重不同的刺激量，重点穴先刺，施术时间要长（半分钟）刺激量要足，其他配穴相应时间短，刺激量轻。

（六）六腑俞加气海，有积滞可输通。

1. 作用：疏通六腑、健脾祛湿。

2. 主治：胃肠不通；脾虚湿重，腰背酸痛者。

3. 方法：直刺 1.0 ~ 1.5 寸。

4. 参考：六腑以"泻而不藏"为主，因此如有不通畅，则显病症，而致二便失调，纳运不佳，胸闷，腹胀，如脾虚温盛此方主治。

（七）肝俞、脾俞、肾俞、三阴交，胃痛、腹胀、胁痛、浮肿好。

1. 作用：调肝、健脾、补肾。

2. 主治：肝肾不足、脾虚湿重之肠胃病，下肢浮肿。

3. 方法：直刺 1.0～1.5 寸。

4. 参考

（1）脾虚腹胀，两胁腰背疼痛，下肢浮肿。

（2）胃肠病，消化不良。

（3）肝脾不和之胃脘。

（八）肾俞委中大肠俞，一般腰痛经常用。

1. 作用：益肾、强腰、止痛。

2. 主治：肾虚腰痛，一般慢性腰痛。

3. 方法：直刺 1.0～卫.5 寸。

4. 参考

（1）一般肾虚，腰肌劳损之腰痛可用。

（2）突然受风寒疼痛加重者配大椎、后溪、攒竹。

（九）秩边、委中、承山、昆仑，专治痹证坐骨神经痛。

1. 作用：宣痹止痛。

2. 主治：痹证（痛痹）坐骨神经痛。

3. 方法：直刺 1.0～2.0 寸。

4. 参考

（1）秩边针后跺脚，治腰腿痛好。

（2）委中仰卧直腿抬起速刺治坐骨神经病。

（3）承山针可祛湿又可通络，增进饮食。

（4）连接配穴为通关接气。（接力赛）

（十）秩边直刺，阳痿痛经。

1. 作用：活血止痛，湿肾补阳。

2. 主治：痛经、阳痿。

3. 方法：直刺 2—3 寸。

4. 参考

（1）行经腹痛难忍，直刺秩边顿停。

（2）阳痿举而不坚，针感直达阴茎。

（3）俯卧两足跟向外，针时针感腹阴茎。

（十一）至阴、艾灸矫正胎位：

1. 作用：温补肾气，矫正胎位。

2. 主治：胎位不正。

3. 方法：灸至阴穴。

4. 参考

（1）灸后矫正胎位，灸至阴温通膀胱经气，肾与膀胱相表里，肾气灸可补益，肾气足，胎可矫正也。

（2）灸至阴有腰部发热者，此肾阳得助，故灸此可治肾虚腰病。

（十二）秩边灸之，热至足心

1. 作用：温肾经气，散寒止痛。

2. 主治：肾虚痹症，腰腿疼痛。

3. 方法：艾条灸秩边、热感至足根。

4. 参考：先灸健侧找出相应点（热可下行之点在秩边附近）再灸患侧热可下行，不下行者效差，外感腰腿受寒初病，灸12次即愈。

（十三）八髎，局部痛及妇女经带病。

1. 作用：温通经络，清利湿热。

2. 主治：腰骶痠痛，妇女经带。

3. 方法：腰骶痠痛，直刺1.0～1.5寸加灸妇女经带，单刺不灸。

4. 参考

（1）次髎对白带过多效果较好。

（2）针刺平刺近入骶后孔内效好。

（十四）肝俞、期门、支沟、阳陵泉、风池。

1. 作用：活血化瘀，行气止痛，调少阳。

2. 主治：带状疱疹后遗症胁痛，肋间神经痛、肝气病、少阳胁痛。

3. 方法：小补小泻。

4. 参考

（1）支沟、阳陵泉——通少阳经络止痛。

（2）肝俞、期门——俞募配合行气活血止痛。

（3）风池——祛风、活血、止痛。

（4）龙眼穴——配合治带状疱疹。

（十五）承山、委中、祛湿消肿

1. 作用：祛湿消肿清热止痛。

2. 主治：痔疮肿痛，腰背疼痛。

3. 方法：直刺泻法。

4. 参考：可配合电针。

针刺治疗的五个重要步骤

为了正确运用针刺治疗，提高临床疗效，现将针刺治疗过程的五个重要步骤分述如下。

一、辨证

辨证论治是中医独特的思想体系之一，针灸治疗也不例外，必须坚持辨证。在针刺治疗方面，通过辨证，找出病因，确定病位，分析病机，定出病名。

找出病因：通过四诊，尤其是问诊，千方百计找出病人当时发病的原因，或外感六淫，或内伤七情，或两者以外的其他原因。

确定病位：经过分析病症，以确定病在脏腑，还是经络，还是在皮、肉、脉、筋、骨。

　　分析病机：通过分析、综合，归纳出脏腑或经络之间的内在联系以及寒、热、虚、实等。

　　定出病名：中医病名，如痹证、痿证、中风、中暑、眩晕、消渴等，定出病名，有利于我们用中医理论认识与鉴别疾病，采取有效治法。

　　举例：患者两天前洗澡受凉，继则恶寒发热已两天，头痛头晕，鼻塞流清涕，周身疼痛，二便食睡一般，咳嗽较重，脉浮紧，舌淡苔白。

　　病因：外感风寒。

　　病位：病在肌表，与肺气失却宣降、膀胱经气失畅有关。

　　病机：风寒外束、营卫失调。

　　病名：感冒（太阳伤寒）。

二、立法

　　在辨证的基础，确立治疗法则，要遵循急则治其标，缓则治其本的原则，抓住主要病情，不被枝节情况纠缠。治疗大法一补一泻，补什么泻什么要目标明确，胸中有数。

　　补法：从全身气血考虑如补气、补血、气血双补。从具体脏腑考虑如补肺、补脾、补肾、脾肾双补等。举例：脾虚泻者，温补脾阳：鸡鸣泻者，双补脾肾。

　　泻法：祛除外来病邪的，如祛风、散寒；清除内在病邪的，如清热、利湿等。举例：痛痹者，散寒通络止痛。行痹者，散风通络止痛。肺热咳嗽者，清肺（热）止咳。下肢浮肿者，利湿消肿。

三、处方

　　处方是在确立治疗法则的前提下，选择最恰当穴位配伍成方。选穴处方时要考虑病人正邪斗争的情况及穴位的主治特性和配合的相互关系。

病人正邪情况：首先要注意正气，是正气尚充实，还是正气已衰惫，其次要看邪气正盛，还是邪气渐退。

穴位主治特性：要掌握穴位的特殊治疗作用和特殊主治部位，如郄穴止痛，多治急性病；络穴主治表里经同病；足三里主治肚腹；内关主治胸胁；阳陵泉主治筋病；膻中主治在气等，只有熟知穴位特性才能知穴善用。

举例：肾虚受寒腰痛，选用肾俞、大肠俞、飞扬、太溪、后溪等。肾俞、太溪补肾；大肠俞局部取穴加强肾俞以疏通太阳膀胱；因属膀胱经病兼有肾虚，故选膀胱络穴飞扬；后溪通督脉可散外寒。用泻法时，则须观察病人的具体情况。正邪俱盛可以重泻；正虚邪盛，泻时要顾及正气；正衰邪退可扶正，正盛邪即退。

四、取穴

取准穴位是针灸由分析、综合、归纳病情，并立法、处方、进入针刺操作的前提。穴位选准，疗效易奏。要选准穴位，首先要熟悉经络分布。古人告诫，不明脏腑经络，开口动手便错，即指此义而言。

找经：要注意经络循行分布。找四肢经络，要注意前、中、后的关系。如找心包经，要注意到前面的肺经和后面的心经分别与心包经位置上的关系，所以《标幽赋》记载："取三经用一经而可正。"

取穴：取一穴要照顾到其上下左右四旁的穴位。如取中脘，要照顾到上面的上脘，下面的建里，两旁的梁门，这就是《标幽赋》所载的"取五穴用一穴而必端"。

宁失其穴，勿失其经，离穴不离经：这是临床治疗的一种应变措施。如要针内关穴，又巧逢内关穴部位有损伤或瘢痕，这样可以在向上或向下的心包经上针刺，但不要靠前或靠后偏离心包经。这是强调在特殊情况下，不离开经络的特殊办法。

为取准穴位，《标幽赋》记载：在阳部筋骨之侧，陷下为真；阴部郄腘之间，动脉相应。明堂取穴法指出：头面腹背手足，横用横尺寸，直用直尺寸，横法不可以准直，直法不可以准横。又说：诸穴有眉、发、筋、骨、约纹、陷下、肉际者，即取之，不必度也。这些对我们取准穴位都是有益的教导。

五、操作

针刺手法的熟练与否，与治疗效果直接有关，刺的得当，病人舒适，愈病也快，反之效果则差。因此对操作要好好练习，严格要求，不断体会针感与疾病的关系，才能不断提高针刺治疗效果。

反复练针：练针的目的，主要是锻炼指力，有一定的指力，才能保证进针顺利，减轻疼痛和提高疗效。练针常用纸垫，可多偏重练习捻转，棉团可偏于练提插。初练时先在纸垫、棉团上，次之则自身练针，再次则互相试针，最后给病人针。这样由自身体会针感，到互相体会针感，再针病人则能体会病人针感。即使针刺熟练的人，也要不断体会针感与每个病人愈病的关系，这才能不断丰富自己临床经验。

进针要求：进针方法很多，但我们体会到作好以下三点，效果较好。

（1）左右手配合：古人也很重视针刺时左右手配合，如《标幽赋》"左手重而多按，欲令气散，右手轻而徐入，不痛之因"的双手操作方法。《难经》也提出"信其针者信其左，不信其针者信其右"的告诫。现今把左手叫押手，认为它有固定穴位、减少疼痛、避开血管、体会针感的作用。右手叫刺手，用它进针出针、提插捻转、体会针感、施行补泻。如果只用右手不用左手，左手作用就失去了。所以有的临床家指出，在针刺操作过程中要左手不离穴，右手不离针。

（2）必须要"得气"：进针后医者提插捻转，调动机体经气，使患者感到酸、麻、沉、胀，感觉扩散、传导，医者感到针下沉紧或如鱼吞钓饵一样，这就是"得气"的表现。"得气"在针刺中是很重要的，《灵枢》记载："为刺之要，气至（得气）而有效，效之信。若风之吹云，明乎若见苍天"。《标幽赋》记载："轻滑慢而未来（未得气），沉紧涩而已至（已得气）"，又记载："气至也如鱼吞钓饵之浮沉，气未至如闭处幽堂之深邃"。《金针赋》记述："气速效速，气迟效迟"。以上说明了针刺"得气"的重要性，因此我们针刺时一定要求"得气"。

但临床也常有不得气的时候，分析原因有：①取穴不准。②角度、深度不当。③刺激不够。④久病正气过虚。对前三者要适当调整，继续耐心寻找。对第四种情况可用左手叩打或循按穴位附近的经络及穴位，摧气以求针感，若实在没有得气即可停止行针。

（3）要施行补泻：疾病是在病因作用下，引起人体产生太过或不及，造成人体阴阳失去平衡的表现。因此只有通过补泻消除太过和不及，方能合阴阳平衡，人体功能恢复正常。

补法：可鼓舞病人正气，使低下的功能恢复正常。

泻法：疏散体内病邪，使亢进的机能恢复正常。

补泻的重要性，如《灵枢》记载："虚实之要，九针最妙，补泻之时，以针为之"。《千金方》记述："凡用针之法，以补泻为先"。可以看出针刺一定要行补泻。笔者在临床中遇到虚实明显者大补大泻，若不明显时小补小泻。笔者常把迎随、呼吸、提（退）插（进）、开阖结合起来运用（如在四肢）。行针时，补法是随经刺，呼气插针（进针），吸气提针（退针）；泻法是迎经刺，呼气提针（退针），吸气插针（进针）。出针时，补法是急按其孔，泻法是摇大针孔。

出针是针刺过程的结束，不能马虎、否则给病人产生不良反应，甚至影响效果，因此也要注意。①双手配合，慢慢出针，且不可向拔草一样起针。②起针时必待针下沉紧消失方可起针，急需时也要先捻动使针下松弛方可退出。③出针后应施行补泻方法。④防止出血（要求放血者例外）。

攒竹穴为主治疗急性腰背痛

急性腰背痛是比较痛苦和影响劳动力出勤的常见病。针灸治疗的方法很多，但多宗四总穴"腰背委中求"之旨。循经远道取穴，或在腰背局部取穴。今将我们以针刺攒竹穴为主治疗急性腰背痛的体会，介绍如下。

一、具体方法

眉头陷中选取攒竹穴，按针刺常规消毒穴位皮肤。让患者活动腰背，达到出现最痛的受限制姿势时，用五分（或一寸）针直刺（或针尖向百会穴方向）入穴 1～2 分（至骨），有酸胀感觉后，反复提插（幅度很小，提时针尖不出皮肤），点刺 3～5 分钟，要求达到流出眼泪，再留针 20～30 分钟。留针期间，可让患者活动腰背，左右旋转活动。根据患者疼痛的情况，可每 10 分钟再反复提插点刺 1～2 分钟，加强针感。每日针一次，针六次为一疗程。有时针入痛止，即使这样，也要坚持针完六次，以求巩固。

二、典型病例

姚某某，男，40 岁，科技人员。

初诊病情：腰部疼痛七八天，因大寒洗衣服时间较长，初觉腰部发凉、发紧，继又因扛煤气罐而引起腰部疼痛，两腰眼部位尤明显。曾服药及磁疗五次，其效不显。现腰痛集中腰骶部，久坐起立时腰骶酸沉，腰向前挺疼痛明显，呼吸、咳嗽或翻身时自觉疼痛加重。二便一般，纳睡尚好，脉象沉小，舌淡苔白，腰背局部无红肿，骶部按之疼痛，腰背部怕冷，形体瘦弱，语声低怯，面有疼痛表情，不敢直腰行走。

辨证与立法：形体瘦弱、脉象沉小、语声低怯，为肾气不足之像。肾与膀胱相表里，肾虚膀胱气亦虚，洗衣汗出，表阳已虚，外出负重，又遇天寒。《内经》说："阳气者，烦劳则胀"，劳倦过力，汗出阳虚，表阳不固，膀胱经气又虚，寒邪乘虚侵犯太阳，阳气被遏，背部恶寒，寒凝气滞，腰骶疼痛。治以温散寒邪，通阳固表。穴用攒竹、后溪，秩边。

操作及效果：先用攒竹依前法针刺即觉腰骶痛轻，可以挺胸，咳嗽疼痛大减。督脉总督一身之阳，后背属阳，背部恶寒，故取八脉交会穴后溪通其阳，用呼吸补泻，泻两分钟而全身微汗出，腰骶痛顿减若失。后又针两秩边，通阳固表，留针20分钟，可直立挺腰行走。又嘱贴狗皮膏。隔日复诊，虽未贴膏药，腰骶已不痛，稍觉腰背不适。再针攒竹、大椎，病情痊愈。

三、体会

1. 攒竹穴治疗急性腰背痛讨论。古今医书文献，对攒竹穴多用于治疗头面目诸疾，而用于治疗腰背痛，尚无记载。过去曾听说有"点眼药治腰痛"之说，又《外科全生集》有"硼砂点眼法"治疗闪挫、促颈的记载。二者施术部位，均在目内眦（即睛明穴的部位）。为了避开睛明穴，防止产生眼出血、血肿或其他意外，我们根据经络学说的"经络所过，主治所及"的理论，认为背部为膀胱经所过，膀胱经的穴位应能治腰背疾患，故启用攒竹穴。关于攒竹穴：①是膀胱经的穴位，经气所发之处，符合"住痛移疼取相交相贯之经"和"病在下，上取之"的原则；②睛明穴能治腰痛，要求出眼泪，攒竹穴在膀胱经上离睛明穴最近处，针刺该穴能达到眼睛流泪，故有睛明穴治腰痛的作用。③《素问·骨空论》说："从风憎风刺眉头"，意思就是受了风寒，有怕风寒症状的可以刺眉头（即攒竹穴）。综上所述攒竹穴有祛散外来风寒，疏通太阳经气的作用，而达到通则不痛的目的。所以上面病例，以攒竹穴为主针刺治疗收到满意效果。多年临床体会此法方便易行，效果较好，有时常有针入痛止的情况。

2. 针刺取效的三个要点和治疗范围的体会。要取得较好效果，针刺攒竹时，要注意以下三点：①先让病人活动腰背，做出最痛时身体受限制的姿势，进行针刺；②在进针至骨有针感后，要继续提插点刺，不要拘于 3~5 分钟，而要使针感由轻渐重，直至泪出为度（也有针不出泪的，但针出泪效果较好）；③为巩固效果和防止转成时痛时止的慢性腰背痛，针刺后可在患处贴狗皮膏 5~7 天，如贴后有刺痒皮肤过敏的，可先用鲜生姜擦患处后，再贴膏药。本法适用于因风寒而致太阳膀胱经气失畅之急性腰背痛者；或扭伤、岔气、落枕，以致膀胱经气失畅，引起腰背及颈部酸痛紧胀而活动受限制者；或外伤筋骨和其他内脏疾患而致腰背痛者。

以上是我们通过理论学习与临床实践的一点心得体会，不一定拘于"腰背委中求"之说，进一步扩大了攒竹穴的使用范围，此法简便易行安全，提供同道参考。

痛证的针灸治疗

一、概述

本题目主要谈痛症，包括头痛、胸胁痛、腹痛、腰背痛、四肢部痛、面痛、牙痛、咽喉肿痛及一些剧痛证。对于这些痛证，在临床上都以消除疼痛为主要目的，例如泻痢的腹痛，伤寒的头痛和身痛，不以疼痛为主证，不在讨论范围。同时，主要谈常见证候和一般治法，并在前人理论指导下，结合临床体会纳入自己的经验，找出初步治疗规律，便于掌握应用。

1. 认识痛机。中医对于痛证的认识，有一个总的概念："不通则痛"。不通的意思是障碍，指气血受到某种因素的影响，产生郁滞、冲逆和瘀结等情况，因而形成脏腑、经络等局部疼痛。这种因素包括内因、外因和不内外因。一般疼痛性质，属于寒和热两类。因寒则收引拘急，因热则红肿，最易引起疼痛。在这两种之中，以寒痛比较多见。当影响气血的时候，又以气分为早见。为此诊治痛证，应首先辨别寒热、虚实、气血。得温痛轻为寒，反剧为热；喜按为虚，拒按为实；初病在气，久病在血。但是，寒邪郁久，可以转化为热；疼痛持续不止，能影响精神、饮食、睡眠而体力逐渐虚弱。因而，又有暴痛多寒，久痛多热；暴痛属实，久痛多虚等说法。这都是前人观察痛证的经验积累，可供临床诊治痛证参考。

2. 了解性质。诊断痛证，主要是分别疼痛的性质。一般分为疼痛、刺痛、结痛、切痛、掣痛、胀痛、隐痛、绵绵作痛和时痛时止等。疼痛多属寒冷，刺痛多属瘀血，结痛多属痰食，切痛多属实热，掣痛多属风寒，胀痛多属气滞、郁积，隐痛和绵绵作痛多属虚寒，时痛时止多属气分和虫积，又痛处为灼热感的多为热证和湿热，有寒凉感的多为寒痰凝聚。以上所述，包括了病因，时间、体质强弱。说明一般痛证虽多属于局部，在辨证时须从全面出发，因而对病人的胖与瘦、平素饮食起居，以及发病的昼轻夜重，或昼重夜轻等，均在考虑之内。因此必须结合兼证，如头痛的昏沉和眩晕，胃脘痛的呕吐、泄泻、便秘等。在严重情况下，还须注意面色苍白、手足清冷、心悸、汗出、气祛、音微、不能出声等情况。痛是一个自觉症状，只有结合四诊全面考虑，才能做出确诊。

3. 判断病位。痛证在病变过程中，常有一定的部位。这些部位，常与一定的脏腑和经络分布有关，这对于诊断与针灸治疗有密切的关系。《标幽赋》中指出："住痛移疼取相交相贯之经"，就是说针灸止痛时，要取与疼痛部位相交叉相贯通的经络上相应的穴位去治疗，这是治痛的一个原则。如前额疼痛取阳明经，后脑痛取膀胱经，下肢外侧痛取胆经，后面痛取膀胱经等，即是此理。又如胸背部要考虑心、肺，腹部要考虑肠胃，腰部要重视肾，两侧要注意肝胆，四肢要考虑脾胃。某些病痛处的压痛点等都与判断病位有直接的关系，这些都必须注意。

4. 确立治则。治疗方面，在"不通则痛"的原则指导下，一般认为通则不痛，故有"痛随利减"和"痛无补法"的说法。这里所说的"利"即通的意思，不是攻下。王好古、薛生白均明确指出，主要是根据邪气的性质、受邪的部位施治，如受寒者散之，因湿者化之，在气者调之，以及通经、活络等，都是为了通利。当然攻便秘、下瘀血，在痛证治疗上也可使用。总之，是广义的，而不是狭义的。至于痛证多实，以通利为主，故又提出了"痛无补法"。实际上，疼痛也有虚证，不能将补法除外，故程钟龄说："若属虚痛，必须补之；虚而且寒，则宜温补并行；若寒而不虚，则专以温剂主之"。张石顽也说："表虚而痛者，阳不足也，非温经不可，里虚而痛者，阴不足也，非养营不可。上虚而痛者，心肺（及脾）伤也，非补中不可；下虚而痛者，肝肾败也，非温补命门不可"。所以体会到，虚痛当用补，但痛证用补，仍有通的意思，而且常与疏风、散寒、化湿、祛痰结合。必须理解，不论用通，用补，有一个共同目的，仍是祛除发病因素，调和气血运行，恢复脏腑的机能，这就不能强调一面了。

关于用针治疗的时候，首先要区别针某一穴位（或处方）的特殊效能，如合谷穴作用面口，足三里作用肚腹，委中作用腰背，列缺作用于头项。此外，合谷，太冲配伍名为四关，具有调和气血、镇静安神的作用。其次，重视穴位的配伍关系，如合谷、太冲，或承浆、风府，也都是一气一血，或一阴一阳的配伍，对调理全身的气血阴阳起着主导作用。再者，使用针时要注意禁忌，如针刺十宣放血不宜连续使用，可针一次隔几日再用。诸如禁针禁灸穴位，孕妇禁针穴位，某穴的刺深刺浅，直刺斜刺，均要了如指掌。至于中医针灸有没有直接止痛的穴位，我认为是有的。但以急救为目的使用时，仍然要分析穴位所属的脏腑经络及其作用特点。如针刺足三里是和胃止痛，针刺大椎散寒止痛，刺风市散风止痛，针膈俞活血止痛，针阴陵泉祛湿止痛，这些都应注意，须进一步发挥，才能提高针灸止痛的效果。

5. 几条治痛原则

（1）知道不通则痛、通则不痛的道理。

（2）住痛移疼，取相交相贯之经。经络滞而求原、别、交、会之道，用此来治疗经络滞而引起的疼痛。

（3）诸痛痒疮，皆属于心。脏腑病而求门、海、俞、募之微，用此来治疗因脏腑病而致的疼痛。

（4）俞之所治，皆主体重节痛。此是用输穴（五输穴中的输穴）来治痛的方法。

（5）针之要，气至而有效，效之信，若风之吹云，明乎若见苍天。此为针刺要点，当然针刺止痛亦离不开这个，其义是要得气、传导、气至病所，针感达到疼痛部位，止痛效果好。

（6）掌握穴性、方义、对症、辨证。经验治疗，也是取得止痛效果的基本功底。

二、住痛十法

（一）疏风止痛法

风为阳邪，性主疏散。伤人肌表，荣卫失调，经络失畅，以致疼痛。治疗当疏散风邪、调和荣卫。

取穴：风池、风府、风市。

风池祛风解表，风府祛风安神，风市祛风通络。

以治外风为主，疼痛游走无定处为特点，有汗，脉缓。常用于头痛、腰痛、四肢痛。

（二）散寒止痛

寒为阴邪，性主收引。伤人皮毛，腠理收缩，经络失畅，以致疼痛。治疗当散寒通络，行气止痛。

取穴：大椎、后溪、昆仑。

大椎是手足三阳督脉之会，散寒疏通诸阳。后溪八脉交会穴，通督脉。昆仑穴属足太阳膀胱经，由上向下夹脊循背，寒邪侵犯人体，首犯太阳。三穴共用。宜散寒邪，行气止痛。

（三）祛湿止痛

湿邪黏腻，易停滞阻碍气机。湿在上头晕，沉重；湿在躯干，胸闷腹胀；湿流四肢则胀痛。治当祛湿消肿，行气止痛。

取穴：中脘、足三里、三阴交。

中脘健脾祛湿，足三里，升清降浊，三阴交祛湿。三穴共用，健脾祛湿，行气通络止痛。

（四）行气止痛

气滞则痛，古有形伤肿、气伤痛之说。此气滞指思则气结，肝气郁结由内伤情志而致之，故治当行气止痛。

取穴：肝俞、期门、阳陵泉。

肝俞，肝之背俞穴，期门，肝之募穴。此乃肝之俞募配穴，舒肝理气止痛。阳陵泉，胆经合穴，可舒肝利胆。上穴可治胸胁疼痛，胃气痛，及四肢走注疼痛。

（五）活血止痛

跌打损伤，气滞血瘀，瘀血阻络，发为疼痛，多为刺痛，亦有呆痛，痛有定处，昼轻夜重。治当活血化瘀，行气止痛。

取穴：尺泽、委中、膈俞。

上肢及上身瘀阻常用尺泽放血，下肢及下身瘀阻常用委中放血，膈俞为血会。三穴共奏活血化瘀之功，何部瘀血再配相应局部穴位。

（六）温中止痛

寒为阴邪，或为直中，或寒自内生，则脘腹疼痛。治疗则须温中散寒，行气止痛。如胃脘痛、腹痛、痛经，若因寒而痛者，可用此法。

取穴：中脘、气海、脾俞。

灸中脘、气海温中下焦，温散寒邪、行气止痛；脾俞，脾之背俞穴，针灸并用，可温运脾阳，以散寒行气止痛。

（七）消导止痛

食滞中焦，或停于肠胃，常致便秘、腹胀、脘腹疼痛、嗳腐吞酸，故须消导食积，通导肠滞。腑气通畅，胀痛可止。

取穴：中脘、天枢、足三里。

中脘调胃，天枢通肠，足三里能升能降，通达胃府以下行。增强肠胃蠕动，饮食停滞即可下行，脘腹疼痛可以消除。

（八）养血止痛

外伤手术出血，或产后失血过多，常致筋脉失养而疼痛，有时疼痛游走不固定。常言血虚生风即此，治以养血荣筋止痛。

取穴：肝俞、脾俞、阳陵泉。

肝藏血，脾统血。肝俞，肝之背俞穴，可调肝血以养筋。脾为气血生化之源，脾俞调脾而增饮食生气血。阳陵泉为筋会，可舒筋利节以止痛。何部疼痛，再配局部取穴。

（九）清热止痛

经云：诸痛痒疮，皆属于于心。火热邪盛，肌肤肿胀；血行不畅，则易疼痛，诸如炎症之红、肿、疼痛、热痹、咽痛、牙痛。

取穴：十宣、大陵、丰隆。

十宣放血，可泄脏腑之热。大陵，心包之原穴，针之可清心火，安神志。丰隆清泄六腑，阳明为五脏六腑之海，多气多血。热去肿消，经络通畅，疼痛自止。

（十）补肾止痛

肾主骨，肝主筋。肝肾亏损，则筋骨疼痛。外受寒邪，则疼痛加重。治此当直补肝肾，强筋骨，肾气充实则可止痛。

取穴：肝俞、肾俞、太溪。

肝藏血，肾藏精。精血亏损，筋骨失养常致腰膝疼痛。头晕、耳鸣、心悸、失眠、脉沉者又兼疼痛，常以补肝肾为法取效。

三、十部止痛

（一）头部

1. 前额痛：风池、头维、合谷，内庭。风池、头维，宣散阳明风热。合谷、内庭，宣泄阳明邪热。

2. 后脑痛：印堂、风池、昆仑、攒竹。印堂、风池，祛风镇静。攒竹、昆仑，宣散外邪，疏通太阳膀胱。

3. 偏头痛：太阳、外关、阳陵、丘墟。太阳放血则散热清头目，外关宣上焦热邪。阳陵泉为胆经合穴，丘墟为胆经原穴，可宣泄胆经风热。

4. 头顶痛：百会、涌泉、行间、曲泉。百会泄热，涌泉导热下行。行间肝之荥火穴，曲泉肝之合水穴，滋水清热，养肝血，清肝热。

5. 全头痛：风池、头维、攒竹、合谷、太冲。合谷、太冲为四关穴，调整气血阴阳。风池、头维、百会，攒竹四穴，祛风热清头目。

6. 偏头痛：太阳一穴三针，一直刺，一向颧髎，一向率谷；

若痛甚再加双大陵。

（二）胸部

1. 心胸痛：心俞、厥阴俞、内关、中脘。心阳闭阻，常致心胸痛，在胸心前区痛多绞痛，使人心慌，常突然发作。穴用心俞、厥阴俞，通阳行气，内关活血行瘀止痛，中脘遏制阴寒攻心。

2. 肺胸痛：肺俞、中府、膻中、内关。肺胸痛多属气郁，多闷痛不舒，痛连胸胁，常伴咳嗽、气喘。肺俞、中府是肺的俞募配穴，调理肺气。膻中气会穴，可降气行气。痛及胸胁，加内关行气活血。若木火刑金者，加太冲、期门。

3. 心律不整（结、代脉）：内关。

4. 心动过缓（迟脉）：素髎。

5. 心动过速（数脉）：间使。

6. 胸闷痛：膻中，少泽。

7. 两乳刺痛（或胀痛）：天宗、太渊。

（三）胁部

1. 肝胁痛：肝俞、期门。此疏肝解郁，行气止痛。凡见两胁或一侧疼痛的、烦躁易急、脉弦者，即可以此为主。

2. 胆胁痛：膈俞、胆俞、支沟、阳陵泉。两胁痛或一侧痛，兼口苦、咽干、目眩用上穴。针阳陵泉、支沟，针感具达胁下效果好。此行气活血，疏通经络。

3. 胁痛甚：丘墟、太冲，肝胆同治，强刺泻法。痛甚不止再加支沟透间使。

（四）腹部

1. 脾、胃、大肠、小肠等偏消化系统腹痛者：中脘、天枢、气海、内关、足三里。多系因寒邪内积，饮食停滞，热入肠腑，气滞血瘀等。对肠痈、虫症痛及妇科经带下不在此例。

2. 肾、膀胱、生育、小溲等生殖泌尿系统腹痛：列缺、气海、中极、三阴交、血海，阴陵泉。此指小便不畅，湿邪肿痛，或因寒邪行经腹痛。

3. 胃脘痛：上脘、中脘、下脘、天枢、气海、内关，足三里。

4. 行经腹痛：秩边。

（五）背部

1. 心、肺背部：7 椎以上：心俞、肺俞。

2. 肝、胆背部：7 椎至 14 椎之间，肝俞、胆俞、三焦俞。

3. 两肩胛间疼痛：大椎。

4. 肩背痛：后溪，中渚。

（六）腰部

1. 肾俞、大肠俞、命门、腰阳关，为治腰痛常用局部取穴，再配委中。

2. 急性腰痛：攒竹穴。

3. 腰痛不能咳嗽：阳陵泉。

（七）四肢部

1. 上肢痛：肩髃、曲池、合谷、外关，后溪。效不好可再配太渊，大陵。

2. 下肢痛：环跳、风市、阳陵泉、条口、昆仑。效不好再配太冲、太溪。

3. 肩痛针健侧外关。

（八）面部

1. 额部痛（第一支）：攒竹，阳白，鱼腰。

2. 上颌痛（第二支）：四白，巨髎，上关。

3. 下颌痛（第三支）：夹承浆、颊车、下关。

（九）牙痛：承浆、风府：先针承浆，后针风府，再加头维。

1. 上牙痛：下关、内庭。

2. 下牙痛：颊车，合谷。

（十）咽喉肿痛

1. 急性：少商、商阳，点刺出血加合谷。

2. 慢性：列缺，照海，天突。

3. 喉痛：鱼际。

【附】十二郄穴止痛应用

　　十二郄穴的主治特点，是对本经循行部位与所属内脏的急性疼痛症效果较好。"郄"有间隙之意，是各经经气所深集的部位，郄穴大多分布在四肢肘膝以下。因此为提高郄穴止痛效果，使用时注意以下三点：

　　1. 取穴：取郄穴是要尽量找肉与肉、筋与筋、骨与骨及相互之间，即符合"郄"的意思。

　　2. 针刺：要针刺得深一些，可刺至筋至骨。因郄穴是本经经气深集的部位。

　　3. 治疗：以急证、痛证为主。因此审清何经何脏腑痛证，即选何经郄穴。如心痛取郄门，胃疼取梁丘等。

六十例腰痛总结

　　腰痛是针灸临床中一个常见病、多发病，约占 20% 左右，治疗方法很多。今就用针灸辨证治疗 60 例体会总结如下：

一、临床资料

　　男性 30 例，女性 30 例；年龄 30 岁以下 18 例，30～50 岁 23 例，51 岁以上 19 例；年龄最小的 19 岁，最大的 74 岁；病程一个月内 29 例，一月以上～半年 17 例，半年～一年 5 例，一年以上 9 例；其中病程最短的一天，最长三十年；中医辨证风寒型 22 例，血瘀气滞型 20 例，肾虚型 18 例。西医病名：腰部肌肉风湿 5 例，腰肌劳损 26 例，腰椎骨质增生 5 例，腰椎间盘脱出 3 例，腰部扭伤 17 例，其他 7 例。

二、针灸辨证治疗

（一）风寒型

主证：感受风寒后，腰部疼痛，肌肉拘急，不能仰俯，或痛连臀部，痛处常感发凉，天阴下雨加重，休息不能减轻，脉沉弦，或沉紧，舌质淡，舌苔白。

治则：散风寒，通经络。

取穴：肾俞、大肠俞、大椎、风池、后溪，昆仑。痛甚处可拔火罐。

（二）血瘀气滞型

主证：有跌打损伤病史，或因强抬强举，姿势不正，突然腰部作痛，痛如锥刺，疼痛不移，仰俯、转侧、咳嗽、深呼吸疼痛加重，一般日轻夜重，脉弦紧，舌淡苔白。

治则：活血化瘀，行气止痛。

取穴：肾俞、大肠俞、命门、腰阳关，膈俞、委中。疼痛重时可委中出血。

（三）肾虚型

主证：痛起缓慢，痛势不急，无明显外因，常腰酸疼轻无力，精神不振，劳累加重，休息稍轻，晨起较重，活动稍松，但腰部不能过力。尿清，便溏，腰脊冷痛，手足清冷，脉沉无力，舌淡苔白，为肾阳虚；尿黄，便秘，耳鸣耳聋，遗精白带，脉象细数，舌红少苔，为肾阴虚。

治则：补肾阳，或补肾阴。

取穴：肾俞、大肠俞、太溪、命门、三阴交、飞扬。肾阴虚用上穴，肾阳虚则腰部穴加灸。

一般病情急，每日针 1 次，一次留针 20 分钟，针 6 次观察效果。病情稍缓者，隔日针 1 次，1 次留针 30 分钟，12 次为 1 疗程，治两疗程观察效果，两疗程间休息 7～10 天。虚证用补法，实证用泻法。

三、疗效标准

（一）痊愈

1. 完全不痛。2. 功能正常。3. 恢复工作。

（二）显效

1. 疼痛明显减轻。2. 活动腰部稍痛。3. 可以勉强工作。

（三）好转

1. 疼痛有所减轻。2. 活动腰部明显疼痛。3. 不能参加工作。

（四）无效

1. 疼痛无变化。2. 针时疼轻，不针又痛。3. 针后痛轻，而一周内又复发。

四、疗效观察

（一）总疗效统计

病例　　分类	痊愈	显效	好转	无效	合计	总有效率
例　数	14	18	20	8	60	
占%比	23.4%	30.0%	33.3%	13.3%	100.0%	86.7%

总有效率为 86.7%，其中显效以上者占 53.4%。

（二）病程与疗效

病程　　　疗效	例数	有　效		无　效	
		例数	占%	例数	占%
1 月以内	29	26	89.7	3	10.3
1 月 * ~半年	17	15	88.2	2	11.8
半年 * ~1 年	5	4	80.0	1	20.0
1 年以上	9	8	88.9	1	11.1

由上看出，病程的长短在疗效上无明显差别。

（三）年龄与疗效

年龄　　　疗效	例数	有　效		无　效	
		例数	占%	例数	占%
30 岁以下	18	16	89.0	2	11.0
31 ~50 岁	23	22	95.7	1	4.3
51 岁以上	19	14	73.7	5	26.3

统计学处理，$P<0.05$，以 50 岁以下者效果较好。

（四）分型与疗效

分型　　　疗效	例数	有　效		无　效	
		例数	占%	例数	占%
风 寒 型	22	20	90.0	2	10.0
血瘀气滞型	20	18	90.0	2	10.0
肾 虚 型	18	14	78.0	4	22.0

统计学处理 $P<0.05$，从表四看出风寒型，血瘀气滞型之效较好。

五、病案举例

刘某某，女，50 岁，退休工人，菜市口××胡同 130 号。初诊日期：1983 年 10 月 24 日。

病情：腰痛一月。初因搬煤，突然腰痛。曾注射 B_{12} 十二针，服各种药，并休息，疼痛不好转。现右侧腰痛，牵及右臀，行走困难，须人扶持行走，咳嗽、弯腰、坐久起立、夜间翻身时疼痛均加重，纳睡欠佳，二便一般，局部无红肿，脉弦，舌淡苔白。

辨证：过力扭伤，血瘀气滞。

治则：活血化瘀，行气止痛。

取穴：大椎、攒竹、肾俞，秩边。

穴解：肾俞局部取穴，助肾强腰，疏通太阳。攒竹、秩边，疏通太阳，调气活血。大椎通诸阳经，气行则血行。留针 15 分钟，用泻法。

效果：针完当即弯腰不痛，走路不用人扶，咳嗽不痛，第二天右下肢外侧稍痛，针环跳、风市、阳陵泉、悬钟，全针右侧穴，第三天就诊完全不痛，腰部可向任意方向活动，咳嗽、翻身俱不痛，能操作家务，并去动物园游玩。共针四次痊愈。

六、体会

1. 中医认为，腰为肾之府，肾与膀胱相表里；在外为太阳，在内属少阴；腰又为冲、任、督、带之会，腰痛多责之于肾。临床中肾虚多为腰痛之内因，风寒、外伤扭挫多为外来因素。

2. 取穴治疗多以膀胱经为主，肾俞、大肠俞多用，委中、秩边多配合。肾虚时再加太溪、飞扬；风寒可加大椎，风池、后溪；扭伤重时可委中出血。

3. 对风寒型、血瘀气滞型腰痛难忍者，攒竹有较好止痛效果。从六十例分析看出，50 岁以下的，风寒型或血瘀气滞型腰痛，针刺效果较好。

五脏实火针刺治疗

一、火的概述

自然界的火，原是自然界可燃物质温度过高而燃烧时的现象，一般称之为火。由于人们长期观察大自然的结果，把火与风、寒、暑、湿、燥列在一起称为六气。这六气的正常变化使一年气候正常，春温、夏热、秋凉、冬寒，这样自然界正常生长，人体不易生病。例如六气太过，则使生物不能正常生长，人体也易致病。正常的火与太过的火，也是这样影响着自然界的生物与人体。人们长期观察认识到，火具有炎上的作用。进一步，把具有热而向上、明亮色红、燃烧化物现象的均归属火的性质。这样，自然界的火就上升为中医理论上所谓之火。这种火不再是纯燃烧的现象，而是具有上述属性（热而向上、明亮色红、燃烧化物等）的即属火。这样的归成一类，即五行之火。

气有余，便是火。气属阳，阳盛则热。热集中于身体某一部分，可以反映内脏之火，如肝气郁结过盛可致肝热，目赤、易怒则为肝火。因此，前人有"气有余便是火"之说。

风、寒、暑、湿、燥、火六气，若是太过则成六淫。风、暑、燥、火均为阳邪，伤人均能生热化火。寒与湿虽为阴邪，但伤人郁久亦可化热，如受寒而人体发热，咽痛则属肺热生火，甚者咳血等。湿邪郁久常成湿热，生疮疼痛，脚气刺痒，湿热也。因此说，风寒暑湿燥火六气均能化火。

喜、怒、忧、思、悲、恐、惊，与五脏心、肝、脾、肺、肾常有关。喜太过可致心火，怒太过可致肝火等，故言"五志过极则化火"。

综上所说，生热化火的原因很多。因此，金元时代的刘河间先生创立了用寒凉药物治疗火热病的方药，独成金元四大家之一的寒凉派。以上都是对火证的一些认识。

内有火邪，外有反应。因此五脏外候必须牢记，才能看出内有邪，或属某脏火邪，如：肝五行属木，七窍与目有关，五轮与黄睛连系，五体与筋爪有关，五神与怒，肝藏血，主疏泄。这样，这些外候与功能变化。则可反映肝火。

二、五脏实火

（一）肝火

主证：头目胀痛、巅顶疼痛，头目眩晕、目赤肿痛、心烦不寐，脉弦有力，苔黄。

病机：肝气郁而化火。

治则：清泄肝胆之火。

取穴：风池、行间、百会、悬颅、侠溪。

（二）心火

主证：口舌生疮，木舌，重舌，咽痛口苦，口渴咽干，小便赤少，吐血，脉数，舌赤苔黄。

病机：心火亢盛。

治则：导赤清心。

取穴：内关、中冲、少泽、气海、太冲、合谷。

痰火蒙心，证见神昏谵语、惊狂不寐、壮热面赤、舌赤且干裂、苔黄、脉象滑数。

治以泻火清心开窍。穴用：大陵、曲池，泻心包和阳明之热，水沟、少商、隐白、风府，醒脑开窍，丰隆和胃降痰，手十二井出血以泻脏腑热火。

（三）脾火

主证：身重困倦，口腻而黏，不思饮食，口中泛甜，吐痰涩，尿黄，苔黄，消谷善饥，牙齿肿痛。

病机：脾经湿热。

治则：祛湿清热泻火。

取穴：足三里、阴陵泉、大肠俞、天枢、承山。

（四）肺火

主证：咳吐黄痰，气喘痰鸣，胸痛胸闷，身热口渴，鼻渊，鼻衄，喉痛，舌干红，苔黄，脉数。

病机：肺经实火。

治则：清泻肺热。

取穴：肺俞、列缺、合谷，清降肺气。少商、尺泽，清泻肺热。

（五）肾火

主证：头晕、目眩、耳鸣、耳聋、尿黄、烦躁、失眠、脉数。

病机：肾经实火。

治则：清泻肾火。

取穴：风池、耳门、听宫、听会、翳风、神门、肾俞、太冲、阳陵泉。

三、治火体验

1. 实则泻其子，某经热用其子穴来泻，如肺经热，肺属金，其子穴是水穴即尺泽。多用于本经初起之热证。

2. 荥之所治，皆主身热。若属实火，可泻该经荥穴、合穴。多用于热向火转化时。

3. 手十二井、十宣放血，用于高热而神昏。

4. 泻实火大法

（1）通大便：天枢、丰隆、支沟、阳陵泉。

（2）利小便：气海、阴陵泉、三阴交、列缺。

（3）发汗：大椎、风池、后溪、合谷、复溜。

（4）放血：手十二井、十宣、大椎。

以上介绍了笔者治一般五脏经络实火，及几项治实火的大法。供同道参考应用。

针刺皮肤病四法介绍

我从事中医针灸三十多年，在针治皮肤病方面，常用以下四法：散、清、利、调。

一、散——散风止痒

许多皮肤病，都有刺痒之症。如中医风疹（类似西医的荨麻疹），其刺痒多因外风侵袭肌肤，有汗后受风病史，证见突然发痒，痒无休止，抓之稍轻，脉浮苔白；有因血虚生风，素有心慌、头晕、健忘、失眠、失血病史，证见逐渐发痒，时轻时重，抓之不轻，脉细数，舌质红。

外风侵袭，穴用大椎、风池、曲池、合谷、风市。

血虚生风，穴用大椎、风池、内关、列缺、血海。

举例：以散法为主的。

风疹：

概念：是皮肤出现鲜红色或苍白色片状疹块，非常刺痒的一种皮肤病，又叫"风疹块"，类似西医之荨麻疹。

认识：风疹是由外感风邪，胃肠积热，留于肌肤，郁在血分，引起的一种皮肤病。

常法：散风清热，调和气血。

穴位：曲池、合谷，解表散风。血海、膈俞，清热调血。

加减：

外受风邪：加大椎、风池、外关、风市。

肠胃积热：加中脘、天枢、足三里。

腹痛重者：加中脘、天枢、气海、足三里、三阴交。

呼吸急促：加商阳、合谷、列缺、照海、商丘。

经验：

一般风疹：用大椎、风池以散风，间使、委中以清血。

胃肠型风疹：有吐泻、腹痛时，以上脘、中脘、下脘、天枢、气海、内关、足三里来调整肠胃；曲池、血海、十宣以散风清热调血。

二、清——清热止痛

一些皮肤病，因热而生的，常有疼痛，如蛇丹、丹毒等。主要表现：局部灼热刺痛、心烦急躁，坐卧不安，尿黄便干，脉数口干。中医有"诸痛痒疮，皆属于火"之说。

因火而痛，穴用大椎、大陵、十宣、灵台、丰隆、委中。

举例： 以清泄为主的。

蛇丹：

概念：蛇丹是皮肤上出现聚集成群像串珠一样的水疱，使肌表异常疼痛灼热的一种皮肤病。因多缠腰而发，故曰"缠腰火丹"。也有发生在胸、胁、面部的，但多生于身体一侧。

认识：蛇丹，是外感风热，胆肝火盛，湿热内停，浸淫于外所致，发为疱疹，灼痛剧烈。

常法：清热散风，清泻肝火，利湿通络。穴用曲池、外关，清热散风，疏利少阳；血海、太冲，理脾化湿，调血通络。

加减：

风热重者加风池、合谷。

肝胆热盛加行间、丘墟。

经验：

灵台刺络拔罐：止痛。间使针用泻法：安神。龙眼穴放血：泄热。

三、利——利湿消肿

许多皮肤病，又常浮肿，渗出水湿，按压肌肤则凹陷不起，苔白，脉滑缓。此为脾虚湿盛，如湿疹之类。

因湿而肿，穴用大椎、风池；疹在上肢，再用曲池、外关、列缺、八邪；疹在下肢，用足三里、阴陵泉、三阴交、八风；涉及内脏时，可用肝俞、脾俞、肾俞、膻中、中脘、气海。

举例：以利法为主的。

湿疹：

概念：湿疹是以糜烂和瘙痒为主的一种常见的皮肤病。多见于躯干的各部位，浸淫遍体。流水的为"浸淫疮"。发于阴囊的叫"肾囊风"，即阴囊湿疹。

认识：湿疹多因脾虚湿胜，或感风湿热邪，以致湿热溢于肌肤而成。

常法：清热利湿，调理脾胃。

穴位：曲池、足三里，清热和胃。血海、三阴交，健脾祛湿。

加减：

脾虚湿盛：加阴陵泉。

外邪侵袭：加合谷、风池、委中。

久病血虚：加期门、脾俞、肝俞。

经验：

上肢疹多用曲池、外关、八邪，下肢疹多用足三里、三阴交、八风，可散风祛湿通络。还可用上脘、中脘、下脘、天枢、气海、内关、足三里，和胃健脾，祛湿消疹。

四、调——调养气血

皮肤病日久天长，耗散人体气血，肌肤失养，皮肤变色，失去光泽。治当调养气血，以改善全身及病灶部位血液循环。

调养气血：用合谷、太冲（调气血）、足三里，三阴交（养气血）、气海、血海（补气血）。

患病局部：或围刺、或点刺出血，或叩打梅花针。

举例：散、清、利法并用，病后调养气血。

丹毒：

概念：是一种皮肤病。发病突然，皮肤变赤，状如涂丹，故名丹毒。

发于全身、头面，名抱头火丹；游走全身，名赤游丹。上二者多因风热。发于下肢腿部者叫流火，多因湿热。

认识：丹毒是血分有热，外感风湿热，郁于肌肤而成，以皮肤灼痛为特征。

常法：散风清热，利湿通络，调血止痛。穴用曲池、合谷，散阳明风热；阴陵泉、三阴交，健脾祛湿热；血海、委中，泻血中热。

加减：

热盛：加大椎。

心烦：加内关、中冲。

头面部：加风池。

下肢部：加三阴交。

上肢部：加大陵。

经验：

灵台，刺络、拔罐；八邪，清心。

龙眼穴，泻热放血；八风，泻热。

局部刺络、拔罐，神门安神。

久病气血消耗或病后调理，可用调养气血法。参考前穴。

以上四法，为我针刺皮肤病常用大法，可单独用，也可结合用。

针灸调理脾胃

一、脾胃症状

（一）常见症状示意图解
【图示】

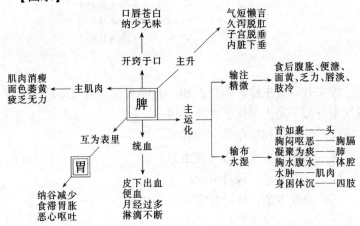

【解释】

脾失健运：食欲不振，食后堵闷，腹胀便溏，肢冷乏力、头如裹，胸闷呕恶，吐痰，胸水腹水，泄泻水肿。

主升恶湿：气短、懒言，久泻脱肛，子宫下垂，及其内脏下垂。

开窍于口：纳少，唇淡不华

主肌肉：肌肉消瘦，面色萎黄，身倦无力。

统血：皮下出血，月经过多，淋漓不断。

胃主纳谷；纳少。

胃气上逆；呃逆，呕吐

胃气不和；疼痛。

（二）主要症状示意图解

【图示】

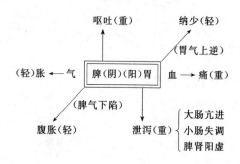

【解释】

脾主升，胃主降，脾胃不和，升降失调，胃气不降而上逆，脾气不升而下陷出现以下主要症状：

胀：气滞，初病在气（病轻）

痛：血瘀，久痛入络（病重）

吐：胃气上逆，轻时纳少。

泻：脾气下陷，轻时腹胀。

二、调中（脾、胃）五法

（一）疏肝和胃

穴位：太冲、阳陵泉、中脘、天枢、足三里、内庭。

意义：①太冲、阳陵泉——疏泄肝胆。②中脘、天枢、足三里、内庭——调和肠胃。

应用：①肝胃不和而致吐、泻、疼、胀、饮食停滞，脉缓、舌淡、苔白厚，这都是升降失调，纳运不当，燥湿不宜而出现的。②肝胆气滞而致胁痛，好怒，口苦，腹胀，脉弦等。

（二）温中散寒

穴位：脾俞、胃俞、中脘、内关、足三里。

意义：①脾俞、胃俞、中脘——针灸并用，温中散寒。②内关、足三里——行气和胃。

应用：①久病脾胃虚弱、纳少、腹胀、舌淡苔白、脉沉缓。②脾胃虚弱，又受外寒胸闷院腹疼痛、舌淡苔白、脉弦。

（三）温补脾肾

穴位：脾俞、肾俞、章门、京门、三阴交。

意义：①脾俞、章门、肾俞、京门——脾肾的俞募配穴，针灸并用，温补脾肾。②三阴交——针灸并用，温脾、补肾、调肝。

应用：①纳少。倦怠，腹胀，肢肿属脾湿者，②腰痛，耳鸣，头晕，便稀属肾虚者。

（四）活血化瘀

穴位：尺泽、委中、中脘、胃俞、膈俞、血海。

意义：①尺泽、委中俱放血、膈俞、血海——活血化瘀。②中脘、胃俞——调和胃气。

应用：①胃胀、不消化、纳少、倦怠。②胃脘刺痛，时痛时止，串及胸胁腰背。

（五）消导和中。

穴位：上脘、中脘、下脘、天枢、气海、内关、足三里。

意义：此七穴十针为王乐亭老师所传胃十针，①上、中、下三脘——调胃。②天枢、气海——调肠。③内关、足三里——理气和胃、调理升降。

应用：①脾胃虚弱，纳少不香。②脾胃虚弱，又受凉停食而胀痛。

三、一方一表治胃肠病

（一）一方

内关、足三里、中脘、阿是穴（压痛处）。

先针内关，有痠麻感觉，捻针先泻后补，停五分钟，再针足三里，手法同前，继针中脘使针感传到胃，停三分钟，最后用阿是穴得气后去针，在该处用隔姜灸法，不能忍耐时去，计灸七～八壮即可，热力至病处。

治疗胃肠（包括溃疡病）出血止后，食养疗法开始，在初起十天，选无刺激性，不加盐的流动食及粥类，三十天内饮食渐复常食，但一年内仍禁忌坚硬肉类、野菜、辛辣、芳香性食物，禁吸烟，绝对不许饮酒，以防复发，用穴因症加减，上法体虚喜按则补，体实拒按则泻，再因不同辨证，配合施治。

①气痛：胸闷、呃逆、太息、脉沉弦，加：肩颗，调气和中。期门、日月：平肝化郁。

②停食：脘满、嗳气、得食痛增加：梁门，消化水谷。天枢、通大肠以消导。

③胃火：疼痛时轻时重，口渴喜冷，脉多数实，加：历兑，泻胃清火。

④伤冷：痛多缠绵，得暖则减，有时肢冷，脉多迟缓。加：脾俞、公孙，灸之温运脾阳。

⑤血瘀：胃脘刺痛不移，大便有时带血，脉多沉濇，加：膈俞、化瘀行血。期门，舒肝和血。

⑥停饮：胸脘烦闷，多吐清涎，苔白，脉弦缓，加天枢、阴陵泉，健脾化湿逐饮。

⑦虫积：疼痛时作时止，吐清水，脉时大时小，加地仓，安蛔止痛。天枢、上巨虚、下巨虚，调理肠胃。

⑧气血俱虚：心悸、气短、失眠、头痛加气海补气，三阴交养血，头维、足三里和胃安神

⑨湿邪过重：舌苔白厚，胸闷、气短、下肢稍肿，大便稀，小便少，加丰隆祛湿痰，公孙健脾气，天枢，大肠俞祛湿消肿。

（二）一表

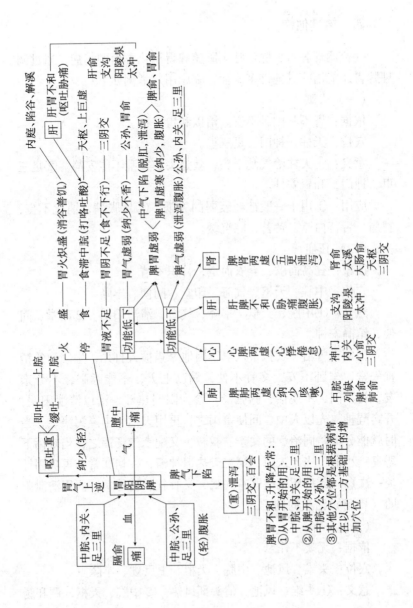

四、治其他病

针灸调理脾胃，除治疗本脏腑脾胃消化方面的病症，通过调理脾胃还能治疗其他许多病症，临床用穴举例如下：

（一）失眠

依据：胃不和则卧不安。治以和胃安神。

穴位：天柱、神门、足三里。

意义：①天柱治气乱于头，就是头脑发乱不能安静。②足三里、神门，和胃安神。

应用：①用于一般神经衰弱的失眠。②胃胀满，消化不良，腹痛，舌苔白厚，黄苔，脉沉缓。

（二）狂症

征象：登高而歌，弃衣而走，神识不清

穴位：中脘、天枢、气海、印堂、间使、丰隆。

意义：①中脘、天枢、丰隆、气海，清泄阳明。②印堂、间使，镇静安神。

举例：曾治一女孩十八岁，因他家猫被人打死，生气而致精神失常，坐卧不安，多食不便，病已七天，不能睡眠，不分亲友，目不闭，不说话，脉弦滑，诊为阳明热邪，治以清泄阳明，开窍醒神，先以人中、间使重泻之，再用天枢、丰隆泻痰热，当时就能分清陪同治病的父亲、叔叔，又配承气汤泻之，当晚泻下恶臭一小盆，当夜入睡，第二天热退神清，一切如常，再巩固针灸一次愈。此病历就是既有失眠，又有狂躁精神病，而用清泄阳明（胃肠）治愈的例子

（三）眩晕

依据：无痰不作晕

穴位：头维、风池、中脘、天枢、上巨虚、丰隆。

意义：①头维、风池，清头部风热。②中脘、天枢，调和肠

胃。③上巨虚、丰隆，清降痰热。

应用：①眩晕、美尼耳氏综合征、苔白、脉弦滑、胸闷、痰多者。②胃不和，胸闷憋气，欲呕者。③痰湿阻滞中焦，清阳不升者。

（四）口眼歪斜

依据：阳明失畅，外受风寒。

穴位：阳白、四白、攒竹、丝竹空、翳风、风池、地仓、颊车、合谷、足三里。

意义：①阳白、四白、攒竹、丝竹空，通经活络，以治目不能闭。②地仓、颊车，调整理阳明，以正口渴。③风池、翳风，祛风通络，治口眼㖞斜。合谷、足三里，通阳明经络，以治口眼㖞斜。治口㖞初起，配葱浴法，每日一次，浴后避风寒，连作七次。

应用：口眼㖞斜（周围性面神经麻痹），轻度面部抽动。

（五）牙痛

依据：阳明风火上攻。

穴位：承浆、风府、合谷、内庭。

意义：①承浆、风府，通调任督、调理阴阳。②合谷、内庭，清泻阳明热邪。

应用：①风火牙痛。②阳明有热。③蛀痛效果不好。

（六）小儿消化不良

征象：多食消瘦、腹大、便臭、好哭。

穴位：四缝、足三里、丰隆、四花穴。

意义：用四缝点刺出黄黏液，治小儿消化不良要穴。足三里、丰隆，用泻法，清泄阳明，四花穴配脾俞、胃俞，灸可健脾胃、增饮食。

（七）月经不调

依据：冲脉洒于阳明，脾统血。

穴位：足三里、三阴交、隐白、列缺、气海。

意义：①足三里，胃经土穴，补气。②三阴交，脾经穴，调血，配隐白，健脾统血。③列缺，肺经穴，通任脉，气行血行，气海灸可补气调经。

（八）下肢浮肿

依据：湿邪下注。

穴位：阴陵泉、阳陵泉、三阴交，足三里、水分、天枢、八风。

意义：①阴阳陵泉、足三里、三阴交、行气祛湿通络。②水分、天枢、八风，祛湿消肿。

古有，怪病从痰治之说，说明有许多疑难病症从痰而治往往取得较好效果。

五、脾胃重要

（一）《内经》说脾胃

内经证有：脾胃为水谷之海，气血之源，脏腑经络之根。这些都是人赖以生存的条件，均从脾胃而来，因此说脾胃为后天之本。

另有，胃气的有无，有胃气则生，无胃气则死，胃气实指脾的运化功能强弱的表现。从脾气能力强弱，得谷则昌，失谷则亡来看，确实在临床治疗与预后有很重要的意义，实际说明胃主纳谷的功能。

（二）后世谈脾胃

1. 张仲景：汉代人，著《伤寒论》通篇以"保胃气（胃），存津液（脾）"为主导思想——三方中，用补中益气的人参多达八、九、十处，这部研究外感病的专著，同样很重视脾胃。

2. 李东垣：金元时人著《脾胃论》：记载"内伤脾胃，百病由生"这部记载内伤病的专书，认为脾胃受伤，是许多病的根源。

3. 用中医研究脾胃的生理、病理，治疗的人逐渐形成一门专科——脾胃学说，重视脾胃的人自然形成了"补土派"。所谓补土派，补不定就是补泻的补，而应当把它理解为调理脾胃。帮助恢复脾胃功能。从这个意义上讲，大黄泻是调理脾胃，人参补也是调理脾胃，内关催吐是调理脾胃，内关止吐也是调理脾胃，足三里升清止泻是调理脾胃，足三里降浊止呕也是调理脾胃，因此调理脾胃很重要，这种学说在临床上确实有其指导意义与实用价值。我们应该努力去研究它，发展它。

中风证治示意图表及后遗症治

一、中风证治示意图表

（一）证治示意图（见下页）

（二）证治表

先兆期

I 头晕为主						II 肢麻为主					
肝胆湿热		阴虚肝旺		痰湿阻滞		气虚		血虚		痰湿	
清泻肝胆		养阴平肝		祛湿通络		补气		补血		祛痰湿	
						大椎、肩髃、曲池、合谷、环跳、风市、阳陵、绝骨					
风池天柱曲池阳陵太冲	龙胆泻肝丸	风池天柱内关三阴交太溪	杞菊地黄丸	头维内关中脘丰隆承山	平胃散十二陈丸	灸肺俞足三里	补中益气丸	针肝俞膈俞血海	八珍丸	针中脘天枢丰隆	二陈丸

续表

Ⅲ 血压高			Ⅳ 大便干		
肝旺	肾虚肝旺	肝胆湿热	燥火	气滞	津少
泻肝	补肾平肝	清泻肝胆	泻火	通气	滋润
低压高：风池、内关、阳陵泉 高压高：风池、曲池、阳陵泉			泻火	通气	滋润
太冲 行间 曲泉 ／ 菊明降压丸	太溪 阴谷 太冲 ／ 杞菊地黄丸	曲池 太冲 承山 ／ 龙胆泻肝丸	天枢 大肠俞 ／ 番泻叶	支沟 阳陵 ／ 搜风顺气丸	天枢 大肠俞 上巨虚 ／ 麻仁滋脾丸

卒　中　期

脱　症	闭　症		半身不遂	口眼歪斜
回阳固脱	开窍熄风		头部：百会、风府、风池	阳白、四白、攒竹、丝竹空、承浆、翳风、风池（眼）
气海 关元 神阙 ｝灸 肢暖 脉出 汗出 —— 阳虚 参附汤／气虚 独参汤	牙关紧闭——人中、百会、十二井、涌泉、颊车、下关、合谷 痰　多——天突、丰隆 舌强难言——哑门、廉泉、通里	痰多——火盛 安宫牛黄丸／气闭 苏合香丸／生姜竹沥汁	上肢：肩髃、曲池、曲外关、合谷 下肢：环跳、阳陵、足三里、解溪　再造丸 活络丹	地仓、颊车、人中、合谷（口）

后　遗　期

Ⅰ　精神	Ⅱ　血脉	Ⅲ　语言
调心气——间使、通里、心俞、巨阙	补中益气——中脘、内关、足三里、百会	通心气——心俞、通里
活心血——肝俞、膈俞、神门、曲泽	温通阳明——肩髃、臂臑、曲池、合谷	补肾气——肾俞、太溪、风府、廉泉
祛湿疾——中脘、脾俞、天枢、丰隆	调理少阳——环跳、风市、阳陵泉、绝骨	健脾气——脾俞、商丘

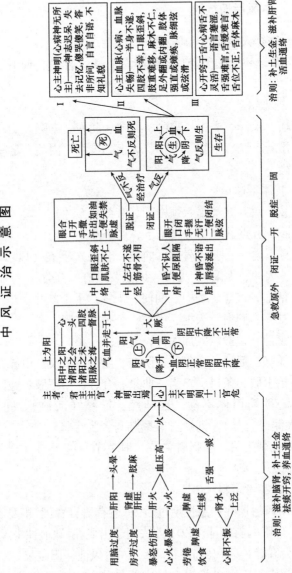

中风证治示意图

二、中风后遗症治

（一）个人经验

1. 语言不利：风池、风府、廉泉、通里、商丘、郄门、舌下。

2. 神志错乱

瘀血：尺泽、委中、膈俞、肝俞、间使、丰隆。

痰湿：上脘、中脘、下脘、天枢、气海、内关、足三里、公孙、丰隆。

3. 肢体不遂

上肢：六点五（第六颈椎下，旁开0.5寸）

下肢：五点五（第五腰椎下，旁开0.5寸）

半身不遂：上三（肩髃、曲池、合谷）下五（风市、阴市、足三里、太冲、太溪）、大椎、风池、风府、百会。

4. 活血：尺泽、委中、间使、十宣、手十二井。

5. 祛痰：脾俞、天枢、中脘、公孙、丰隆。

6. 镇静：镇静六穴加太冲，合谷。

7. 缓痉：后溪、合谷、三阴交、昆仑、太溪、申脉、照海。

8. 抬上肢：条口、支沟、曲泉、合谷，抬下肢：隐白。

9. 心欲动而体不动，选肺经，尺泽（活血），孔最（通络），太渊（行气），列缺（兼顾肺与大肠症状）。

10. 乱刺三关：乱刺肩关节、肘关节、腕关节（通关节气，行气活血）。

（二）参考资料

1. 中风后遗症：急性期过后，每遗有语言謇涩，半身不遂，张口困难，口眼㖞斜等证。以下方法用于出血性、缺血性中风均可。

百会五针：（百会加四神聪），左右风池，阳陵泉。

火针代灸，用血管钳夹持大头针烧红，对准穴位，垂直刺入，深约一毫米，每穴点刺三下，具有针灸的双重作用。（安徽·周楣声）。

2. 舌强语謇：聚泉、金津、玉液。聚泉在舌背中央，用 28 号或 26 号针平舌背中央，以 5~10 度角进针，刺入 5~8 分，捻转 2~3 次，立即出针。金津、玉液，若针孔出血，可用消毒纱布按压一会即可。（无锡·杜晓山）

3. 肢体不灵活：重灸，用艾条灸，天窗、百会可平肝潜阳，行气活血，祛瘀通络（《千金要方》，《千金翼方》）记载。每穴各位 10~15 分钟百会穴。天窗穴用健侧。（山东·张登部）

4. 预防中风：百会、涌泉、率谷、浮白，针刺留针 30 分钟，每日一次。（牡丹江·张玉璞）

5. 失语：语门，（启门开窍）位于舌腹部。

在离舌尖约 1 厘米处，治瘫侧舌体肌层，顺舌静脉走行方向，由舌尖至舌根平刺 2.5 寸，平补平泻。

隔日一次，六次为一疗程，休息 3~5 天，四个疗程，无效停止。

6. 壮水涵木补其下，平肝熄风清其上。

方一：百会、前顶、后顶、通天、列缺、照海、支沟、悬钟、足三里、合谷、阳谷、曲池、太冲（均双）。

先针健侧，后针患侧，中等刺激、得气后再反复捻转，提插 3~5 次，留针 20 分钟，隔日针一次，十二次一个病程。

头部五穴，列缺、照海、悬钟、足三里、太冲均用补法，余穴用泻法。

方二：百会、前顶、后顶、通天、风池、列缺、足三里、三阴交、八邪、八风（均双侧）

列缺、足三里、三阴交用补法，余用泻法。

方一治本为主，治标为辅，意在补下清上。用于中风恢复期的老年患者。

方二治标为主，治本为辅、意在清上补下用于中风急性期、反复发作。

失语：配哑门，风府。

神志失常：配神庭，本神

吞咽困难：配风府，廉泉

眩晕：配天柱，申脉。

振掉：配脑空，脑户，申脉。

偏盲：配率谷透颅息（患例）。

面瘫：配地仓、颊车、下关

肩痛：配肩髃。

夹痰湿：配中脘，天枢。

气阴虚：配灸气海，足三里。

戴阳证：灸关元

妇女病针刺概述

一、妇女生理

（一）胞宫

胞宫即子宫，古称女子胞，位于小腹，有主管月经和孕育胎儿的作用。也有称"血海"。

1. 相关脏腑

肾：藏精与月经、孕育有关（藏精）。

肝：藏血，调节血量的分布与子宫有关（藏血）。

脾：统血气血生化之源，（生血）。

2. 相关经络

冲脉：也叫"血海"，气血充足，月经按时而来。

任脉：阴脉之海，总任阴血，妊娠之功能。

督脉：与冲、任同起胞中，阳脉之海，协调阴阳。

带脉：约束冲、任、督三脉，下连胞宫。

（二）月经

二十八天一次，为一月经周期。3～6（5.59±1.37）天为行经期。

第一次行经为"初潮"约在。13～15岁（或16～17岁）

49岁左右断经为绝经期。初来月经色较淡约2—3天→色加深是4—5天→量增多→量少→色淡，血不凝，无块，不稀不稠，无味，为正常。

如有期、量、色、质、味的改变，为有病。

（三）孕、娩

20～25岁正常女子，发育成熟，月经正常，具有生育能力。

1. 受孕→月经停止→全身血少（集中胞宫），气多。→故产前多热→经冲脉通胃则易呕吐，通肝则易头晕、喜酸，这是早孕反应的原因。

2. 孕期→减少性生活，少吃厚味食物，防止郁怒，不过度劳累，预防感冒，适当活动，多听音乐、歌曲，等（此为"胎教"）。

3. 产后→全身阴血俱少，阳气易浮，产后多虚热，须注意饮食调理，多食鸡汤，猪蹄等，少用药物。此时产妇易低烧，自汗，口渴。

4. 哺乳——月经停止，乳汁产生。

二、妇女病理

易病原因 { 六淫：寒、热、湿
七情：郁、思、恐、怒
早婚、多产、房劳过度，劳逸不适，饮食不调，病邪感染。

1. 脏腑失常

肾：①肾气伤：月经不调，胎动不安，甚者堕胎。

②肾阴亏：月经后期，月经量少，闭经不孕。

③阴虚有热：月经失期，崩漏带下。

④肾阳不足：行经腹痛，宫寒不孕。

⑤阳虚湿停：下肢浮肿，手足常凉。

肝：①肝气郁滞：月经不调，痛经，闭经。

②肝郁化火：月经先期，月经量多，行经吐血。

③肝气犯胃：恶阻，呕吐。

④肝郁脾湿：阴部瘙痒。

⑤血虚肝旺：心烦、疼痛。

脾：①中气不足：月经先期，经量过多。

②生化无力：月经后期，经量减少。闭经。

③脾虚有湿：水肿，滞下。

心：①心阴不足：月经不调，经闭。

②心火亢盛：月经前后不定期。

脏腑失常与年龄的关系：青年多未熟先伤，多伤肾；中年多已熟过伤，多伤肝；老年多气血衰弱，多伤脾。

2. 气血失调

（1）因寒热：①因热：月经先期，量多，胎动；②因寒：月经错后，量少，闭经；③湿热：黄带，阴部肿痒；④寒湿：痛经、闭经。

（2）因气血逆：吐、衄。①气下血下：出血过多，子宫下垂；②气滞血瘀：痛经、闭经，癥瘕不孕。

3. 冲、任、督、带受损

原因：房室不节，邪毒感染。间或气血不调，脏腑失常。

辨证：

虚：①过劳伤气，血失统摄——脾虚

②孕产过多，房劳过度——肝虚，肾虚。

实：①受寒饮冷，血凝气滞

②热邪内盛，迫血妄行

③痰湿下注，经脉阻滞

④情志抑郁，气滞血郁

⑤郁怒动火，血行逆乱

三、四诊特点

（一）问诊

1. 现病史：主诉、时间、治疗、现在性生活、烟、酒等。

2. 月经史：初潮年龄，月经周期，行经期，月经的量实质、味、块，末次月经日期，月经前后症状。

3. 婚产史：结婚年龄、次数、孕产次数、流产次数、刮宫次数、产后出血、输血情况、宫外孕（手术、非手术）、死胎、不正常胎。

（二）望诊

神色、形态、唇色、舌质、舌苔、体型、行走姿态。

1. 胖人多痰湿，瘦人多内热。

2. 鸡胸、驼背、跛足、骨盆不正，难产。

3. 月经：紫红、质稠为血热。淡红、质薄、为气虚。色紫暗、血块多为瘀血，量过多：血虚、为气虚，量过少：血虚、为肾虚。量时多时少：为气郁。

（三）闻诊

1. 妊娠恶阻，口有苹果味：酸中毒。

2. 胎不能动，口中臭味：胎死腹中。

3. 嗳气，叹气：肝郁

4. 味腥：寒湿

5. 奇奥：温热，恶性肿瘤。

（四）切诊

1. 月经来前：脉滑

2. 妊娠之中，脉沉细而涩，两尺弱：肝肾亏损，易流产。

3. 受孕三月，脉平和滑利，按之不绝，尺脉尤甚，正常受孕之脉。

4. 产后气血虚弱：脉应缓和。

5. 脉洪数，阴虚阳盛，外受风寒。

6. 带下病；因脾湿是沉滑，因湿热是滑数，因肾虚是沉细。

有中西医治疗条件的，要多方配合检查，不要只执摸脉一项。

四、治疗四法

治疗总则：胎前喜凉，治疗清热安胎为主

　　　　　　产后喜暖，治以大补气血为主

1. 益肾

肾阴虚：肾俞、太溪、三阴交

肾阳虚：同上穴，加气海。气海，肾俞针灸并用。

2. 柔肝

调经络：支沟，阳陵泉，太冲。

调脏腑：期门、肝俞、太冲

3. 补中

强胃七穴：即胃十针。

肝俞、脾俞、肾俞、承山、三阴交

4. 调气血

（1）经前：合谷、太冲（清气血）

（2）经期：列缺、三阴交（调气血）

（3）经后：气海、血海、（补气血）

五、治疗经验：

1. 月经不调：气海，三阴交

（1）月经提前：因热：实热加大冲，血海；虚热加然谷；郁热加行间。

（2）月经推迟：因寒：寒实加归来；虚寒加命门。

（3）月经前后不定：因肝郁加大冲；肾虚加肾俞、太溪。

2. 痛经

（1）实证，多因气滞血瘀，用中极、地机、归来、太冲、列缺，行气活血。

（2）虚证，多因气血不足，用关元、足三里、脾俞、肾虚、太溪，补益气血。

3. 经多——灸隐白。

4. 闭经——长强。

5. 矫正胎位——灸至阴。

6. 痛经甚——针秩边。

目疾针刺概述

一、"目"的重要

（一）五脏六腑精气所注

五脏六腑之精气皆上注于目而为之精。目者，五脏六腑之精也，营卫魂魄之所常营也，神气之所生也，故神劳则魂魄散，志意乱，是故瞳子黑眼法于阴，白眼赤脉法于阳，故阴阳合传而精明也。（《灵枢·大惑论》）

（二）其目系通于脑

五脏六腑之精，皆上注于目而为之精，精之窠为眼，骨之精为瞳子，（属肾为水轮），筋之精为黑（属肝为风轮），血之精为络（属心为血轮），其窠气之精为白眼（属肺为气轮），肌肉之精为约束（属脾为肉轮）、裹撷筋骨血气精，而与脉并为系，上属于脑，后出于项中，故邪中于项，因逢其身之虚，其入深，则随眼系以入于脑则脑转，脑转则引目系急，目系急则目眩以转矣。精散则视歧，视歧见两物。

（三）诸脉皆属于目

脉为血府，故久视伤血。《灵枢·口问篇》：目者，宗脉之所聚也。按膀胱经脉起于目内眦，胃脉系目系，胆脉起目锐眦，小肠，三焦脉至目锐眦，心脉系目系，肝脉连目系。

（四）肝开窍于目

……连目系，上出额，与督脉会于巅，其支者，从目系下颊里，环唇内……。肝藏血，久视伤血。

（五）目者，心使也

心者，神之舍也，故精神乱而不转，卒然见非常处，精神魂魄散而不相得，故自惑也。《灵枢·大惑论》所说神藏于心，外候于目。俗口：心明眼亮是也。

（六）望神的主要部位

有神者，两目灵活，明亮有神，反应灵敏，是正气未伤，功能未衰，有病较轻，预后良好。

无神者，目光晦暗，瞳仁呆滞，反应迟钝，正气已伤，病情严重，预后不好。

二、目与五脏关系

眼科有"五轮学说"，轮有转动的意思，这五部分要经常活动，才能两目灵活，明亮有神，以此来测知五脏的盛衰。下举例说明五脏与五轮之关系及病变。

瞳子属肾为水轮（眼之中间） 瞳散——肾绝

黑眼属肝为风轮（瞳子之外） 不齐——肝虚

络脉属心为血轮（在内外肾） 角红——心热

白眼属肺为气轮（白色部位） 发红——肺热

约束属脾为肉轮（上下眼睑） 睑肿——脾湿

三、眼病简介

1. 红眼病（结膜炎、外伤、流行性）与肝火、心火、肺火有关。

治疗：耳后静脉放血（同病眼侧）

举例：

① 男病人，24 岁，农民，红眼十多天，服各种西药消炎不见效果，病属肝火、心火所致，经两次耳后放血痊愈。（无传染性病列）

② 女病人，20 岁，碰伤，七天来眼发红未愈，热敷加重，放血三次而红退病愈（外伤引起）

③ 男病人，25 岁，厨师，红眼一月未愈，属流行性结膜炎，服各种中西药不愈，双目红肿、流泪、疼痛、怕光，放血治疗六次而愈（属传染性的病例）。

2. 眼斜视：眼肌麻痹，受风寒湿而致。

治疗：辨证取穴配局部与远端配合。

举例：七十五岁老人，夏天饮后出汗外出看京剧演出，路逢大雨淋漓而致左眼睑下垂，目睛不能向外转动，且有复视，经西医内科、眼科、神经科诊治，病情不见好转，经用针灸大椎、风池、风府、后溪，散风寒。阳白、四白、攒竹、丝竹空，通经络。中脘、内关、足三里、三阴交、健脾胃祛湿邪，治疗两月而愈。

3. 恶性突眼症：甲状腺肿大，手术后眼球突出。

男病人，五十岁，做甲状腺摘除术后，眼球突出，视物成双，病已八个月，治疗不见效。针灸治疗8个月，眼突出度由18降至15，复视消失，十年后相遇，无复发。

体会：突出肿胀认为是脾虚用补中益气丸。视物成双认为是水亏，故补肾用六味地黄丸。

穴位：阳白、四白、攒竹、丝竹空、风池、翳风、太阳，局部取穴输通经络。

中脘、内关、足三里、内庭、百会（补中气）、脾俞、肾俞、太溪、肝俞、太冲（补肾、健脾、调肝）。

4. 视力降低

（1）肾精不足，不能上充：伴见腰痠，头晕、耳鸣、久泻，穴可选肾俞、太溪、三阴交、风池、阳白、四白、攒竹、丝竹空。

（2）中气不足，不能上充：伴见气喘、呕呃、倦怠、纳差，穴用、胃十针加百会，风池，攒竹，太阳。

（3）近视眼：青少年，十三岁以下者，梅花针叩正光穴、太阳、风池、内关、足三里、眼周围（正光穴见《中国梅花针》）

（4）视网膜色素变性：视野缩小，以致失明。参考穴位

① 局部：阳白、四白、攒竹、丝竹空、太阳、风池。

② 远端：五脏俞（背部）加膈俞

见肝症状多——加太冲，丘墟

见心症状多——加神门，腕骨

见肺症状多——加太渊，合谷

见脾症状多——加太白，解溪

见肾症状多——加大溪，飞扬。

曾用以上穴位辨证治疗几位病人，病情稳定，未大发展，有视力不好而针后略有光感改善，故提出供参考。因此病实属疑难病症，所以要细心观察认真研究。

"三镇法" 简介

我中医临床三十多年，常把镇惊熄风与安神定志两类防治疾病之法合为镇静法，因为分三种，故取名"三镇法"。

镇惊熄风是具有平肝潜阳，镇痉熄风作用的方法，主要用于惊、痫、癫、狂、痉厥抽搐一类肝经有热为主的病症。

安神定志是具有安定神志，镇静安眠作用的方法，主要用于惊悸，健忘，心烦，失眠一类以心经有热为主的病症。

临床中体会到，惊痫痉厥等证常伴惊悸失眠，而惊悸失眠很少并发惊痫痉厥。在治疗中用镇惊熄风法时常配合安神定志，而用安神定志法时很少配合镇惊熄风。镇（镇惊熄风）静（安神定志）二者，有合有分，关系密切，故取名镇静法，因为分为三种，叫"三镇法"。用其来调和脏腑，疏通经络，濡润筋骨，通利关节，以达到阴平阳秘，精神乃治的目的。现将三镇法介绍如下：

一、轻镇法

穴位：天柱、神门、足三里。

功能：和胃、安神、镇逆。

主治：失眠、头晕、头乱。

应用：①失眠为主，而有肠胃症状者。②天柱用泻法，其他平补平泻。

二、中镇法

穴位：耳肺穴、耳心穴，耳神门，迎香、神门、足三里。

功能：清肺、和胃、安神镇静。

主治：戒烟、失眠、面部痉挛、神志病。

应用：①肺胃有热，心神不安烦躁者。②均用平补平泻。

三、重镇法

穴位：合谷、太冲、气海、血海、膻中、膈俞、承浆、风府、印堂、筋缩。

功能：调营卫、和气血，重镇安神。

主治：痛症、失眠、风疹、癫狂痉厥等。

加减法：在三镇法基础上，也可依下情况加穴应用。

1. 按五脏七情：若因七情、五脏方面的病症较重可按以下加穴。①病在肝，患者多怒：加太冲，肝俞。②病在心，患者过喜：加神门，心俞。③病在脾，患者多思：加太白，脾俞。④病在肺，患者多悲：加太渊，肺俞。⑤病在肾、患者多恐：加太溪、肾俞。

2. 病在头、脑，有语言、神志症状明显加：百会，四神聪。

3. 因火、热内盛，即脏腑内热壅盛加：十宣放血，曲泽、委中（二穴针刺留针或点刺出血）。

4. 因痰、因湿内盛，蒙心攻脑者加：中脘、足三里，间使，公孙、丰隆。

5. 剧烈疼痛，神志不安者加：大陵、间使，龙眼穴放血。

在使用三镇法时也要遵循"急则治其标"、"缓则治其本"或"标本兼顾"的原则，才能取得较好的治疗效果。

简要针药救急十法

中医亦有一些急救措施，但因条件不同应用较少，今仅就笔者临床应用属内科范围内的一些方法，总结出以下十条。它可以在不同的条件下进行配合或单独使用，如中西医条件都已具备者，要互相配合，共同抢救。如医疗条件较差，或在边远地区，或路途如遇险情，可单独使用，故名救急十法。

一、祛痰

适应证：各种急症，痰涎壅盛，呼吸急促。

方法：针中脘、内关、丰隆，泻法不留针。药用竹沥水30ml，急滴入口中或鼻饲。

二、开窍

适应证：各种急症，痰热壅盛，神昏不语。

方法：针水沟、间使、丰隆，泻法不留针。药用安宫牛黄丸一丸，加竹沥水30ml，化开滴入口中或鼻饲。

三、泄热

适应证：高烧壮热，神昏欲抽，体温39℃以上。

方法：针十宣放血，又针曲池、足三里、印堂、大椎、俱泻法不留针。药用紫雪散一支，竹沥水30ml冲服。

四、降压

适应证：头痛，血压增高，脉弦，舌红苔腻，血压160/100mmHg以上。

方法：针十宣放血，另针风池、内关、阳陵泉，太冲，泻法可留针。药用龙胆泻肝丸9g温开水送下，日服二次（苔不腻时亦可用菊明降压丸）。

五、脱汗

适应证：汗出不止，呼吸短促，精神不振。

方法：灸气海，最少 30 分钟，灸时防止烫伤，注意汗情及呼吸、精神情况。药可用人参9g、麦冬9g、五味子9g，急煎服。

六、回阳

适应证：汗多气喘，肢冷脉微，神昏欲脱。

方法：灸气海，30 分钟。针神门、太溪，足三里，补法不留针。

七、通便

适应证：大便燥结，腹胀矢气。

方法：针天枢、大肠俞、上巨虚、列缺，泻法，不留针。大便燥用玄明粉9g 冲服。

八、利尿

适应证：小便短少，腹胀拒按。

方法：取列缺、气海、三阴交，平补平泻，不留针。或灸百会、肾俞，指按阴交穴。药可用车前子9g，水煎服。或淡竹叶9g，水煎服。

九、醒神

适应证：神志昏迷，叫之不应。

方法：取水沟、劳宫、涌泉，强刺激不留针。药用牛黄清心丸一丸，开水化开，滴入口中或鼻饲，有清心的作用。或者苏合香丸一丸，开水化开，滴入或鼻饲，有行气的作用。或人参10g 脓煎，滴入或鼻饲，有补气的作用。

十、止痉

适应证：高烧抽搐，角弓反张。

方法：针十宣放血，另取水沟、印堂、合谷、太冲、阳陵泉、昆仑、攒竹，强刺不留针。药用紫雪散一支，或牛黄镇惊丸一丸，或牛黄抱龙丸一丸，竹沥水 30ml 化开，急灌入或鼻饲。

常见病症针灸用穴、中成药配合治疗

一、感冒

因受风寒，身冷发热，鼻塞流涕，头痛身痛，咳嗽。

1. 穴位

（1）大椎、风池、合谷。

（2）发烧重加：曲池、外关。

（3）咳嗽重加：列缺、尺泽。

（4）咽痛重加：少商、商阳。

（5）鼻塞重加：迎香、肺俞。

2. 中成药

（1）银翘解毒丸：清热解表。外受风寒、内稍有热者用。每次二丸，日服二次，温开水送下。避风寒，忌油腻、生冷、瓜果。

（2）羚翘解毒丸：清热解表。外受风寒、内热较重者用。服量、服法、禁忌同上。

（3）葱白三个，生姜三片，淡豆豉 9g，水煎服。外受风寒较重者，煎服取汗，避风寒。

如用上述法热不退者，应进一步到医院找医生检查诊治。

二、中暑

因夏天暑热伤人心气，故见头晕、恶心、气促、汗出、身热、胸闷。重者有晕倒、不知人事者。

1. 穴位

（1）十宣放血，水沟、间使。

（2）发热重：委中、曲泽俱放血。

（3）呕吐重：金津、玉液俱放血。

2. 中成药

（1）藿香正气丸：清暑和胃。外受暑湿，头痛、恶寒、发热、胸闷、吐泻者用。每次二丸，口服二次，温开水送下。忌生冷油腻。

（2）六一散：祛暑，利水，止泻。受暑后，口渴、呕吐、水泻、尿少者用此每次 9g，温开水送服。

（3）益元散：主治同六一散，兼有镇心安神之效，暑热神志昏沉急服之。量同六一散。

（4）轻度中暑可大量吃西瓜，利水清暑。西瓜有"天生白虎汤"之名。

（5）周氏回生丹：祛暑散寒止泻。外受暑内受寒，身热口渴、吐泻尿少者用。每服十粒。温开水送下。多用于小儿。

三、咳嗽

咳嗽，是肺受邪，肺气失宣而上逆的表现。有声无痰为咳，有痰无声为嗽，有声有痰为咳嗽。咳嗽有外感、内伤、痰热之分。

1. 穴位

（1）列缺、尺泽、肺俞。

（2）外感加：大椎、风池、合谷。

（3）肝热犯肺加：太冲、阳陵泉。

（4）痰湿重加：丰隆、太白、足三里。

2. 中成药

（1）橘红丸：清肺止嗽化痰。肺热咳嗽有痰者用。每次二丸，日服二次，白开水送下。忌生冷油腻食物。

（2）通宣理肺丸：解表宣肺止咳。用于外感风寒，肺失宣降而咳嗽、痰多的。每次二丸，日服二次，白开水送服。

（3）二陈丸：祛湿，和胃，化痰，咳嗽、痰稀白，伴恶心欲吐者用。每次六克，日服二次，温开水送服。

（4）养阴清肺丸：养阴润肺止嗽，阴虚肺热咳嗽，口干舌燥，干咳痰少者用。每次二丸，日服二次，温开水送服。无外感者用。

（5）清肺抑火化痰丸：清热通便，止咳化痰，肺经实火，咳吐黄痰，口干舌燥，咽喉肿痛，大便秘结不畅者用。每次六克，服二次，大便得畅，则可减量少服。

四、哮喘

哮喘，是呼吸急促有声，甚则张口抬肩，喘不能卧，常由风痰、肾虚而致。

1. 穴位

（1）膻中、列缺、足三里。

（2）痰多加：中脘、丰隆。

（3）虚弱者加灸：肺俞、气海。

2. 中成药

（1）定喘丸：止嗽定喘，久病咳喘、痰多者用，每服六克，日服二次，温开水送服，避风寒。

（2）龙脑鸡苏丸：清肺止嗽，化痰定喘。肺经湿热，痰黄、气喘者用，每次六克，日服二次，温开水送下。

（3）洋参保肺丸：因肺气虚，久咳、声低息微者用。每次一丸，日服二次，温开水送下。

（4）儿童清肺丸：清肺止嗽，化痰定喘。对儿童外感风寒、咳嗽痰多气喘者多用，每次一～二丸，日服二次，温开水送下。

五、吐泻

胃气上逆，饮食或水液从口而出为吐。大便次多、量多、质稀为泻，吐泻是因脾胃升降失调所致。

1. 穴位

（1）内关、中脘、足三里。

（2）泻重时加：天枢、气海、大肠俞。

（3）因寒而泻：灸天枢、气海、脾俞。

（4）易急怒者加：太冲、阳陵泉。

（5）因热盛吐者：金津、玉液放血。

（6）止吐：地颌穴（下巴尖处）。

2. 中成药

（1）藿香正气丸：祛暑和胃。因受暑而吐泻者服，每次二丸，日服二次，姜汤水送下。

（2）附子理中丸：温中散寒。因中焦脾胃虚而受寒吐泻者用。每次一～二丸，日服二次，姜汤水送下。

（3）左金丸：舒肝和胃，因生气而致胁痛、吐泻者用。每次六克，日服二次，白开水送下。

（4）人参健脾丸：益气健脾。脾胃虚弱，消化不良，常有慢性泄泻者用，每服两丸，日服二次，温开水送下。

（5）四神丸：温补脾肾。久病泄泻、腰酸、肢软、晨起欲泻者用。每服九克，日服二次，

六、痢疾

痢疾为肠道传染病，有腹痛、里急后重、大便次多量少而有脓血，或伴发热，痢疾初起多因积滞。

1. 穴位

（1）天枢、气海、下巨虚。

（2）发热加：大椎、曲池。

（3）慢性时可灸脾俞、血海。

2. 中成药

（1）木香槟榔丸：消积化滞。痢疾初起即可应用，每次九克，日服二次，温开水送下。

（2）香连丸：行气清热，用于痢疾而兼发热的。每次九克，日服二次，温开水送下。

七、便秘

大便干燥或便不通畅，兼见腹痛；亦有习性惯便秘的。

1. 穴位

（1）天枢、气海、足三里、三阴交。

（2）气虚便秘者：灸天枢、气海、大肠俞。

（3）气滞便秘者：支沟、阳陵泉。

2. 中成药

（1）麻仁滋脾丸：润肠通便。用于津液缺少之大便不下，及习惯性便秘。每次一～二丸，日服一次，便通即止。

（2）大黄六克，玄明粉六克。水煎服。大便干结不下、腹痛，可软坚攻下，本方用于实证，大便通下即可。

（3）生蜂蜜：冲服可治津液缺少之便秘及习惯性便秘。每服一～二匙，温开水冲服。

（4）黄连上清丸：清热通便。大便干、头眩、目赤，治当用此，每服六克，日服二次，温开送下。

八、脱肛

直肠脱出肛门之外，谓之脱肛。常因久泻脾虚、中气下陷，或大便干燥，用力过度而致。

1. 穴位

（1）百会、大肠俞、脾俞灸、肾俞灸。

（2）久泻者加：天枢灸、气海灸。

（3）大便干燥者加：支沟、阳陵泉。

2. 中成药

（1）补中益气丸：可以补益中气，升陷而治脱肛，对于气虚懒言、神倦自汗、子宫下垂、久痢脱肛可用。每次六克，日服二次，白开水送服。

（2）麻仁滋脾丸：润肠通便。大便干燥，津液不足而脱肛者用。每次两丸，日服一次，大便通畅即可。

九、失眠

不能入睡，或睡眠不实，稍惊则醒，为失眠。常伴有头痛、头晕、精神不振等。亦有因消化不好而失眠，谓之"胃不和则卧不安"。

1. 穴位

（1）神门、三阴交、印堂、风池，可养心健脾，镇静安神。

（2）太溪、神门、肾俞、心俞，均交通心肾而治失眠。

（3）天柱、神门、足三里，可和胃安神治失眠。

（4）少冲，清心除烦安神。

2. 中成药

（1）人参归脾丸：养心健脾。心跳、肢倦而失眠者可服。每次一丸，日服二次，温开水送服。

（2）朱砂安神丸：养血安神。因心血不足不易入睡，或常心慌、心跳、易惊者可用。每次一丸，日服二次，白开水送下。

（3）枕中丹：镇静安神。每次二丸，日一次，睡前服。

十、惊悸

惊、悸都可使心跳加快。惊者常因惊吓而忽然心跳加快，外因而致也；悸则不惊自跳，常因于气血虚弱，不能自己控制。

1. 穴位

（1）内关、神门、印堂、足三里，可用于一般心惊心悸。

（2）气血不足者：中脘、天枢、脾俞、胃俞。

（3）痰热重，咳吐黄痰，惊悸者加：列缺、丰隆。

2. 中成药

（1）人参归脾丸：养心健脾。心悸、纳差、头晕者可用。每次一丸，一日二次，温开水送下。

（2）二陈丸：和胃祛痰。因痰湿而致惊悸者可用。每次九克，日服二次，温开水送下。

十一、癫狂痫

癫、狂、痫三者都属神志疾患。癫者，其人沉静、痴呆、神经不正常，常谓"文疯子"。狂者，其人狂妄、乱跑、打骂人、不识亲疏，俗称"武疯子"。痫者，突然昏倒、不省人事、口吐白沫、全身抽搐；醒后如常人，但常感疲劳。

1. 穴位

（1）癫者：健脾、化痰、开窍。穴用：丰隆、足三里、神门、水沟、心俞、脾俞。

（2）狂者：清化痰热，开窍安神。穴用：水沟、少商、曲池、风府、隐白、丰隆。

（3）痫者：祛痰开窍止痉。穴用：间使、丰隆、水沟、阳陵泉、筋缩。

2. 中成药

（1）癫：二陈丸，清气化痰，每次九克，日服二次，温开水送下。

（2）狂：礞石滚痰丸，豁痰开窍。每服六克，日服一次，温开水送下。

（3）痫：医痫无双丸，祛痰开窍止痉。每服九克。日服二次，白开水送下。

十二、眩晕

眼前发黑谓之目眩，头旋转站不稳为晕，二者常同时并发，谓之眩晕。有因肝胆火，有因肾虚，有因痰热，有因外感。

1. 穴位

（1）百会、风池、合谷。

（2）肝火者，心烦易急、胁痛：加太冲、阳陵泉。

（3）肾虚者，腰酸、耳鸣、加肾俞、太溪。

（4）外感风寒：加后溪、足三里。

2. 中成药

（1）龙胆泻肝丸：清泻肝胆实火。每次九克，日服二次，白开水送下。

（2）杞菊地黄丸：补肾平肝。每次二丸，日服二次，白开水送下。

（3）清眩丸，祛风清热。外感风寒，内有热者可用。每次一丸，日服二次，白开水送下。

十三、遗尿

遗尿，是自己知道，但不能控制，而尿自出，多见于老人。尿床，是自己不知道，尿后即醒，多见小儿。

1. 穴位

（1）遗尿：气海灸、足三里灸、肾俞。

（2）尿床：水沟、神门、中极、膀胱俞、肾俞、阴陵泉。

2. 中成药

（1）补中益气丸：气虚而倦怠、懒言者用。每次九克，日服二次，白开水送下。

（2）六味地黄丸：肾司二便。肾气虚，肾阴不足，腰酸、头晕、耳鸣、心烦易急可用。每次二丸，一日二次，淡盐水送下。

（3）加味缩泉丸：固涩小便，防止尿床。每次二丸，日服二次，温开水送服。

十四、尿闭

尿闭，指尿量减少，排尿困难，腹胀，有时尿痛。气滞、气虚者常见此症，淋症亦常有尿闭。

1. 穴位

（1）气海、阴陵泉，三阴交、中极、足三里。宜于气滞者。

（2）气虚的加：列缺、肾俞灸、气海灸。

2. 中成药

（1）分清止淋丸：清膀胱湿热。下焦因湿热阻滞而尿闭者可用。每次六克，日服二次，温开水送服。

（2）补中益气丸：补中益气。气虚倦怠、懒言、尿闭者可用。每次九克，日服二次，温开水送服。

十五、遗精

指男性睡眠中不性交而遗出精液。有梦为遗精，多为肝胆湿热。无梦为滑精，多因肾气虚弱。

1. 穴位

（1）肾俞、气海、神门、太溪、三阴交。

（2）心烦口苦，肝胆湿热者加：太冲、阳陵泉。

（3）肾虚者加：志室、气海灸。

2. 中成药

（1）龙胆泻肝丸：清泄肝胆。每次六克，日服二次，温开水送服。

（2）锁阳固精丸：补肾固精。肾气虚，精关不固，梦遗滑精者用。每次一丸，日服二次，温开水送下。

（3）核桃夹煎代茶，可涩精，防遗、滑精。

十六、阳痿

性交时阴茎不举，或举而不坚，多因肾阳虚造成。

1. 穴位：秩边、肾俞灸、气海灸、三阴交、太溪。

2. 中成药：全鹿丸：补肾壮阳。每次一丸，日服二次。

十七、黄疸

多为湿热重所致。症见目黄、身黄、腹胀、倦怠、厌油腻食物、胁痛。

1. 穴位

（1）胆俞、阳陵泉、足三里、太冲。

（2）脾俞、中脘、足三里、阴陵泉。

（3）胸闷加：内关。

（4）倦怠加：气海。

（5）纳少加：公孙。

（6）便稀加：天枢。

2. 中成药

（1）茵陈五苓丸：清利湿热。尿少、尿黄、倦怠乏力者用。每次九克，日服二次，温开水送下。

（2）藿香正气丸：清暑祛湿热。发黄兼见上吐下泻者用。每次二丸，日服二次，温开水送下。

十八、水肿

全身、面目、四肢浮肿，与肺、脾、肾关系密切。

1. 穴位：

（1）支沟、列缺、脾俞、水分、气海、肾俞。

（2）气虚：气海灸。

2. 中成药

（1）金匮肾气丸：滋补肾阳。肾阳虚，小便不利，水肿者用。每服一丸，日服二次，温开水送下。

（2）人参健脾丸：健脾祛湿。脾气虚，倦怠、肢肿者用。每次一丸，日服二次，温开水送下。

十九、疝气

腹痛，牵及睾丸亦痛，并下坠，大腿根部疼痛。此病与肝经有关，常因受寒气滞所致。

1. 穴位：

（1）大敦、气海、关元、三阴交、太冲。

（2）三角灸，以等边（每边长为患者两口角之间距离）三角形，顶角置神阙，灸两底角所在位置，可散寒行气止痛。

2. 中成药

茴香橘核丸：行气止痛。每次九克，日服二次，温开水送下。

二十、痹证

感受风寒湿三气，引起四肢经络气血失畅而致疼痛的病。

行痹：风邪盛，特点为痛无定处。

痛痹：寒邪盛，特点为痛有定处。

着痹：湿邪盛，特点为沉重麻木。

热痹：以上邪气郁久化热为热痹。

1. 穴位

（1）肩痛：肩髃、肩髎、臑俞。

（2）肘臂痛：曲池、天井、合谷、外关、尺泽。

（3）腕痛：阳池、外关、阳溪、腕骨。

（4）髀枢部痛：环跳、悬钟。

（5）股部痛：秩边、承山、阳陵泉。

（6）膝部痛：阴陵泉、三阴交、阳陵泉。

（7）踝部痛：申脉、照海、昆仑。

2. 中成药

（1）疏风定痛丸：祛风散寒，活血止痛。因受风寒而痛者用。每次一丸，日服二次，温开水送下。

（2）山药丸：强壮筋骨，活血止痛。每次一丸，日服二次，温开水送下。

二十一、痿证

肌肉痿软无力，或肌肉萎缩，一般不痛，多属虚证。

1. 穴位：

（1）上肢：肩髃、曲池、合谷、阳溪。

（2）下肢：环跳、阳陵泉、悬钟、足三里。

（3）肺热加：尺泽、列缺。

（4）湿热重加：阳陵泉、三阴交。

（5）中气虚加：中脘、天枢。

（6）肝肾虚加：肝俞、肾俞。

2. 中成药

（1）二妙丸：祛湿热。每次九克，日服二次。

（2）加味金刚丸：强壮筋骨。每次二丸，日服二次，温开水服下。

（3）健步虎潜丸：强壮筋骨，补益肝肾。每次一丸，日服二次，温开水服下。

二十二、头痛

头为诸阳之会，阳气集中之处，每因内外因影响，气血失畅而疼痛，针灸临床常分经辨证治疗。

1. 穴位

（1）头顶痛：百会、四神聪、行间。

（2）两侧痛：率谷、太阳、支沟、阳陵泉。

（3）前额痛：上星、头维、合谷、内庭。

（4）后脑痛：百会、后顶、风池、昆仑。

2. 中成药

（1）清眩丸：治外感头痛、头晕。每服一丸，日服二次，温开水送下。

（2）龙胆泻肝丸：治因肝胆湿热而两侧头痛。每次九克，日服二次，温开水送下。

（3）芎菊上清丸：清散上焦风热，每次九克，日服二次，温开水送下。

二十三、胁痛

两侧胁下或一侧疼痛，常因肝气失调或闪挫而致。

1. 穴位

（1）太冲、支沟、阳陵泉、内关。

（2）闪挫：加水沟、委中。

2. 中成药

（1）舒肝丸：舒肝理气。肝郁气滞者用，每次一丸，日服二次，温开水送下。

（2）左金丸：肝气郁结，泻热止痛，每次九克，一日二次，温开水服下。

二十四、胃痛

胃脘当心而痛，有时痛支两胁。区别于心绞痛引起胃脘部的疼痛，后者当有心脏病史。

1. 穴位

（1）肝胃不和，痛及两胁，用中脘、内关、足三里、太冲、支沟、阳陵泉。

（2）脾胃虚寒：中脘、气海、足三里、三阴交、脾俞、胃俞。

2. 中成药

（1）舒肝丸：肝胃不和者用。每次二丸，日服二次，温开水送下。

（2）越鞠保和丸：解气、血、痰、火、食、湿郁，而止胃痛。每次九克，日服二次，白开水送下。

（3）附子理中丸：因寒而痛，且平常中气虚者用，每次一丸，日服二次。

二十五、腹痛

脐以下痛为腹痛，常因寒，因停食，因脾虚而致。

1. 穴位

（1）因寒：中脘灸、气海灸、足三里、公孙。

（2）停食：上中下三脘、天枢、气海、内关、足三里。

2. 中成药

（1）因寒：附子理中丸，每次一丸，日服二次，温开水送下。

（2）停食：加味保和丸，消导化积。每次九克，日服二次，白开水送下。

（3）脾虚：补中益气丸，补益中气，每次九克，日服二次，白开水送下。

二十六、腰痛

腰部疼痛，因寒，有因肾虚，因外伤所致者。

1. 穴位

（1）因寒湿：腰阳关、承山、昆仑。

（2）因肾虚：肾俞、命门、太溪。

（3）因外伤：肾俞、水沟、委中刺血。

④急性疼痛：针攒竹，出泪。

2. 中成药

（1）因寒湿：疏风定痛丸，每次二丸，日服二次，白开水送下。

（2）因肾虚：六味地黄丸，每次二丸，日服二次，淡盐水送下。

（3）外伤痛：跌打丸，每次二丸，日服二次，白开水送下。

二十七、风疹

突然全身起红疙瘩，一片一片，色红，刺痒，反复发作。

1. 穴位

（1）曲池、血海、委中、风池。

（2）肝热加：太冲。

（3）消化不好加：中脘、足三里。

2. 中成药

（1）防风通圣丸：解表清里。内有热、外受风者用。每次九克，日服二次，白开水送下。

二十八、丹毒

身起一片一片疹子，红、肿、热、痛，持续时间不等，且不在一处，名赤游丹。

1. 穴位

（1）合谷、曲池、委中、血海。

（2）热盛：十宣放血。

2. 中成药

（1）清热用：牛黄解毒丸。每次一丸，日服二次，白开水送下。

（2）初起可服连翘败毒丸，每次二丸，日服二次，白开水送下。

二十九、目赤

白睛发红，俗名红眼病，多因肝胆热邪所致。

1. 穴位

（1）攒竹、丝竹空、风池、太冲、合谷。

（2）耳后红筋（充血之毛细血管）放血。

2. 中成药

（1）黄连上清丸：每次九克，后服二次，温开水送下。

（2）龙胆泻肝丸：肝胆有热，口苦者用。每次九克，日服二次，白开水送下。

三十、咽痛

咽喉疼痛有急、慢性两种。

1. 穴位

（1）急性：少商出血、商阳出血、合谷。

（2）慢性：合谷、列缺、照海。

2. 中成药

（1）急性：黄连上清丸，每次九克，日服二次，温开水送下。

（2）慢性：六神丸，每次三～五粒，温开水送下，日服二次。

三十一、牙痛

牙痛有因于胃热、肾虚之别。前者痛甚。后者痛轻，时痛时止，牙齿有的松动。

1. 穴位

（1）上牙痛：属胃，穴用上关、颊车、内庭。

（2）下牙痛：属大肠，穴用下关、颊车、合谷。

（3）肝火旺加：太冲。

④牙痛：承浆、风府。

⑤牙痛：吹患侧耳朵。

2. 中成药

（1）急性实火，牛黄上清丸，每次一丸，日服二次，温开水送下。

（2）慢性虚火：杞菊地黄丸，每次一丸，日服二次，温开水送下。

三十二、月经不调

月经不调，有月经提前，月经推迟，月经前后不定期等几种类型。

1. 穴位

（1）月经提前：因热，穴用太冲、太溪。

（2）月经错后：因虚，穴用天枢、归来。

（3）前后不定：交信、足三里。

④以上俱可用气海、三阴交。

2. 中成药

（1）益母草膏：养血祛瘀调经，每次9g，后服二次，温开水冲服。月经提前者多用。

（2）女金丹：温暖子宫，养血调经。每次一丸，日服二次，温开水送下。月经错后多用。

（3）乌鸡白凤丸：补气养血，调经止带，每次一丸，日服二次，温开水送下。气血两虚，月经前后不定期者多用。

三十三、痛经

有经前后，或行经中腹痛为痛经。经前痛多为气滞，行经痛多为血瘀，经后痛多为气血虚。

1. 穴位

（1）月经前痛：中极、地机、秩边、三阴交，行气活血止痛。

（2）行经腹痛：中极、合谷、太冲、三阴交、秩边。

（3）月经后痛：脾俞灸、肾俞灸、关元灸、足三里、三阴交。

2. 中成药

（1）艾附暖宫丸：散寒止痛，温暖子宫。每次一丸，日服二次，温开水送下。

（2）九制香附丸：行气止痛。每次九克，日服二次，温开水送下。

（3）八珍丸：补气血止痛。每次一丸，日服二丸，温开水送下。

三十四、经闭

经闭有因血枯，即贫血；有因血瘀而血行不畅者。

1. 穴位

（1）血枯：脾俞灸、肾俞灸、气海、足三里。

（2）血瘀滞：中极、太冲、合谷、血海。

2. 中成药

（1）血枯：八珍丸，每次二丸，日服二次，温开水送下。

（2）血瘀：大黄䗪虫丸，每次一丸，日服二次,温开水送下。

三十五、崩漏

崩：子宫大出血。漏：经血淋漓不尽。

1. 穴位

（1）关元、三阴交、隐白。

（2）实热血崩：血海、曲泉。

（3）气虚漏症：百会、足三里。

2. 中成药

（1）清热：益母草膏，每次九克，温开水冲服，日二次。

（2）补虚：人参归脾丸，每次二丸，日服二次，温开水
送下。

三十六、乳少

乳少有因气血虚，有因气滞者。

1. 穴位

（1）气滞：膻中、少泽、乳根灸。

（2）实证：太冲。

（3）虚证：脾俞灸、足三里。

2. 中成药

（1）气滞：舒肝丸，每次一丸，日服二次，温开水送下。

（2）气血虚：八珍丸：每次二丸，日服二次。温开水送下。
或用猪蹄熬汤，可下奶。

三十七、带下

妇女阴道流出物为带，黄色，味大多为湿热所致，色不黄，

味小多为寒湿所致。

1. 穴位

（1）气海、三阴交、脾俞、大肠俞。

（2）湿热重加：行间、阴陵泉。

（3）寒湿重加：关元、足三里。

2. 中成药

（1）补气祛湿：千金止滞丸，每次六克，日服二次，温开水送下。

（2）调经止带：乌鸡白凤丸，每次一丸，日服二次，温开水送下。

三十八、子宫下垂

多因生育过多，或产时过力，造成中气不足。

1. 穴位　百会灸、气海、归来、足三里、三阴交。

2. 中成药　补中益气丸，每次九克，日服二次，温开水送下。

三十九、惊风

急惊：多于发热中突然肢抽、口噤、角弓反张、昏迷不醒。

慢惊：多因于泻久脾虚，抽搐来势缓慢，睡时露睛。

1. 穴位

（1）合谷、太冲。

（2）急惊加：印堂、阳陵泉。

（3）慢惊加：中脘、天枢、足三里。

2. 中成药

（1）牛黄镇惊丸：高热抽搐时用。每次一丸，日服二次，温开水送下。

（2）妙灵丹：清热止搐。每次一丸，日服二次，温开水送下。

四十、疳疾

形瘦，消化不良，毛发焦稀，腹大肢瘦，大便特臭。

1. 穴位

（1）四缝针出黄水、足三里、中脘。

（2）捏脊。

2. 中成药

（1）大山楂丸，每次一丸，一日三次，温开水送下。

（2）小儿香橘丹，健脾助消化。每次一丸，日服二次，温开水送下。

四十一、虫症

一切寄生虫所致。

1. 穴位

（1）足三里、三阴交。

（2）血海。

2. 中成药

（1）乌梅丸，每次二丸，日服二次。

（2）肥儿丸，每次一丸，日服二次。

四十二、落枕

因寒或因睡眠姿势不正而致。

1. 穴位

（1）风池、后溪、悬钟。

（2）风府、承浆。

2. 中成药

疏风定痛丸，每次一丸，日服二次。

第 二 部 分
中医针灸临床经验

中医针灸医案

"镇静六穴"

一、"镇静六穴"临床应用

"镇静六穴"是中国中医研究院广安门医院高立山老师多年临床实践总结出来的一组具有镇静安神作用的处方。它由足三里、神门、迎香和耳穴的心、肺、神门六个穴位组成，通过和胃、养心、清肺而达到镇静安神的临床效果。这组穴在临床上有其独特的效用，兹就个人体会介绍如下：

（一）治疗痛证

"镇静六穴"有明显的镇痛作用，尤其是对头面部的疼痛效果更佳。如西医所谓的三叉神经痛、血管神经性头痛以及神经衰弱性头痛，用"镇静六穴"治疗均可获得较好疗效。曾治陶某，男，34岁，患左侧三叉神经痛一个半月，经北京各大医院治疗无效。来诊时因剧烈疼痛已一周不能吃饭、饮水，不敢说话、洗脸，服大量卡马西平亦不能止痛，疼痛部位以左鼻翼处最明显，触痛明显。舌淡、苔薄、黄，脉沉细数。辨证为阳明有热，治以"镇静六穴"，留针30分钟后疼痛即明显减轻。当时可以大声说话，可以饮水。至第二诊时已能进食，洗脸漱口均不痛，至第四诊疼痛即基本消失，共治疗7次不疼而愈。

（二）治疗风证

风性主动，这里所指的风证多是指中医辨证为心脾两虚或血虚或阳亢或内热而引起的内风。它包括西医的面肌痉挛、锥体外系症状，舞蹈病和小儿多动症。曾用"镇静六穴"治愈一例面肌痉挛17年的病人。患者女性，44岁，17年前因受风寒后出现右面瘫，用针刺治疗2月余，面瘫基本恢复时出现右侧面肌痉挛。因其居住乡村治疗不及时一直延续至今。来诊时右侧面肌抽搐明显，尤以下眼睑及右口角最重，精力集中时抽搐加重伴心烦易怒，脾气急躁。舌质偏红、苔薄、黄，脉弦数。证属肝阳化风。治以"镇静六穴"加大冲。本例病人用此法共治疗12次（一个疗程）诸症消失。

（三）治疗神志病

本组穴有镇静安神作用，故可用来治疗神志病。中医神志病的病因有脾胃聚湿成痰，痰阻心窍或情志刺激、肝郁不舒或内伤心脾，心神失养或心火独炽、神志不宁或饮食不节、脾胃不和。这些病因均可导致中医的神志病。就其临床表现相当于西医的神经官能症，神经衰弱以及抑郁症和焦虑症。这些症状都与心主神明有关。心喜静，静则心神内守而神藏，故可用"镇静六穴"来镇静安神。曾治吕某，一月前因生气后胸闷不舒，寡言少语，有时出现身体不自主运动，夜寐差，恶梦纷纭，纳呆，乏力，精神萎靡不振，头晕，时呕恶。舌淡、苔白微腻，脉滑。证属痰浊中阻。针"镇静六穴"加丰隆。经治四次配服逍遥丸一月而愈。

（四）治疗心悸

心悸是指病人自觉心动异常，心慌不安，甚则不能自主的一类疾病，相当于西医的功能性心律失常。曾治疗一例，杨某，男，28岁，因劳伤心脾又居住潮湿而出现心悸（功能性室性早搏）经治疗2个月，服西药无效，而用"镇静六穴"治疗7次，基本控制临床症状。

高立山 主治 徐惠卿 整理

二、"镇静六穴"治疗多种疑难杂病

（一）失眠

李某某，男，29岁。

患者于两年前由于过度劳累后出现失眠，每晚只能入睡3~4小时，且伴多梦，四肢关节发紧，腹胀纳差，每遇劳累或情志不畅时诸症加重，舌淡苔白有齿痕，脉象沉弦。

此属心脾两虚，神不守舍，以致失眠。

用"镇静六穴"加天柱、太溪、中脘、丰隆，进行针刺治疗，每日一次，七次后能睡4~5小时，其他症状减轻，针十次后，患者不再失眠能睡八小时、不做梦，诸症全部消失。

按语：心、肝、脾、肾等脏气血虚弱或失调以及七情过急均可导致失眠，本病例属心脾两虚，且有阴虚，故在"镇静六穴"的基础上，又加天柱镇静安神；太溪补肾纳气交通心肾；中脘、丰隆，健脾和胃安神。如此心神得养，睡眠自安。

（二）癫病

韩某某，男，6岁。

患儿一岁时高烧后出现抽搐，从此患儿经常在每年2~3月发作一次，全身抽搐，口吐白沫，小便失禁，两目上视，平常每日服鲁米那2.5片，若停药或减量则发病加重，常需输氧缓解，目前不论服药与否，每月25日，都要发作，舌质淡、舌尖红、苔白、脉沉细。

症属高热伤阴，阴虚肝旺，虚风内动，发为癫病，复因消化不好，痰热内生更易助长病情。

用镇静六穴加太冲为第一方。上脘、中脘、下脘、天枢、气海、内关、足三里、丰隆为第二方。

以上两方交替使用，每天针刺一次，十二次为一疗程，并将鲁米那减服半片，经四个疗程治疗后，改为隔日针一次，到第六个疗程后，鲁米那全部停服，患儿不再发病，两年后随访，从未发作，且上小学，学习中上。

按语：癫痫是一种阵发性神志失常的疾病，中医属神志病范围，常因风、火、痰、惊所引发，高老师在治疗时，主要选用"镇静六穴"合调理脾胃，化痰开窍的穴位。平常以健脾祛痰开窍，发作期重加镇痉防抽之穴位，在治疗过程中，始终不忘调理心、肝、脾、肾。（详见后述）

（三）面肌痉挛

王某某，男，41岁。

患者于五年前逐渐发生左上眼睑痉挛，时轻时重，经常发作，经治疗，效果不明显，一年后整个左侧面部痉挛，时发时止，时轻时重，每因睡眠不好，情绪变动则面部抽搐加重，左面部肌肉稍有萎缩，左眼裂变小，口向左稍㖞，常有失眠，多梦，纳差等症，舌质淡，舌苔白厚，脉细弦。

病延至今证属气血两亏、筋脉失养以致面部肌肉萎缩抽搐。

治用镇静六穴加血海、太冲、丰隆。

上穴每日一次针刺，十二次一个疗程，在一疗程后，痉挛有所缓解，抽搐程度也轻，每疗程后休息一周，治五个疗程后痉挛基本控制，睡眠好转、梦少、纳增，面色渐红润，又经一疗程，萎缩没有全部恢复，但抽搐完全控制，嘱其防止急躁，增加营养吸收以促萎缩全部恢复。

按语：患者平素脾胃虚弱，气虚痰阻，血虚不能濡养筋脉，用镇静六穴，和胃镇痉安神加太冲平肝理气缓解痉挛，丰隆健脾化痰，血海养血柔筋，共凑养血荣筋止痉之效，并嘱注意饮食，调理脾胃，增加营养，充实阳明，以复面部肌肉萎缩。亦可配合按摩。

（四）牛皮癣

余某某，女，40岁。

患者于三个月之前，两膝下方各出现红色点状斑丘疹，逐渐扩大至直径2.5厘米，边缘清晰的斑片，表皮有鳞屑脱落，瘙痒难忍，并伴心烦、口干、大便干结，小便色黄，舌质红，舌苔黄，脉滑数。

证属气机壅滞，郁久化火，积于肌肤，血虚风燥，发为上症。

治用镇静六穴加风池、血海、丰隆。

每天一次，经五次针刺治疗后，患部瘙痒明显减轻，斑片面积逐渐缩小，共经两个疗程治疗，患部皮肤恢复正常，瘙痒也不发作。

按语：祖国医学认为，牛皮癣多因情志不遂，热毒伏于营血，或者脾胃不和，气机不畅郁久化热，又感风热结于肌肤而发病。高老师治疗此病例，重在调理肺胃的同时，又重视养血祛风，清泄腑热，故加风池、血海、丰隆。故其效果明显。

（五）瘿病

闰某某，女，40岁。

患者长期情志不遂，三年前发现颈部有些变粗，逐渐肿大，下颌低头时不能触及颈部，自觉衣服领口变小，局部刺痒发热，触摸后刺痒加剧，并有心悸、纳差、舌质淡、舌苔白，脉象沉细弦。

病属肝郁犯脾，脾失健运，痰湿阻于颈部发为瘿病。

治以（1）镇静六穴加泽前穴（尺泽前二寸），风池。（2）局部围刺。

每日一次，针刺五次后，颈部肿胀明显减轻，睡卧时不觉憋闷，刺痒轻，共针十二次后肿胀全部消失，刺痒、心悸、胸闷不在发作，饮食正常，停针调理。

按语：本病由肝失条达，脾失健运，痰气郁阻颈部经络，发为瘿病。在镇静六穴调理肺胃、理气祛痰基础上又加治瘿经验穴泽前，增强祛痰理气。局部围刺属宛陈者除之，上穴合力达软坚、消肿、理气、散热，故很快消散。

（六）抽搐

张某某，女，7岁。

患儿于半年前因惊恐后腹部偶发抽搐，继则逐渐加重，延及上肢、下肢、头部常阵发性抽搐，因抽搐影响学习，不能写字，注意力集中时抽搐次数增多，抽搐幅度加大。平素常心悸、胸闷、消化不好、舌质淡、舌苔白、脉弦滑，曾服中西药，均不见效。

症属儿童精血未充，肝肾不足，复因惊恐，惊则气乱，恐则气下，心肾不交，发为抽搐。

治以（1）镇静六穴加天枢、阳陵泉。（2）肝俞、脾俞、肾俞、大肠俞、风池。

每日针一次，十二次一疗程后，抽搐次数明显减少，上二组穴轮换使用，又治两个疗程而抽搐不发作，病情痊愈而停针。

按语：儿童精血未充，肝肾不足，复因惊恐，以致心肾不交，不能控制全身阵发抽搐，故用镇静六穴，镇痉防抽，复用肝脾肾俞调理脏腑再加大肠俞、风池，清热祛风，坚持治疗取得效果。

高立山　治疗　　陈冰　整理（河南）

三、"镇静六穴"治疗颤证临床体会

"镇静六穴"对颤证的治疗有较好效果，根据颤证的临床表

现不一，可随症加减。

1. 许多患者颤抖日久不愈，程度也越来越重，常伴头晕、目眩、耳鸣、失眠多梦、腰膝酸软，肢体麻木，走路不稳等。《医宗己任篇》："年老体弱，肝肾亏虚，不能荣筋养骨，为之动摇而不能主持也。"对于这类患者宜活血宁心，补肝肾，针灸取"镇静六穴"为主，配合大陵，可随证配风池、大椎、太冲等。曾有一男性患者，45岁，安徽人，自诉双下肢行走不稳五年余，伴语言不清，逐渐加重行走须人扶持，周身乏力，四肢抖动，大便四、五日一次，尿频、尿急，记忆力减退，舌、眼球无震颤、舌暗苔白少津，脉弦数，曾在某西医院诊断为"多系统变性病"口服"左旋多巴、安坦、都可喜"等，住院一年，无明显效果，前来诊治，一诊时取"镇静六穴"加大棱、太冲、上星、廉泉后，可行三、四步不须人扶持，二诊时取三阴交、中脘，以调和脾胃，语言稍清，大便正常，五诊时行走颤抖明显减轻，且不再服任何药物，尿频、尿急均消失，高教授认为这类患者以中老年为多，肝肾阴虚，精血受损，以致水不涵木，肝风内动，筋脉失养而致。

2. 有些患者临床上表现为头部或面部痉挛，或细小关节瞤动颤抖，伴头晕、口干、多汗、胸闷、视物不清等，高教授认为这类患者多因风火交盛，痰热互阻所致，或因五志过极木火太盛而克脾土，脾为四肢之本，为肌肉之本，肝木太旺，生风挟痰而致。《证治准绳》："筋脉约束不住而莫能主持，风之象也。"曾有一老年患者，张某，男，55岁，诉面部发紧，抖动睁眼不能，面部抽搐，伴行走不稳，闭眼后减轻，生活尚能自理，便尚调，舌白苔腻，脉滑，曾在某西医院诊为"肌紧张不全"，现证属阳明有热，痰热阻络，治宜清散阳明，化痰镇痉，取"镇静六穴"加头维、合谷、间使、丰隆，配合局部取穴，治疗月余，面部抽搐基本控制。

3. 对于功能性或情志内伤所致的患者，颤抖常或轻或重，尚可自制、头晕、惊恐、多梦、易激动，或情绪低落，高教授分析为惊恐伤肾，肾气不能上承于心，心肾不交，神无所寄，魂无所藏，《医学纲目》："诸禁鼓慄，如丧神守"，《济生方》："多由喜怒不节，忧思过度，而成斯焉"。曾有一小患者，11岁，因受惊吓而致全身抽搐，每日数次小发作，意识清，思维可，易惊恐，多梦、失眠、脉沉细、舌淡苔白、尖红，小便尚多，大便调，初诊时以："镇静、安神化痰"，用"镇静六穴"加太溪、丰隆、间使，而患者仍抽搐，震抖不已，效不显。二诊时以安神定志为主，取"镇静六穴"配阳陵泉、内关、志室、膏肓，抽搐频率明显减轻，失眠也有好转。三诊时复加肾俞、魂门、百会，发作明显减少。五诊加太阳、印堂、隐白不抽搐，偶有发作。七诊时取"镇静六穴"配大陵、通里、太溪，交通心肾，未见抽搐，巩固一次而愈。

小结：

1. 镇静六穴主要由：神门、足三里、迎香、耳神门、耳心穴、耳肺穴组成，镇乃镇痉熄风，静乃安神定志，合称为镇静法，主要清肺和胃，安神镇静。临床宜平补平泻，尤其耳上三穴，使针能立于耳上，谓之得气，双耳交替取穴，日一次。

2. 临床治颤取穴基本以"镇静六穴"为主，可配合随证加减穴，也可配子午流注，或灵龟八法取穴。

3. 针刺时，可先宁心安神，如取"大陵"待患者安静，再躺下针"镇静六穴"每日一次，十二次一疗程，休息一周再作下一疗程。

4. 颤证多见于中老年患者，病因病机较复杂，治疗不易速效。应用中医理论，认真分析病情，处方施治，坚持治疗，自会取得一定效果。

高立山　主治　　杨安荣　整理（湖北）

四、"以静治动法"配合火针治疗面肌痉挛23例

面肌痉挛又称面肌抽搐，属于祖国医学"筋惕肉瞤"范畴。笔者在北京中国中医研究院广安门医院针灸科进修学习期间，高立山主任医师对本病的治疗常用"以静制动法"遇病情顽固者常配合火针治疗，疗效显著，现介绍如下：

（一）临床资料

本组共23例，其中男6例，女17例，年龄最小者22岁，最大者69岁；病程最短者2天，最长者30余年；其中8例有外感风寒史，5例继发于面神经麻痹，余者是由筋脉失养或虚风内动所致。

（二）治疗方法

"以静制动法"所取俞穴由体穴和耳穴组成，体穴取迎香、神门、足三里，耳穴取神门、心、肺。

施术；体穴采用毫针施平补平泻手法，正气不足时则补足三里、神门；耳穴用30号1寸毫针直刺穴位，务使针直立方可。对14例有外感风寒史或久治不愈的患者，配合火针点刺抽搐剧烈的部位，隔日治疗一次，10次为一疗程，疗程间休息一周。

（三）疗效标准

治愈：经治疗痉挛消失，一月之内未见复发者。

显效：痉挛基本消失，偶有不自主痉挛，不需治疗即能缓解者。

好转：痉挛幅度和次数明显减少，痉挛持续时间明显缩短者。

无效：治疗10次后，临床症状未见明显改善者。

（四）治疗效果

23例病人治疗后，痊愈19例（82.6%），显效1例（4.4%），好转3例（13.0%）。有效率达100%，6例痊愈者，

最少治疗6次，最多达48次，一般治疗10～20次即可治愈。

（五）典型病例

路某某，女，63岁，工人。

主诉：左侧面肌抽搐近30年，得于面神经麻痹之后，遇风寒痉挛次数增多，常因生气而诱发，且逐年加重，经多方治疗罔效。

检查：痉挛已发展至整个面部，每次抽搐约5～10分钟，每日抽20～30次，剧烈痉挛时须手重按局部方可制止。不抽搐时口角右歪，右眼裂明显缩小。素有情绪易波动、急躁。舌质偏红、苔白边黄、脉沉弦。证属面部抽动，寒邪收引。治以温经散寒，镇静止痉，用"以静制动法"治疗，痉挛剧烈部位用细火针点刺，经3次治疗后痉挛明显减轻，治一疗程后症状基本控制，休息一周后症状无反复，继做第二疗程，共治23次获愈。

（六）体会

1. "以静制动所取穴位"是高立山老师多年临床经验的总结，其疗效显著。针刺本组穴，如果病人得气较快，针刺手法轻重适宜，针刺10分钟后病人可出现困倦、咽干、全身有一种较为舒适的朦胧感时，治疗痉挛效果较好，故称为"镇静穴"，因共六个穴位又叫"镇六穴"。

这种治疗面肌痉挛同传统治疗方法有一定区别，传统治法以取局部治痉挛的穴位为主，结合辨证或循经取穴，在临床中有的病例，越刺局部痉挛越重。本穴位以养心、安神、培补中焦、荣养经脉，从而达到镇静止痉的效果。

2. 火针治疗面肌痉挛报道较少，贺普仁教授所著《针具技法》一书载有人针治疗本病的医案，笔者临床试用确有很好效果，尤其对有外感风寒史和久治不愈者，火针不失为一种很好的方法。

3. 本组5例病人是在治疗面神经麻痹过程中因刺激量过大，

刺激时间过长而致面肌痉挛的，因此提示临床医生治疗面瘫时要注意不要过重及长时间针刺，按一定疗程治疗。中间要有休息。此病尚属难治顽症，鼓励病人树立信心，配合治疗也很重要。

高立山　指导　　曹文钟等　治疗（河北）

五、失眠一例证治体会

刘某某，女，34岁，会计。

初诊病情：彻夜不眠一月余。

患者从事会计工作十余年，性格内向，遇事每易辗转思虑。两年前曾因思虑过度而致心悸、头晕、睡眠多梦、疲乏无力，某某医院诊断为："植物神经功能紊乱"，给以安定、谷维素等，药物治疗，时好时坏。一月前因心事不遂，忧思过度，以致彻夜不眠，服安定、谷维素等，症状无明显改善，且心烦、易惊、稍一惊扰即觉心跳不安，善恐、胆小，不敢独自外出，就诊需人陪伴，总觉心中不快，悲伤欲哭，常常担心晕倒咽干口燥，耳鸣，腰酸喜暖，夜尿4~5次。曾服柏子养心丸，天王补心丹，反致心烦意乱，顿生口疮，故停止服药，目前症状如上，大便不干，小便发黄，舌红津少，脉细数。

（一）辨证立法

脾，足太阴之脉，属脾、络胃……注心中，患者心事不遂，思虑无穷，以致忧思郁结，化火伤阴，循经上扰亦伤心阴，阴虚不能制阳，阳浮于外，不入于阴则彻夜不眠。热扰于心则心烦、易惊，惊则心无所依，神无所归，虑无所定，故气乱矣，气乱于上则头昏沉有欲倒之感，心气不足，神不守舍则悲伤欲哭。血不养心则心悸。肾司二便，心阴不足，心火独亢而上炎，不能下交于肾，肾失温养夜间尿多，腰酸喜暖、耳鸣。肾在志为恐，肾虚则善恐、胆小。口干咽燥，舌红少津，脉象细数，均为阴虚有热。脾虚纳谷不香，倦怠。病及心、脾、肾三脏，然心之气阴不足，是产生诸证之源。故治疗立法以：养心阴、益心气、清虚热、安心神。

（二）针穴方药

针穴：天柱、神门、足三里。

方药：生牙草10g，浮小麦12g，大枣3枚、生地12g，木通10g、淡竹叶6g、柏子仁12g、炒枣仁12g、朱茯神10g，水煎服，五付。

（三）治疗经过

本病历从1987年12月27日至1988年1月9日，共十天，就诊五次，其中计五次，服汤药十付。针天柱、神门、足三里，药以甘麦大枣汤合导赤散，服四付药，针两次后，病人自己敢来就诊不用陪伴，夜睡五小时但睡眠不实，夜尿减至2次，心烦、易惊、善恐、胆小诸症都有减轻。三诊，即针第三次，穴位不变，汤药中加生龙牡各15g，重镇安神。四诊，第四次治疗，就诊前患者已睡七小时，次日精神好，已无悲伤欲哭之感，不夜尿、舌淡红、苔薄白、脉细稍数，效不更方，继用前法。五诊：能睡七小时，自觉恢复正常，偶有心悸，舌淡红，苔薄白，脉细不数，虚火渐清不扰阴血，气阴渐复，心神安定，予原方继服巩固疗效。一月后随访，病情平稳无发作。能睡七个多小时。

（四）治疗体会

1. 患者平素劳心过度，近一月余又心事不遂，忧思恼怒，耗伤心阴，累及心气，神无所主以致诸证蜂起。因此以养心阴、益心气、清虚热、安心神为治疗大法。甘麦大枣汤为主方，取浮小麦味甘微寒，调养心阴。甘草之甘平，养心缓急，佐使大枣甘平质润补益中气，寓补于清淡之中。乍然惊叫，识火之将至，患者心烦易惊，不眠均属心经热象，故配导赤散，利尿清心。针灸治疗使用天柱、神门、足三里，取天柱导气下行，治气乱于头使宁神定惊；足三里为阳明之穴可升清降浊，调理气机，泻热清心，二穴均用泻法；神门，心经原穴，可清心中郁热，养心阴，益心气。三穴相配，共凑养阴清热，调气安神之功。针药并用，效果明显，热邪得清，心神安定，眠睡好转，唯心悸偶作，乃属心阴尚差，心失所养故予原方继服调理，巩固疗效。

2. 本病例有心肾不交的情况，治疗中未用补肾之品，但腰酸喜暖，夜尿次多、耳鸣、善恐、胆小的症状都消失了。这是因为心的阴阳不平衡气阴两虚，造成心气不能下交于肾，故调理心经、养心阴、益心气，心气足下交于肾心肾相交，诸证俱除。

3. 从病症的治疗上看，很容易想到柏子养心丸，天王补心丹等药，但患者服后，非但不效，反生它变。此病症为气阴两伤，虚热内生心神不宁的严重失眠，甘麦大枣汤，取其甘淡微寒，补而不峻，药少力专，清淡平和之意。又配导赤散利尿清热安神，二者相配，病情速愈。天王补心丹适用于心肾不交、阴虚火动而致之失眠，大剂滋阴清热的天王补心丹，热邪不去，反使肾水更寒。其中丹参、当归补血养心，党参、茯苓补益心脾，气血双补，壅遏气机，反助热生火，配酸枣仁、五味子酸敛之品，致郁热于内，泄越无门，火性上炎，心烦加重，口舌生仓，反致失眠，因此在治疗失眠应用药物一定要在认清病机，了解药性的基础上灵活应用，才能取得满意的效果。

高立山　主治　　郭云　整理（北京）

"胃 十 针"

一、"胃十针"的临床应用

"胃十针"是我国著名老中医，中国中医研究院广安门医院主任医师高立山教授，在继承前人经验基础上又经他三十多年的临床实践，探索总结出来的一个疗法。主要用于治疗脾胃疾病。其组成穴位为：上脘、中脘、下脘、气海四个穴位再加天枢两穴，内关两穴，足三里两穴共十个穴位。根据临床辨证配穴，治疗各种脾胃疾病，往往取得满意疗效，笔者通过学习和几年的临床应用，体会到"胃十针"在治疗脾胃疾病中，确与其他疗法不同，其主要作用机制充分体现了针灸穴中的局部取穴与远端取穴相结合的特点，因为三脘三个穴位配以胃之合穴足三里可调理胃气，以大肠之募穴天枢调理传导排泄功能，从而促进胃肠之和降功能，气海又称下丹田，有强壮作用；内关为心包之络穴，通阴维而主一身之里，更有宽胸理气降气和胃之功，这些穴位组合在一起，通过针刺可取得通调肠胃，化积导滞，振奋脾胃之阳，调理后天之本。故治疗效果显著。

基于笔者对"胃十针"的临床应用和对其作用的分析认识，认为"胃十针"不仅治疗脾胃病，而且对以脾胃为主的一些其他疾病治疗效果也很好，如失眠、头疼、心悸、便秘、腹泻等具有脾胃不和的病理变化者，通过辨证，以"胃十针"加减化裁进行治疗，都取得满意疗效。现分述如下：

1. 用于治疗心悸

心悸为心脾两虚，气血两亏所致者，常伴有纳呆，乏力等，这常是久病体虚或思虑过度而劳倦心脾所致。用"胃十针"振奋脾胃之气，因后天之本，化生气血，心有所养则心悸可除。

病例；冯某某，男，55岁，初诊日期为1995年4月3日，主诉心悸、失眠7~8年，伴头晕、胃脘胀满、大便干，西医诊为神经官能症，心律失常，经多方治疗不好。就诊时面色黄，舌淡苔白，脉沉细兼见结代。证属心脾两虚，针"胃十针"加上星、百会、大椎、风池。留针20分钟。4月5日二诊，患者讲针后胃脘舒畅，食欲改善，睡眠转好，心悸次数明显减少，继用上法治疗，隔日一次，10次一疗程后，心悸基本消失，诸症改善，偶有失眠，休息一周后，继续第二疗程作完，心悸没有复发，诸症均除。

2. 用于治头痛

"胃十针"可用于治疗气血亏虚之头痛。由于多种原因导致脾虚气滞，中气不足，清阳不升，脑失所养以致头痛，劳累则头痛加重，以"胃十针"振奋中焦，升化清阳上荣于脑，头痛可除。

病例：汪某某，女，41岁，干部，初诊日期，1995年3月27日，主诉频发右偏头痛3年，近日加重，伴有不思饮食，甚时呕吐用B止痛剂可缓解片刻或不缓解。就诊时面色萎黄，精神疲倦，语声轻微，舌淡苔薄白，脉沉细无力。证属中气不足，气血亏虚。针"胃十针"加大椎、风池、百会、头维、三阴交，针后头痛减轻，第二日不痛。隔日针一次，针十次，其间仅痛一次，且轻微，无呕吐，无纳呆。睡眠好。

3. 用于治疗失眠

"胃十针"用于治疗心脾两虚，气血不足之失眠，也可用于治疗痰热内扰之失眠。心脾两虚，血不上奉，心失所养，心神不宁而失眠；胃有宿食停滞，积而不化则生痰，痰积生热，上扰心神则失眠。以"胃十针"即能调和脾胃而固后天之本，又能消食导滞而除痰热，则失眠可愈。

病例：王某某，男，72岁，初诊日期，1995年4月6日，主诉失眠7~8日，近日加重，伴头重目眩、胸闷、心烦、口苦、不思饮食，大便干燥便秘，舌紫暗苔黄厚腻、脉弦滑。证属痰热内蕴，上扰心神。针"胃十针"加丰隆、大椎、风池。第二日就诊大便通畅、睡眠好转，见舌红、苔薄黄，同上治疗每日一次，共针十次，诸症均除。

4. 用于治疗痹症

痹症乃营卫失调，风、寒、湿三气杂至而成。倘若兼有气血亏虚，筋脉失畅测可致痹久不愈，绵绵作痛，劳则加重，并伴纳少或脘腹不适。此时便可以"胃十针"治疗，生化气血，疏通经络以荣筋脉。

病例：吕某某，男，56 岁，干部，初诊日期，1993 年 4 月 9 日，主诉左肩痛一年余，近日加重。活动受限，夜间痛甚，伴有纳少，胃脘不适，大便干，初诊时左肩周围压痛，上举及外展受限，舌淡苔薄白，脉沉细，证属气血不足，风寒阻滞经络。针"胃十针"加大椎、风池、肩三针、曲池，隔日一次，共针十次后纳增，胃脘舒适，肩痛明显减轻，两个疗程后，诸症全消，左上肢活动自如。

脾胃属中焦，是升降之枢纽，脾胃健运则清阳出上窍而发腠理，浊阴出下窍而归六腑，故脾胃为后天之本，气血生化之源，其功能正常与否直接影响疾病的发生、发展、变化及治疗转归。笔者抓住病机之根本，灵活运用"胃十针"扩展其应用范围，通过振奋脾胃之气，升清补虚，消积导滞，和胃降浊，调理中焦，达到治疗相关疾病的目的，通过临床应用，笔者深深体会到"胃十针"是治疗脾胃不足及相关疾病的有效配方，它脾胃同治，胃肠共调，因此对其治疗范围，笔者将进一步探索。

高立山　审阅　　黄南滨　总结（北京）

二、"胃十针"的临床验案

"胃十针"为北京金针王乐亭所传方，它的组成为三脘（上、中、下）、天枢双、气海、内关双、足三里双。经王老弟子中国中医研究院广安门医院针灸科高立山主任医师近 40 年临床应用，发挥效果明显，现就本人跟高老师临床学习，总结验案，介绍如下，供各位参考。

（一）痿证

患者，野某某，女性，35 岁，工人。1995 年 12 月 8 日初诊。

主诉：右上肢酸困十年，近一年加重，伴倦怠乏力，右胸背灼热。

病史：十年前因劳累致右上肢酸困，休息好可以缓解，但反复发作，一年前加重，右上肢乏力麻木，右胸肋后背阵发性灼热向右上肢放射，曾在北京某某医院 MRI 示：颈椎下段及胸椎上段空洞症，因西医无特殊治疗方法而来本科就诊，现症见右上肢痠困乏力，麻木不适，喜揉喜按，右胸肋及后背阵发灼热向右臂放射，纳少，夜寐欠安，月经前后不定期，大便稀，舌质淡白，舌苔黄腻，脉细。

辨证：脾虚、中气不足故见乏力，肢麻，气郁化热胸背灼热，经脉失养乏力而成痿症。

立法：健脾益气。

处方："胃十针"加公孙、大椎、上七节。

治疗经过：按上方治疗，每日一次，十二次一疗程后患者右上肢酸困明显减轻，右背灼热消失，右胸腋轻微灼热，半月中仅有两次较明显胸腋处灼热，用上方治第二疗程后，右臂无明显酸困，仅夜寐压迫及大声说话时觉右胸肋灼热向右臂放射一阵，只持续 1～2 秒，因家在外地，嘱服补中益气丸调理善后并定期复查。

（二）麻木

患者，王某某，男性，54 岁，工人。1995 年 11 月 3 日初诊。

主诉：双膝以下麻木疼痛半年。

病史：患糖尿病九年，半年来出现双膝以下麻木疼痛，糖尿病住院输液，服中药等治疗，不好转，现症见双膝以下麻木、双足疼痛、发凉、不出汗、口干不欲饮，纳少腹胀，大便不畅，舌质淡，舌苔白腻，脉沉滑。

辨证：湿困中焦，脾阳被遏，不能温煦肢末。

立法：祛湿调中，和胃健脾，行气通络。

处方："胃十针"加公孙、丰隆、八风。

治疗经过：按上方针一次后，患者腹胀减轻，食欲稍好，续针六次后食纳好，腹胀消，双膝以下麻木疼痛明显好转，自觉足部温热，有汗出，大便排出黏滞物，舌苔由白腻转薄白，后改用天枢、丰隆、公孙调理至十二次，时间从 1995 年 11 月 3 日至 11 月 16 日，患者食欲转好，大便通畅，膝下麻木疼痛消失。停针回外地，用二妙丸口服调理善后。

（三）眩晕

患者，李某某，男性，48 岁，干部，1996 年 1 月 15 日初诊。

主诉，头晕目眩三个月。

病史：三个月前骑车上班时突然觉得头晕视物旋转，伴恶心、呕吐，西医诊为"颈椎病"，服中西药治疗，症无好转，现在仍阵发头晕，视物旋转，恶心欲吐，纳谷减少，大便不畅，舌淡苔白，脉弦滑。

辨证：胃气不和，清阳不升，浊阴不降，而致眩晕。

立法：和胃调中，升清降浊，清利头目。

处方："胃十针"加头维，印堂，太阳。

治疗经过：用上方治疗三次后，眩晕未发作，续用此方巩固三次，时间从 1996 年 1 月 15 日至 20 日，共针六次，诸症消失，纳睡俱好，二便通调，停针观察。

（四）摇头风

患者，张某某，女性，3 岁，初诊日期：1996 年 1 月 3 日。

代述：头部不自主摇动两个多月。

病史：患儿有耳聋历史，2 个月前因离开父母居住，哭闹生气后出现头部震摇，着急时加重，纳少，大便秘结，口不张，脉弦细。

辨证：因怒伤肝，阳明热滞，肝郁化火，兼因胃热而动风。

立法：和胃平肝，祛风。

处方："胃十针"加风池、风府、百会、四神聪、印堂、太冲。

治疗经过：用上方点刺不留针，治疗三次后头摇次数明显减少，效不更方连续针完十二次，时间从1月3日至1月15日。患儿纳寐俱好，二便通利，头不摇动，停针治疗。

（五）失眠

患者，胡某某，男性，23岁，个体户。1996年1月15日初诊。

主诉：失眠伴胃脘不适半月余。

病史：半月来饮食不节致胃脘不适，恶心，心胸堵闷憋气，夜间难以入睡，纳谷尚可，大便不调，舌红苔白腻，脉细弦。

辨证：胃气不和，郁而化热，上扰神明。

立法：和胃清热。

处方："胃十针"加头维、太阳。

治疗经过：用上方治疗三次后，大便通畅，胃脘堵闷消失，夜寐安，继续巩固治疗三次，时间从1996年1月15日至1月21日，共针六次，诸症告愈。

体会：

1. 脾胃为后天之本，气血生化之源，许多疾病的发生，均与脾胃关系密切，上述五个病例，足以证明这一点，"胃十针"组方中三脘配天枢、气海能理脾和胃，助脾胃运化，内关通阴维脉能宽胸理气，足三里胃经之合穴，专治胃肠疾患，诸穴相配能调理脾胃气机，祛湿助运化，临床上应用广泛，除上述病症外，还常用于胃脘痛，呕吐及泄泻等。

2. 针灸调理脾胃有其独到的一面，与中西药相比，针灸无胃肠道刺激等毒副作用，更有利于脾胃功能的恢复。

高立山　主治　　严晓春　整理（福建）

"中 风"

一、针刺为主治疗急性中风六例

急性中风包括了西医的"脑血管意外"属常见多发病，秋末冬初由于天气骤变，再因饮酒生气，使其发病明显增多，治疗六例，以针灸为主，配合中药，全都治愈。六例全为男性，年龄80～43岁，治疗时间最长9次，最少4次，今介绍典型一例如下，供参考。

刘某，男，49岁，初诊日期1991年9月19日下午。

左侧肢体不灵活已两天，患者两天前即出现头痛头晕，当时未引起注意，昨日中午饮酒过多，休息后出现左半身肢体麻木，继则活动不灵活，今日加重，现在左半身麻木活动不利，行走时左下肢痿软无力，须人扶持，呈跛行状态，且各种感觉减退，头脑胀痛，两目少神，语言尚清，睡眠欠安，饮食二便一般。舌淡苔白，脉沉细微弦。

证属：素体有热，外受风邪，发为中风中经络。

治则：祛风通络为主。

取穴：大椎、风池、风府、风市、阴市、足三里、曲池、内关，留针30分钟。

中药：黄芪15g、桂枝12g、白芍12g、甘草10g、生姜3片、大枣5枚、桑枝15g、鸡血藤15g，水煎服，三副。

医嘱：①此情况为中风初起，针药门诊治疗，如有急性变化，应速急诊治疗，不可延误。②忌食辛辣、生冷、刺激性食物，如烟酒、辣子、大蒜等。③避风寒、防摔倒，忌情绪波动，大怒大喜。

患者针后即觉症状减轻，左下肢稍有力，稍有人持即可行走，左上肢活动也较灵活。

二诊：1991年9月21日上午

患者于初诊（19日）又去某某医院急诊，经CT提示为"右颞顶叶脑梗塞"，医院让其留院观察，但患者自觉症状已改善，故未留观又来就诊。患者服药2付，针一次左下肢功能基本恢复，行走不用人扶且较前灵活，肌力增加，但仍麻木，睡眠转安，舌淡红，苔薄白脉沉细微弦。继服前方，又针刺治疗一次。

三诊：1991年9月23日上午

患者自行步入诊室，走路正常不跛行，两目有神，语言流利，思维敏捷，自觉左上肢力量稍差，右侧头仍胀痛。口苦、口干、咽干、不欲饮、大便三日未行、纳差，舌质偏红，苔薄黄，脉象弦缓，此外邪未净，步入少阳阳明。

针穴：风池、曲池、合谷、天枢、上巨虚、阳陵泉。

中药：柴胡12g，半夏10g，党参12g，甘草10g，黄芩10g，生姜3片，大枣3枚，麻仁15g，水煎服，三副。

四诊：1991年9月26日下午

针药后诸症消失，无任何不适，纳增多，大便通畅，舌淡红，苔白厚根稍腻。

针穴：曲池、内关、足三里、三阴交。中药：越鞠保和丸，每次6g，日服二次，连服三天，患者后又来针二次为了巩固，自述自己已经上班。

本例前后八天，治疗四次，兼服中药而愈未用任何西药，可见中医针灸对中风治疗是有其功效的。《医宗金鉴》中记载："风从外中伤肢体，体伤不仁与不用"。患者体有内热又加饮酒，初不介意致肢体活动不利呈不用，麻木感觉迟钝而不仁，实属外中风之真中，故首次治疗以祛风通络为主，取大椎、风池、风府、风市祛风为主，辅曲池调气行血，内关清心安神。又桂枝汤祛风逐邪调和营卫。气虚则麻，血虚则木，再以黄芪益气，补卫黄芪起不用之意。选方平淡，用穴不多，但理精法巧，针药后效果明显，至第三诊邪有入少阳、阳明之际，又用小柴胡汤加麻仁，和解少阳，通调肠府导邪外出，穴用风池、阳陵泉、和少阳、曲池、上巨虚、合谷、天枢，调肠胃，至四诊病已近愈再用越鞠保和丸，调理气以善后，终获痊愈。

中风卒中期虽属针灸适应证，但西医在救急中有诸多方法尤其给药渠道方便，检查细微，在治疗中可观察各种变化，故急性期用针灸较少，我们从上病例及临床中体会到，此种病例，即早应用针灸，或针灸中西药配合治疗，进行抢救都会取得更好效果。万不可等待不针，延误针灸治疗机会

高立山　审阅　　曹文钟　整理（河北）

二、中风（中经络）针刺体会

姓名：彭某某，性别，女，年龄 76 岁，病历号，22126，初诊时间：1995 年 6 月 16 日。

病名，中风（中经络）

病因：外感风邪，邪气阻滞经络。

初诊病情：患者左半身不遂，不能行走，乏力三天，其发病，因三天前扭秧歌劳累汗出后坐地休息，稍感头晕、头痛，无恶心呕吐，次日晨起时突然感左侧半身肢体不能活动、乏力、口部稍㖞斜伴唇部稍麻木，闭眼可，言语清晰，无昏迷史，送当地医院 CT 检查，诊断为"脑血栓"予以活血化瘀，镇肝潜阳之方药，症状未减，仍易汗出、头晕、胸闷、焦急、大小便正常，舌淡苔薄白，脉细弦。

辨证分析：患者 76 岁，年龄已高，精血衰耗，经络亏虚复因劳累后汗出，卫阳不固，感受风邪，风邪侵袭肌腠之间，阻滞经络，正如《灵枢·刺节真邪篇》指出：虚邪偏客于身半，其

入深，内居营卫，营卫稍衰，则真气去，邪气独留，导致营卫不通，气血运动失灵，风从外来伤肢体，故肢体不能活动，致成半身不遂，头为诸阳之会，邪气循经上扰清阳之分，故头晕、头痛，肝为风脏，风木旺则金衰不能制木，而木复生火，扰于心则焦急、烦躁，汗为心之液，故多汗，舌淡苔薄白，脉细脉，为风邪所致之证，证属外感风邪，阻滞经络。

辨证立法：祛风，行气活血，通络。

诊治经过：初诊以风池、大椎、颈夹脊、支沟为主疏风行气通络，配以十宣点刺放血，足三里、太冲、风市、阴市、阳陵泉、曲池活血通络，患者上肢能作抬举运动，但感沉重。次日取阳明经穴位，条口透丰隆、阳、阴陵泉、曲池、合谷调理脾气，患者上肢能抬举到唇部，并且患膝稍能屈，但乏力，脉稍弦。初诊后第三天，运用子午流注针法，时值辰日升"阳陵泉穴"，深刺激，轻捻转，抬手慢慢有劲，并抬手至、鼻、眼部、稍能屈指，且能屈膝，精神清，仍感汗出，脉浮，运用桂枝汤加减：桂枝、白芍、甘草、生姜、大枣、黄芪、桃红、红花、地龙，共伍剂，针、药并用，口渴、唇麻消失，睡眠可，饮食正常。而初诊后四天，运用"阳陵泉穴"，无此效果，只感局部酸胀。前法继续运用。十诊时已抬手至头顶，并可摸对侧耳朵，可作向上抬举，伸直手臂，能行走但乏力，精神较佳，当巩固疗效，再作一疗程。

治疗小结：从 1995 年 6 月 16 日至 6 月 22 日，前后 7 天共针五次，每次必取"风池、大椎、支沟"，并配合子午流注时间针法，重在"祛风、行气通络"，并嘱患者主动、被动用力抬手屈膝，抬手一次比一次有劲，纳睡正常，二便调，头晕、头痛消失，6 月 23 日至 6 月 29 日，前后 7 天五次针刺，取阳明经穴为主：肩髃、曲池，合谷、足三里、条口、阴市、风市等穴，取《内经》中"治痿独取阳明"之意，调理全身气血、通络。十诊时患者不但没反复，反而抬手至头顶，摸耳，为巩固疗效，继续针刺一疗程。

治疗体会：

1. 中医辨证以四诊为主，患者因劳累汗出受风而致头晕、头痛、肢体活动不利，舌淡苔薄白，病机为"风从外来伤肢体"，外感风邪，阻滞经络，针刺风池、风府、大椎，并投以桂枝汤加减，重在祛风行气通络，调和营卫，待风邪已去，患者年龄已高，当补营卫生化之源，重在调理脾胃，故后法调理全身之气血。针、药并用，症状立减。

2. 患者为中风中经络，三诊时曾运用子午流注时间针法，来诊时值开"阳陵泉穴"，阳陵泉穴为"筋之会穴"，运用此穴，符合时间、病情、穴位三位一体，针刺深刺，轻捻转，患者感手足轻松，精神佳，活动有力，而次日复用此穴，患者只感局部酸、胀感，无此效果，说明子午流注针法，功效独特。

3. 此病人起病急、发病快，但整个疗程中，未用西药及静脉点滴疗法，除配以桂枝汤加减五剂外，全部用针刺疗法，说明针灸在急慢性脑血管疾病中疗效独特。

4. 作为基层卫生人员，条件及经验不足，对疾病认识也很片面，在脑血管疾病急性期，不敢大胆运用针灸治疗，而此次在老师带领下，辨证治疗，先针后药，针药并用，效果很好，因此，作为基层医务人员，一定要掌握好中医辨证立法思想，才能提高我们治病的疗效。

高立山　主治　　杨安荣　整理（湖北）

疼　痛

一、治疗痛证经验（一）

高立山老师是中国中医研究院广安门医院针灸科的主任医

师。他临证 30 年积累了丰富的临床经验，并形成了自己独特的学术思想，他创立的"止痛十法"从病因论治，取穴少，疗效高，使针刺治痛向着标准化和规范化迈进了一大步。今择取高教师治疗痛证的几例医案，以示佐证：

（一）行气止痛

张某某，男，40 岁，腰部疼痛半天活动受限，于 1991 年 10 月 17 日下午来诊。患者于当日上午搬重物时不慎将腰部扭闪，当时疼痛不明显，中午休息后疼痛加重，活动受限。查体：表情痛苦，腰活动度30°＞$\frac{20°}{15°}$＜30°，腰椎生理曲度变直，肌紧张（＋＋＋），腰$_{3-5}$棘旁叩痛（＋＋），领胸试验（＋），直腿抬高右侧 30°，左侧 50°，余无阳性体征。舌淡红，苔薄白，脉沉弦。证属：急性腰痛。膀胱经气失畅而致。治以：行气止痛。

取穴：攒竹、承浆、风府、肾俞。

治疗经过：先针攒竹穴，直刺，用雀啄法，边针边让病人活动，针感由轻到重，至患者眼中充满泪水为度，患者当即痛减，腰部活动自如。再针承浆、风府、肾俞，留针 20 分钟后，患者腰痛消失，腰椎生理曲度恢复，其他病理征均消失。至第 2 次来诊除感觉下肢稍有痿软无力外，无其他症状。在前穴基础上加太溪穴，2 次而获痊愈。

按：攒竹穴治疗急性腰痛是高老师多年临床经验的总结。用之临床每次均可获速效。在古医籍《外科全生集》中有用硼砂点眼治闪腰的记载。根据这一记载，高老师在临证时发现针刺攒竹穴可起到相同的治疗效果。攒竹是足太阳膀胱经的穴位，据经脉所过主治所及，病在下取之上的理论，针刺攒竹穴可以疏通足太阳膀胱经和督脉的经气，达到通则不痛的目的。高老师认为，急性腰痛是由于气血阴阳骤然失调所致，故针风府、承浆以调节人体的气血阴阳，使之恢复正常，经络通畅，痛当自止。针肾俞、太溪资助肾气以疏通膀胱经经气而止痛。

（二）祛风止痛

杨某某，女，38 岁，腰背部疼痛 3 年，加重 3 天。于 1991 年 9 月 11 日来诊。患者于 3 年前夏天腰部受电扇吹后出现腰痛，以后逐渐发展为背部疼痛，经西医治疗效果不佳。3 天前因长途旅行劳累受风后疼痛加重。刻下见症：腰背部疼痛，痛无定处，时轻时重，夜间痛甚，影响睡眠，晨起活动后减轻，大便多溏，小便可，纳一般，舌淡苔白，脉沉细。证属：腰背痛，肾虚劳累后风寒之邪阻于经络。治以：祛风寒，通经络，止疼痛。

取穴：大椎、风池、风府、肾俞、太溪。

治疗经过：先针大椎穴，进针后按倒针柄使针体沿皮向下刺，使针感传到疼痛部位。然后针风池、风府用泻法不留针。最后针肾俞、太溪留针 20 分钟，患者隔日来诊，自述疼痛已减轻晚间能安眠入睡，共治疗 6 次而愈。

按：患者腰背痛已 3 年，病初始于感受风邪，风不祛，痛不能止，故虽 3 载因治不得法终不能根除顽疾，以致肾虚。大椎、风池、风府可疏风散寒，调和营卫，此为治标之法。据其疼痛经久不愈，脉沉细，故可知有肾虚、膀胱经经气俱虚的因素存在。因肾与膀胱相表里，肾气虚可致太阳经气虚，外邪易乘虚而入。正气不复则外邪难祛，故针肾俞、太溪以补肾而温通太阳。治之得法，6 次即愈。

（三）活血止痛

胡某某，女，37 岁，左侧的腰腿痛一年余，于 1991 年 11 月 23 日来诊。患者一年前因骑车上坡用力过猛拉伤左腿，而出现左下肢正中疼痛，以后逐渐发展为腰，尤以左侧为甚，曾服中、西药症状未减轻。刻下症见：左侧腰部及左下肢腓肠肌部位疼痛，按之痛甚，时轻时重，疼痛多在劳累、天气变化时加重，患侧喜暖怕凉，得温痛减，晨起活动后痛轻，自述偶有头晕、耳鸣、乏力，饮食、二便尚可，眠安，舌淡苔白，脉沉细。证属：

腰痛，气虚血瘀。治以：行气补肾活血。

取穴：大椎、肾俞、太溪、委中、郄门（左）、大陵（左）。

治疗经过：先针郄门、大陵，让患者活动疼痛部位，约1分钟左右疼痛随即减轻，再针大椎穴（针法同病例2），最后针其他穴，留针30分钟，隔日一次，共治疗5次而愈。

按：此例患者来诊时腰腿痛已一年余，诊前曾服中药（以寒邪阻络论治）、西药而乏效。从病史看有典型的外伤史，而从症状表现上看，因患侧喜暖怕凉，得热痛减，天气变化时疼痛加重，舌淡苔白、脉沉细，这些表现似乎完全可以认为是由寒邪引起，但殊不知，血瘀同样可有类似的临床表现，因为血瘀可致血脉不畅，而寒则血凝，故受寒后血脉愈加凝滞不通，疼痛自然加重。取郄门穴有二意，其一是心主血脉，针郄门可通调血脉，其二是病在上，取之下，因患者下肢腓肠部位与郄门穴部位相当；取大陵有三意，其一通调血脉，其二"诸痛疡疮皆属于心"，其三《难经·六十八难》中说："俞主体重节痛"，《灵枢》中说："病时间时甚者，取之俞，"因大陵是心包经之俞穴故取之。针刺郄门，大陵后，血脉通，则痛立止。《医学心悟》中说："腰痛有风、有热、有湿、瘀血、痰饮，皆标者，肾虚本也。"肾气虚则患者有头晕、耳鸣、乏力脉沉细，故针肾俞、太溪以补肾气，此为治本之法。经络病之住痛移疼多求"原、别、交、会"之道，大椎为诸阳之会，取之可助阳通脉以止痛。委中为"四总穴歌"之一，针之即可活血祛瘀，又取"腰背委中求"之意。

（四）清热止痛

孙某某，女，46岁。左侧乳房下及左胁部疱疹3天，于1991年9月16日来诊。患者于3天前出现左乳房下疼痛，继而局部出现不规则红斑，并在红斑上长出很多粟粒样水疱，近2天疱疹向左胁部扩展，伴有灼热刺痛，不可近及，咽干口苦，心烦意乱，纳呆眠差，便干溲黄，舌尖红苔薄黄，脉弦滑。视疱疹可见地盘鲜红，疱壁紧张，无溃破及渗出。证属：缠腰火丹，热邪炽盛于里而致。治以：清热止痛。

取穴：支沟、大陵、阳陵泉、曲池、合谷、足三里、龙眼穴。

治疗经过：先用三棱针点刺龙眼穴出血，以挤出 10 余滴血为佳。再针大陵穴，患者随即能用手触摸疱疹而不觉痛甚。最后针其他穴位留针 30 分钟，配合清热通利之内服汤药，共治疗 2 次疱疹结痂，疼痛消失，又善后调理治疗 3 次而愈。

按：龙眼穴是高老师治疗带状疱疹的经验穴，它位于手太阳小肠经，在第 5 小指第及指关节之赤白内际处。小肠经与心经相表里，点刺龙眼穴出血可清泄心火，临证表明此穴止痛有立竿见影之功效。在点刺出血后 5 分钟左右，疼痛即明显减轻，2 次后症状基本消失。止痛效果比药为佳。诸痛疡疮皆属心火，故针大陵以清泻心火而止痛。病在阳明和少阳，故针阳陵泉、曲池、合谷、足三里以清泻二阳之火热，再配合中药作善后调理能较快获痊愈且不会留有胁痛之后遗症。

（五）镇静止痛

吕某某，女，38 岁，主因头痛 20 余年。于 1991 年 9 月 18 日来诊。患者于 20 年前即出现头痛，开始疼痛为间断性，发作亦无规律，最长 3、4 个月发作一次，最短 10 余天发作一次．以后发作间隔时间缩短，疼痛性质为刺痛、跳痛，遂在当地医院服中药、西药及针刺治疗，症状稍有缓解，平时需服用镇痛药才能控制疼痛不发作。近几年服用镇痛药已由当初的 1 片增加到目前的 4 片，并因长期服用镇痛药而出现消化道症状。刻下症见：头沉重而痛，为持续性隐痛，每于过劳、情绪波动时疼痛加重，伴有纳差、胃中不适，乏力，睡眠不宁，惊惕易醒，寐中多梦，二便尚可，舌淡红、苔薄黄，脉弦细。证属：头痛。气血失调。治以：调和气血，镇静止痛。

取穴："镇静六穴"加合谷、大冲、印堂。

治疗经过：用本组穴位在治疗到第 12 次时停服所有的镇痛西药，精神转佳，饮食增加，疼痛基本缓解，共治疗 18 次诸症消失，至今未复发。

按：镇静六穴为：体针：足三里、神门、迎香，耳针：心、肺、神门。这六个穴位是高老师临证多年筛选出来的治疗脏腑功能及气血失调的一组非常有效的穴位。临床可用来治疗多种病症，均能取得较好的疗效。针刺手法，体针平补平泻即可，耳针用 1 寸毫针直刺穴位使针直立于耳上不可倾斜、歪倒，高老师认为只有这样才会"得气"。一般病人在针后 10 分钟左右即出现嗜睡、咽干，全身有一种较为轻松、舒适的感觉，出现这种针感临床治疗效果就明显，反之则差。从本组所选的穴位来看以和胃安神、养心安神为主，心神安则君主之官明，君主明则方可使十二官各司职守，以调节气血阴阳使之恢复正常。合谷、太冲为"四关穴"，合谷调气调阳，太冲调血调阴，二穴合用可调和气血，印堂可清热、醒脑、镇静，诸穴合用，共凑调和气血，镇静止痛之功效。

体会：从上述所选五例医案可以看出，高老师治疗"痛证"确有独到之处，不管是独取攒竹穴来治疗急症，还是用"镇静六穴"来祛除顽疾沉疴，均能收到显著疗效，若不为大医者，决非能至此也！高老师在临证时，非常重视首次治疗效果，对于痛证病人，一般第一次即可达到止痛的目的，这一方面是他临床经验的丰富，但更主要的还是高老师强调辨证论治在临床的重要性的学术思想的形成。他创立的"止痛十法"或散风、或活血、或清热、或祛湿、或调和气血、或补益肝肾，圆机活法，妙用无穷，其方虽多，但法却有一"辨证论治"。正因为如此，他从病因论治而创立的"止痛十法"开创了针刺治痛之先河，这从本文所选几例病案可窥见一斑。

高立山　审阅　　曹文钟　整理（河北）

二、治疗痛证经验（二）

高立山老师从事中医针灸三十余年，在针灸治痛方面有着深厚的中医理论与丰富的实践经验，现将所收集的配合使用大陵穴止痛的八个典型病例介绍如下，供同道参考。

（一）痹症四例

例一：陈某某，男性，50 岁：就诊时由家人背入诊室，自诉下肢痛五天，五天前因受寒，从右臀部沿右下肢外侧痛及右足踝，脚不敢着地，转侧及咳嗽则痛增，夜不能寐，怕风无汗，无头晕、耳鸣、腰酸，二便一般，舌质淡，舌苔白，脉象弦。证属外受风寒，少阳经络失畅发为痹症。治以宣痹通络，疏通少阳，高老师除使用治急性腰腿痛经验穴大椎、攒竹及辨证选用风池、秩边、阳陵泉等穴外，根据病人疼痛剧烈，夜不能寐，中医诸痛疡疮，皆属于心，火微则痒，火甚则痛的病情与理论，双针双侧大陵穴用泻法，留针 30 分钟后，病人疼痛十去七八，当时即可自行走出诊室。

例二：张某，男，63 岁。自述左臀部连及左下肢后面痛一年余，酸痛反复发作加重 3 个月，逢阴雨天为甚，得温痛减，饮食、二便一般，舌淡苔黄腻，脉弦滑数。此为内有湿热下注，外为风寒侵袭，发为痹症。针大椎祛风寒，秩边、委中，散风寒疏通足太阳，阳陵泉泻热舒筋，阴陵泉、承山除湿，更配双大陵泻法。针后第二次复诊（隔两天），疼痛明显减轻，病好一半。

例三：雷某某，男，57 岁。自述今年 8 月因下海游泳时间过长，致双膝腘及小腿外侧痛胀，阵发疼痛不能入睡，痛甚时心慌，右耳鸣，舌质淡舌苔白，脉浮取弦滑，应指无力，沉取应指有力。证属肾虚寒湿侵犯足太阳、足少阳，经络失畅，致成寒湿痹症。先针双侧大陵，患者觉针下胀感至手指，得气后再诊脉，脉弦滑，浮取、沉取均应指有力；同时患者说膝腘及右小腿外侧胀痛亦减轻，随之心也不慌。说明大陵穴能调整血脉，使气归于平和，气血通畅，"通则不痛"，随后又用肾俞、委中、阳陵泉、承山、昆仑等补肾通络，巩固效果。

例四：鞠某某，男，74岁。自述腰痛反复发作已七年，一周前因感冒后腰痛复发，坐立困难，舌质红，舌苔黄，舌中央少苔，脉滑数。初以外感风寒，阻滞经络，用散风寒通经络，疼痛不减，又以补肾强腰通络止痛，仍不见效，三诊时病人腰痛不减，不能翻身，不能弯腰，穿袜子困难，打呵欠亦痛，大便干，舌质红，舌苔黄腻，脉沉细弦。先针大陵，得气后让病人活动腰部，即觉腰部疼轻，活动范围扩大。因一、二诊按祛风寒，补肾腰均未见效，此次患者，舌红苔黄腻，大便干，湿热内滞肠腑，外邪也不易除，故用清热肠胃，继针天枢、上巨虚、合谷、大椎、阳陵泉，留针30分钟，患者可以翻身，腰痛轻，活动范围更大，可以弯腰穿上袜子。

（二）杂病四例

例一：王某，女，28岁。产后足跟痛，站立行走则痛甚，怕冷，爱生气，舌质淡，舌苔白，脉象沉。证属产后受风寒血虚肾亏。先针大陵，让患者站立五分钟，足跟痛当时减轻，再针太溪、三阴交、昆仑补肾养肝缓急止痛。

例二：邵某某，女，60岁。慢性阑尾炎史五年，经常右下腹痛，大便干，舌暗红，脉弦数，既往有冠心病史一年，常胸憋心慌。此为大肠湿热所致，针大陵既缓急止痛，又能调和气血，针后得气，患者自觉心慌消失，脉仍弦稍数，右下腹痛缓解，再取天枢、上巨虚，合谷，留针30分钟后，右下腹痛已不明显，两日后来复诊，大便不干，右下腹不痛，饮食、睡眠均好，无心慌。

例三：邢某某，男，61岁。因带状疱疹四天，疼痛难忍来就诊，疱疹始自腰胁向左下肢内侧前缘蔓延，疼痛胀木向左上、下肢及胸胁走窜。因疼坐卧不宁，苦不堪言，就诊时不断呻吟，表情痛苦，即针双大陵配内关止痛，得气后留针五分钟，询问病人疼痛减轻一半，已不呻吟，后按辨证用针、罐、内服药物并用，此病人经 10 次治愈。

例四：任某某，女，54 岁。自述左侧下牙痛半月余。半月前因着急上火突然下牙痛，（说不清那个牙），闪电般抽痛，阵发性发作，痛甚时不能咀嚼进食，夜不能寐，大便干，小便黄，脉弦滑数。就诊当时左下牙疼痛难忍，诊为阳明热盛而致面痛，治以清解阳明郁热，针健侧合谷、患侧大陵，并针头维，使针感下传至面颊，并用承浆、风府等经验穴后当时痛止，留针 20 分钟，病人高兴离去。

针刺大陵穴为何有较好即时止痛的效果呢？跟高老师口传心授有以下三点体会：

1. "诸痛疡疮，皆属于心。"

《内经》记载："诸痛疡疮，皆属于心"。有注曰疮疡皆属心火，火微则痒，火甚则痛。心主血脉，心具有调气活血通畅血脉之功能，而疼痛的发作，多因"不通则痛"若气血调和经络通畅，则"通则不痛"。故多种疼痛多与心有关，尤其疼痛令人心烦意乱，坐卧不宁，说明疼痛与心火有关，然心为五脏六腑之大主，古云："心不受邪"，心包代心用事，故取大陵泻之以清心止痛。

2. "经络滞，而求原、别、交、会之道"，《针灸大成·标幽赋》记载："经络带，而求原别、交、会之道"，此言经络气血壅滞不痛者，而取其原、别、交、会之穴刺之以疏通，大陵为心包经之原穴，刺之可代心以调理气血，疏通经络故有止痛之效果。

3. "体重节痛而俞居"

大陵乃于厥阴心包经之腧穴，《针灸大成·标幽赋》记载：

"体重节痛而俞居"，按五俞穴之理论，凡身体重着，四肢疼痛的疾患，可取受病部位经络或相关经络的俞穴来治疗，故取大陵通络止痛，亦尊此理。

以上应用大陵穴配合治痛的经验和理论供各位临床参考应用。

高立山　主治　　夏卫红　整理（北京）

三、治疗痛证经验（三）

疼痛是临床上最常见的自觉症状，有时也形成独立的病，所以疼痛在中医针灸临床治疗中是非常复杂，不论在性质，发病时间，持续时间长短上都存在着很大差异，它现在内伤、外感、不内外因引起的各种疾病中，因此辨证认识和鉴别疼痛的不同表现，对于临床诊断、治疗有很大意义，我在广安门医院学习时高立山主任医师在临床运用针灸治疗疼痛，有其独特的思路与治疗方法，他根据疼痛的性质、时间、范围、程度、喜恶及疼痛部位的不同形态，依据中医辨证，将诸多的治疗方法，分门归类，列出他针灸治痛的"三则""十法"见《针灸心传》现简介如下，通过典型病历，谈谈个人学习应用的体会：

（一）"三则"

一则：不通则痛，通则不痛：千方百计找出气血不通的原因，运用针灸方法输通不通的脏腑经络的气血。

二则：住痛移痛，取相交相贯之经。经络滞而求原、别、交会之道。

三则：脏腑病而求门、海、俞、募之微。

（二）"十法"

1. **祛风止痛**：治外风引起之疼痛。穴位：风池、风府、风市。

2. **散寒止痛**：治外寒引起之疼痛。穴位：大椎、后溪。

昆仑。

3. 祛湿止痛：治疗湿邪引起的疼痛。穴位：中脘、足三里、三阴交。

4. 行气止痛：治因肝气、脾气郁滞而引起的疼痛。穴位：肝俞、期门、阳陵泉。

5. 活血止痛：治瘀血引起之疼痛。穴位：尺泽、委中、膈俞。

6. 温中止痛：治寒邪伤胃或脾胃虚寒引起的疼痛。穴位：中脘、气海、脾俞。

7. 消导止痛：治进食过多消化不良引起脘腹疼痛。穴位：中脘、天枢、足三里。

8. 养血止痛；各种外伤、手术、产后失血过多引起的疼痛。穴位：肝俞、脾俞，阳陵泉。

9. 清热止痛：用于因热邪热毒而引起的疼痛：穴位：十宣、大陵、丰隆。

10. 补肾止痛：用于各种原因而致肝肾亏损引起的筋骨疼痛。穴位：肝俞、肾俞、太溪、大杼、阳陵泉。

（三）典型病例

1. 腰痛

刘某某，男，69 岁。

患者 20 天前夜间睡眠感受风寒，晨起腰痛，当晚自服人参酒后左下肢疼痛剧烈，不能行走，不能入睡，连日来又服大活络丹 40 丸也无效果。来就诊时疼甚汗出，畏寒肢冷，舌质淡，舌苔白，脉弦滑。

此属寒邪阻络，血脉不通。治以散寒祛风通络止痛。穴用：大椎、风池、秩边、风市、阴市、足三里、太溪、大冲。

针后当天一夜未痛，行走时右下肢麻痛，继针七次后，腰部及左下肢不痛，患者可骑车来就诊。又针五次而不痛行走自然，停针治疗，未有复发。

2. 胸痛

解某某，男，41 岁。

患者两月前因生气、劳累引起胸背部疼痛，疼痛游走不定，阵发性胸闷，每遇情志不遂时诸症加剧，近日来疼痛连及腰部，睡眠、饮食俱差，舌质红，舌苔黄，脉象滑数。

症属肝郁气滞，痰湿不化，阻滞经络。治以疏肝解郁，行气祛湿止痛。穴用：内关、间使、阳陵泉、期门、足三里、丰隆、商丘。

针刺治疗三次后，胸背部疼痛缓解，仅有腰痛，又以补益脾肾为主，选用肾俞、脾俞、承山，五次治疗痛止且不复发。

3. 带状疱疹

王某某，男，50 岁。

患者平素喜嗜烟酒，辛辣之物，十天前右侧胁肋部隐痛逐渐加剧，三天后右胁肋部及右少腹部出现片状疱疹，痛如针刺，局部如火如灼，舌暗红，苔白，脉象弦滑。

此属肝胆湿热，郁久化热致成缠腰火丹。治以清泄肝胆，活血祛风止痛。穴用风池、支沟、阳陵泉、太冲、丰隆、龙眼（放血）。

针一次后，疼痛明显减轻，疱疹干瘪，共针五次，疱疹结痂，没有新疹，结痂脱落自愈。

（四）治疗体会

疼痛的病理变化，早在《内经》即阐明了是由气血运行障碍所导致，即痛则不通。为达到通则不痛的治疗效果，历代医家总结了许多外治内治的方法，而其中又以针灸治疗疼痛效果最好，高立山主任医师，将自己渊博的理论知识，与三十多年丰富的临床经验，总结出针灸治疗痛的"三则""十法"。这些方法在临床时要辨证应用，不可拘论，诸法既可单独使用，也可配合应用，各种方法中的穴位，可以全部应用，也可选择使用，在不失大法的原则下也可再选配其他穴位。各种疾病在治疗过程中，由于疾病的性质，患者的年龄，体质，发病的不同时间，经常变化，治疗方法也要相应变化，选择适当的穴位。他常告诉我们，在选穴过程中，不仅根据病位选穴，还要根据病因、病机选穴，不仅学习一穴一方，更要学习辨证的思路，且不可头痛医头，足痛医足，正如《灵枢·九针十二原》记载："凡将用针，必先诊脉，视气之剧易，乃可以治之也"。

高立山　主讲　　陈　冰　整理（河南）

四、腰肌劳损针刺治疗 100 例

腰部劳损系指腰部积累性的肌肉、筋膜、韧带、骨与关节等组织的慢性损伤，有人称为功能性腰痛。它是由于长期下蹲弯腰工作，腰背部经常性的过度负重，过度疲劳或工作姿势不正确，或并有腰部解剖特点和缺陷等所致。但亦可因腰部急性损伤治疗不及时，治疗不当，而反复受伤后遗留为慢性腰痛的。

腰肌劳损是腰痛中最常见的一种，它常常没有明显外伤，而是在不知不觉中慢慢出现的一种腰腿痛疾患，各行各业的人员都可发病，患者诉腰痛经久不愈，时轻时重，在受寒，疲劳，阴雨时加重。腰部钝痛、酸胀、沉重感，腰部活动功能大多数正常，仅发作严重时有些障碍，脊椎无畸形，本病对生产劳动和生活影响较大，故应积极进行防治，笔者 1988 年以来采用电针、针刺加火罐治疗本病 100 例，小结如下：

（一）临床资料

1. 一般情况：本组病人 100 例均由本院中西医骨科确诊后收治，随机分组。

2. 电针组 50 例，男性 34 例，女性 16 例，病程 15 天至 20 年。

3. 针刺加火罐组 50 例，男性 40 例，女性 10 例，病程 30 天至 16 年。

（二）治疗方法

1. 电针组：取肾俞、大肠俞、委中穴，针刺得气后，用捻转手法运针，待针感向下扩散后加电，须使针体在肌肉内至少存有 1~3 厘米，以利通电时有足够的接触面。配 G6805 治疗仪，选疏密波型，刺激强度以腰部肌肉明显抖动，患者能忍受为度，留针 20 分钟，隔日治疗一次，10 次为一疗程，休息一周再重复治疗。

2. 针刺加火罐组：取肾俞、大肠俞、委中穴、阿是穴，针刺 15 分钟后拔火罐 10 分钟，疗程同电针组。

（三）结果

1. 疗效评定标准：

痊愈：疼痛、不适消失，弯腰、体力劳动后无复发。

显效：疼痛、不适基本消失、弯腰体力劳动后微有酸痛。

好转：腰部疼痛不适有所减轻，但不能久坐久立。

无效：治疗后无改善。

2. 治疗结果及比较见下表

组别	痊愈	显效	好转	无效	总计
电针	26	18	3	3	50
针罐	16	13	12	9	50

$X^2 = 11.58$　　$P < 0.01$

说明：电针组疗效明显地优于针罐组，有统计学意义。

（四）典型病例

曹某某，女，56 岁。家务，腰痛 20 年，时好时坏，自 1989 年 10 月以来，腰痛加剧，不能挺立，腰部有明显压痛点和活动痛点，伴失眠、纳少。下肢无力等症，1989 年 10 月 20 日来针灸科治疗，取肾俞、大肠俞、委中穴得气后加电针 20 分钟，一次治疗后腰部可挺直，同法治疗 15 次，疼痛消失而告痊愈。追访一年余未见复发。

（五）体会

1. 本文报告腰肌劳损 100 例临床观察，通过电针、针刺加火罐二组对比，电针方法简便、疗效较高，可供临床参考。

2. 腰肌劳损电针法以选疏密波型为好，因该波是由疏波和密波轮流输出的组合波，能引起肌肉有节奏的舒缩，从而加强血液循环和淋巴循环，以及离子的运转，调节组织的营养代谢，另外该波对组织不易产生适应性反应。

3. 为防止电针折针事故：①严格挑选毫针，凡生锈、发脆、折弯的针一律不用。②不进行长时间治疗（30 分钟以上），以防由于直流电解作用而溶蚀、变细、发脆，甚至断针体内事故发生。

高立山　审阅　　肖建华　总结

五、扭闪腰腿痛

王某某，男，69 岁，1991 年 9 月 10 日初诊。

左侧臀部及左下肢外侧部疼痛五天。

五天前患者下楼时不慎踩脱即出现左腿部不适，出现疼痛近两日加重，疼痛从左臀部到左大腿外侧到小腿外侧，纳谷一般，睡眠、二便尚可，口干口苦不欲饮食，舌微紫边有齿痕，舌苔薄白，脉象弦滑。既往有腰痛历史十三年，劳累则痛发，多为酸痛、绵绵作痛，1987 年患过肾结石已治愈。

此属下楼不慎踩脱扭闪伤及络脉，以致气血阻滞不通而痛。治宜行气活血止痛。穴用：环跳、风市、足三里、阳陵泉、绝骨、昆仑、委中、三阴交。

1991 年 9 月 10 日至 1991 年 9 月 17 日，隔日针一次，用上穴共针四次后，疼痛去掉八成，在腰部、左臀、左足外踝尚有胀痛，舌微紫边有齿痕，脉细弦，此显肾虚，又选取肾俞、大肠俞、环跳、风市、足三里、阳陵泉、绝骨、昆仑、三阴交、委中、丘墟，以补益肾气，活血止痛，针一次后，腰、臀、踝部不再胀痛，仅左膝关节行走弯曲时稍痛。舌淡苔白边有齿痕，脉弦，又用前穴针三次，疼痛全部消失．行走自如。

患者腿部扭伤，气血阻滞经络以致腰腿疼痛，故治以行气活血止痛，因疼痛在足少阳胆经部位，根据"住疼移痛，取相交相贯之经"，用足少阳胆经的环跳疏通胆经，行气活血，风市调气血强筋骨，筋会阳陵泉舒筋利节，再用绝骨共凑疏通胆经气血之功，再用足三里，三阴交、委中以益气行气活血止痛。针后痛去八成。而又显原有肾虚之本，故又配肾俞、大肠补肾固本，标本同治又治四次，病情痊愈，行走自如。从上例治疗，足见辨证论治，标本学说对中医针灸临床治疗的指导意义。

高立山　主治　　黄　虹　整理（安徽）

六、针灸治疗"腰痛"及"肘劳"

在广安门医院针灸科随高立山老师进修学习时，对一些常见病，多发病，针灸治疗效果很好，今举两例，谈谈个人体会：

例一：王某某，男，48岁，工人，1996年5月21日初诊。

主诉：间断性腰痛二年余，近五天加重。

病史：患者五天前晨起，感觉腰痛发沉，活动受限，咳嗽时疼痛加重，不能弯腰，行走困难，右大腿外侧酸麻，原有腰酸腰痛两年，但痛时一、两天即缓解，这次疼痛五天不减，又在骨科治疗未见好转前来针灸治疗。纳食睡眠、二便一般，舌质红，苔薄黄，脉弦滑。

证属肾虚受寒湿，治以补肾散寒祛湿通络，穴用肾俞、绝骨补肾气，配大肠俞、攒竹、委中、昆仑，祛寒湿通经络，阳陵泉调筋止痛。

上穴针灸一次即觉腰部痛轻活动较灵活，咳嗽时腰痛不加重，可以弯点腰，两次治疗后疼痛明显减轻，腰部发沉，右腿外侧发麻未减，又加承山、公孙二穴治疗四次，痛麻俱消行走自如。

例二：张某某，女，45 岁，工人，1996 年 5 月 20 日初诊。

主诉：右肘疼痛两月余。

病史：患者两月前因用力过重引起右肘部疼痛，屈伸时明显受限，因痛不能梳头，右臂肌肉酸痛，曾用红花油涂擦局部，口服止痛药疼痛不减而来针灸。

证属劳伤肘痛，治以行气活血柔筋止痛，取穴肩井，肘髎调气行气，曲池、外关行气活血，阳陵泉调筋止痛。每天一次，每次留针 20 分钟。

针两次肘痛明显减轻，针四次后能梳头，肘伸屈活动范围扩大，肌肉胀痛减轻，第七次治后肘关节不痛，伸屈自如，并能用力持物。

体会：

1. 在治疗第一例中，高老师辨证确切，腰痛病久又酸又痛时发止时是为肾虚，突然腰痛，不是外伤，即是受寒无疑。发沉、麻木、脉弦滑是为湿象，故用补肾散寒祛湿通络之法，用穴中高老师治疗腰痛不敢咳嗽，加承山、公孙祛湿的经验因而效果较好。

2. 第二例治疗中，使自己感到病情简单但也要进行分析，开始自己认为是痹症，自然用散风寒湿通经络了，但老师问我什么是痹症？又说风寒湿三气杂至合而为痹，这里的风寒湿在哪里？自己说不出，故为劳累用力负重过度，就是劳伤筋骨，气血受阻，因此用行气活血柔筋止痛，而不用发散风寒。这使自己体会到不能一见疼痛就是痹症，而要认真分析得病过程病情、病因，这样才能取得治病的良好效果。

高立山　主治　　丛建华　整理（北京）

七、胁痛

李某某，女，23岁，1991年10月23日初诊。

左胁部胀痛，胃脘不适一天。昨因生气后进食午餐，晚上又进冷食继则出现胃痛，左胁部胀痛、胸闷。今日胃仍不适，左胁胀痛加重，不能睡卧，患者平素爱生闷气，生气则出现胸闷。纳谷不好，夜眠不安，大便稀溏，舌质淡红，舌苔色白，脉象细弦。

证属肝郁气滞，木旺克土，治以疏肝理气和胃。

针穴：支沟（左）、阳陵泉（左）、太冲（双）、中脘。患者只针一次症状全部消失病愈，嘱其如有不适，即来就诊，至总结病历已过35天未来复诊。

患者因怒伤肝，加之饮食生冷，故出现左胁胀痛，胃脘不适之肝郁气滞，肝胃不和。故取支沟、阳陵泉、太冲以疏肝胆少阳经气，使经气畅通，腠理气止痛止效。佐足三里、中脘以健脾和胃。此属新病易治，故只针一次而愈。并稍加思想开导。则巩固不发。但这些也要建立在用中医理论辨证准确的基础上。

高立山　主治　　黄　虹　整理（安徽）

八、面痛（三叉神经痛）

陶某某，男，36岁，1991年9月26日初诊。

右侧颜部疼痛一个半月，每日疼痛难计次数。一个半月前觉右眼眶怕凉水，后则出现右侧颜面疼痛，右鼻翼部疼最明显，碰摸刺激疼痛明显，以口腔医院及某某医院诊断为三叉神经痛，治疗效果不明显，每日疼痛，现右侧鼻翼痛甚，吃饭、喝水、说话、饮食、触摸均引起强烈刺痛，牙龈红肿，大便干结，舌质淡红，舌苔薄黄，脉沉细数。

证属阳明热盛上攻而致面痛。治以清泻阳明热邪。

　　取穴：足三里、神门、迎香，耳穴的神门、心，肺1、肺2。

　　中药：升麻12g、黄连10g、当归12g、生地15g、生石膏先煎20g、荆芥10g、防风10g、白芷12g、蔓荆子10g水煎服，三副。

　　用以上穴位及中药第一次治疗后，大便稍通，进食，说话时痛轻。第二次治后（9月28日）每日只痛三、四次，痛势也轻，唯觉鼻腔干燥，右鼻翼用手触摸时痛。因肺与大肠相表里．此为阳明大肠热传于肺，故加合谷、列缺，药上方加黄芩、麻仁、杏仁、（三副），共凑清泻肺与大肠之热，又服药三副。1991年10月10日、10月15日、10月17日，又针三次，大便通畅，鼻腔不干，舌淡苔白，脉象细弦。为巩固疗效又针合谷、列缺、人中、承浆、迎香、足三里，共三次，配合中药，泻白散（地骨皮、桑皮、生甘草、粳米）加麻仁、杏仁、黄芩、麦冬、竹叶，水煎三副。针药后病情平稳，没有复发，自1991年9月26日到10月31日的三十六天中共针八次，服中药九付，疼止病愈。

　　本例面痛（西医三叉神经痛）中医辨证实属阳明热盛，初用清胃散加减，又用和胃清热镇静止痛穴位，治疗后痛轻；又因便干，鼻腔干燥，故在上方中加通润大便、清肺热之中药，穴又增取合谷、列缺原络配穴，以清泻肺与大肠，后又用清肺热的泻白散加减，加针刺合谷、列缺，终获痛止病愈没有复发的效果。治疗原则总以清解阳明（胃、大肠）泻肺热为主。

高立山　主治　　黄　虹　整理

九、针灸治疗坐骨神经痛

　　坐骨神经痛是指坐骨神经通路及其分布区的疼痛综合征，是常见的临床病征。其病因复杂，疼痛剧烈，缠绵难愈，且反复发作，西医缺乏特异性治疗方法，它属于祖国医学"痹证"范畴，针灸能收到较好的疗效。笔者试从取穴原则角度出发对近三十年来的临床文献报道作一综述。

（一）辨证循经取穴

高氏认为本病属痛痹，以秩边、环跳为主穴，循经配取足少阳经或足太阳经定，以强刺激为主，采用连续电波，高频率，电流强度以病人能忍受为宜，每次通电20～30分钟，治疗108例，治愈42例，显效23例，好转43例，总有效率100%[1]。有人将其辨证分为寒湿型、瘀血型、虚弱型，以秩边、环跳为主穴，根性配肾俞、大肠俞、L_{3-5}夹背，干性，循经取穴；寒湿盛加脾俞、阴陵泉、丰隆；气滞血瘀加肝俞、太冲；体虚加气海俞、足三里，实则泻之虚则补之[2]。有人辨证为受寒型、挫伤型、风湿型，以环跳、委中、阳陵泉、昆仑、大肠俞、承山、足三里为主穴，根据证型不同，配以相应俞穴，施针灸治疗182例，其中受寒型37例，治愈33例，挫伤型10例，治愈6例；风湿型133例，治愈57例[3]。蒋氏报道治疗106例干性坐骨神经痛，辨证为风寒痹阻型、闪伤血瘀型、虚寒型，经络辨证为足太阳、足少阳经二型，循经取穴，虚寒者加足三里、三阴交等穴，中一强刺激，痛重者加电针，结果，痊愈53例，显效35例，有效17例，无效1例，风寒痹阻型比闪伤血瘀者效优（P＜0.01）[4]。有人以秩边，阿是为主穴，风寒湿外邪所致配胞肓、风市、承山、飞扬；劳损所致配肾俞、关元俞、环跳、阳陵泉，椎间盘突出者配病变附近穴，每次理线2～4穴，7～10天埋线一次，治疗71例，痊愈24例，显效12例、进步34例，无效1例[5]。《内经》言"血实者宜决之"，"病在经络瘤痹者取以锋针"，据此，取腰俞、环跳、委中、申脉为基本穴，行痹加昆仑，着痹加阳陵泉，痛痹加十七椎，热痹加绝骨，刺络拔罐，治疗100例，治愈78例，好转17例，无效5例[6]。《灵枢·寿夭刚柔》"刺寒痹者内热"，而采用火针循经点刺环跳、风市、阳陵泉、悬钟或殷门、承山、委中，每周一次，治疗16例，治愈9例，显效5例，无效 2 例[7]。"脾主四肢、肌肉",因此结合取中院、足三里、三阴交、丰隆健脾胃,实肌肉以治本[8—9]。戚氏通过 15 例急性剧痛的住院患者针前、后的 5 – HT、CAMP、CGMP 等的测定,对其机理进行了初步探讨[10]。

（二）辨病取穴

主要依病者之痛区沿神经之走行为主的直接刺激,而取环跳、承山、委中、昆仑等穴,据病情,体质等不同,用毫针施以强、弱刺激,治愈率约 30%,总有效率 95% 以上[11—13];患侧穴位埋线治疗 580 例,治愈率 78.7 ~ 81.2%,总有效率 96%[14—16];患侧穴位注射治疗 372 例,治愈率 65.7% ~100%,总有效率 95.6%,所用药物有 654—2、V_B、10% GS、及活血化瘀祛风通络之中药制剂[17—24];穴位刺血拔罐治疗 100 例,治愈 77 例,总有效率 96%[25];微波针灸仪组疗效优于针刺组（P <0.01)[26]。通常,根性者,以腰部阳性点、肾俞、腰阳关、华伦夹背 $L_{2—5}$ 为主;干性者,以环跳、委中、承山、秩边、阳陵泉为主穴[27],无论根性、干性,均与项丛刺交替使用,能提高疗效[28]。

（三）经验取穴

以 5 寸毫针针刺患侧 L:（L_2 棘突下旁开 1.0 寸）垂直进针 3 ~4 寸,提插手法,使针感直至足,亦可按辨证施治选配 1 ~2 穴,每日 1 次,治疗 200 例,痊愈 42 例,显效 97 例,好转 38 例,无效 23 例[29],聂氏针刺"双阳穴"（患侧环跳与风市穴之中点向上向下各一寸处取之）,直刺 2.5 ~3 寸,中~强刺激,使针感放射至足趾,结合艾灸、火罐,治疗 44 例,治愈 27 例,基本治愈 11 例,好转 4 例,无效 2 例[30];张氏针刺平阳关（$L_{4—5}$ 棘间外开 1.0 寸）,垂直进针 0.8 ~1.3 寸,灸 3—7 壮;臀俞（骶骨下外侧,当会阳穴之外开 3.0 寸,伏卧取之）垂直进针 2 ~3 寸,灸 7—15 壮,治疗 52 例,痊愈 39 例,显效 8 例,进步

2 例，无效 3 例[31]。

（四）远道取穴

1. 取健侧对应点

部位：患腿压痛点、过敏点之健侧对应部位。针刺入穴，由痛变酸、麻感为佳；也有先针中诸（健侧），再针对应点，取效较满意，但对肥大性脊椎炎者效不佳[32—33]。

2. 首尾经取穴

有人报道，先至阴穴针后灸，次阳陵泉、殷门、睛明，针后灸，治顽固性痛者 1 例，4 疗程而愈[34]。

3. 头皮针

取下肢感觉区、足运感区、头针手法，持续捻针角度为 15°左右，日一次，治疗 12 例，痊愈 8 例，显效 2 例，好转 1 例[35]；也有报道针百会透通天（双侧）配阿是穴，并服止痛祛寒散 1 付，治疗 80 例，治愈 50 例，显效 18 例，有效 10 例[36]。

4. 口针

刘氏报道，取口腔黏膜上的坐骨神经穴、大腿穴、小腿穴，针尖向下，沿唇及下颌骨进针 1 ~ 1.5 寸，留针 30 分钟，隔日 1 次，治疗 233 例，治愈 208 例，总有效度 95.7%[37]。

5. 耳针加体针

先针耳针坐骨神经敏感点，以达快速止痛，再针体穴，治疗 66 例，愈 29 例，总有效率 97%[38]，耳针加针灸组效果优于单针灸组[39]。

6. 大椎深刺法，颈旁针刺法

有人用大椎深刺法治疗 22 例，愈 12 例，显效 6 例，好转 2 例，无效 2 例；颈旁针刺法，穴在 C_{4-6}；棘突下缘旁开 1 寸处，治疗 18 例，愈 6 例，显效、好转 10 例，无效 2 例，认为上二法适于急性期、重痛患者[40]。

（五）综合治疗

1. 配服中药

有人报道针刺配服祛风除湿、活血通络中药一剂，治疗131例，愈41例，显效14例，好转28例，无效18例[41]；杨氏辨证分为风寒湿痹型、湿热下注型、气滞血瘀型，分别施以相应针刺、中药治疗59例，痊愈41例，好转15例，无效3例[42]；张氏报道，电针为主，配服桂枝加芍药汤加味，黄芪桂枝五物汤加味，后期配合穴注，治疗60例，愈38例，显效14例，无效2例[43]。

2. 配中药外敷

以针刺为主，顽固性者配合生乌头膏或加味万应膏外敷患处，治疗189例，治愈率37.4%～75.63%[44—45]。

3. 配合穴位注射

有人报道，针刺配合散寒宣痹通络止痛之中药制剂穴位注射相应夹背或主穴，治疗203例，治愈率41.5%～75%[46—47]，也有以加兰他敏1～2.5mg或V_{B12}0.25～0.5mg穴注主穴，每次2～3穴，隔日一次，与针刺交替，治疗135例因肌注损伤后坐骨神经后遗症患者，治愈率56.3%，总有效率93.3%[48]。

4. 其他

耿氏报道，针刺、电针、火针、拔罐、艾灸、外敷药膏综合应用治疗120例，治愈率达84%，有效率100%[49]，有人分组对照，说明光针组、光电针组疗效优于单纯针刺组、电针组（P＜0.05）[50]。

参 考 文 献

1. 高玄根．江西中医药，(2)：1982
2. 包黎恩．浙江中医学院学报，(3)：1980
3. 司徒铃．广东中医，(6)：35，1957

4. 蒋幼光. 中医杂志，（1）：55—56，1982

5. 郑魁山. 新医药杂志，（4）：31，1974

6. 李中旋. 吉林中医药，（4）：23，1985

7. 甄立平. 86 华北针灸临床学术会议论文资料

8. 孟宪坤. 中国针灸，（5）；1984

9. 辽宁中级医刊，（1）：24，1978

10. 戚丽宜. 中国针灸，（5）：7—10，1984

11. 田从豁. 中华医学杂志，（6）：447，1957

12. 许坚. 哈尔滨中医，（3）：23，1960

13. 王立华. 上海中医药杂志，（10）：452，1956

14. 天津市武清县人民医院针灸科 天津医药，4（7）：封四，1976

15. 天津市红桥第三防治医院新医科 天津医药，（5）：232，1978

16. 苏尔亮. 新中医，（6）：1981

17. 曾冲. 安徽中医学院学报，（3）：49，1985

18. 史建英. 陕西新医药，（3）：42，1977

19. 任永慧. 中原医刊，（6）：1983

20. 天津市天津医院. 天津医药，2（7）：342，1974

21. 曹景元. 科技简报医药卫生专辑，（7）：18，1973

22. 彭韶清. 湖南医药杂志，1（5）：60，1974

23. 胡仕华. 江西中医药，（5）：1986

24. 广东医药资料，（1）：10，1974

25. 王秀珍. 中医杂志，（10）：53，1982

26. 徐光尧等. 安医学报，（11）：337，1960

27. 黄荣发等. 山东中医杂志，（1），1987

28. 江有源. 中医杂志，（8）：24，1979

29. 王耀斌. 工宁中医杂志，（8）：1984

30. 聂汉云. 新中医，（9），1985

31. 张善枕. 山东医刊，（12）：43，1960

32. 邵德章. 河南中医学院学报，（1）32，1979

33. 张启官. 中医杂志，（6）：9，1960

34. 黄荣活. 广西中医药，（1）：29，1984

35. 山西中医药杂志，（5）：42，1976

36. 高洪宝. 云南中医药杂志，（2）：32，1982

37. 刘金荣. 河北中医，（2）：43，1984

38. 姚尊华. 辽宁中医杂志，（4），1981

39. 雒仲阳. 江西中医药，（10）：26，1959

40. 牟敬周. 河南中医，（3），1981

41. 李书斋. 湖南医药杂志，（2）：41，1978

42. 杨建秋. 湖南医药杂志，（3）：48，1984

43. 张登部. 山东中医学院学报，（1）：37，1977

44. 袁止留. 浙江中医杂志，（5）：204.1958

45. 黄竹斋. 浙江中医杂志，（5）：202，1958

46. 丘汉青. 新中医，（5）；39.1984

57. 吴旭初. 新医药杂志，（10）：37，1978

48. 董敖齐. 中国针灸，6（5），1986

49. 耿士恒. 陕西中医，7（6），1986

50. 多金荣. 中级医刊，（8），1985

高立山　审阅　　刘志顺　整理

面　瘫

一、针灸治面瘫的经验

"面瘫"俗称口眼歪斜，是常见多发病，它可发生在任何年龄，从几个月的婴儿到六、七十岁的患者，但是以青壮年为多，其发病突然，多在睡眠醒来，发现一侧面部板滞、麻木、瘫痪，不能作蹙额、皱眉、耸鼻、示齿、鼓腮、吹哨等动作，口角㖞斜，病侧额纹、鼻唇沟变浅或消失，眼睑闭合不全，漏水、漏气，口颊塞食，可伴有头痛，耳后压痛，眩晕等症状。"面瘫"西医叫面神经麻痹，分周围性与中枢性两种，此处谈的是周围性面神经麻痹。

祖国医学认为此病是人头面部感受风寒之邪，留于经络，使经气阻滞，络脉失畅，患侧面部肌肉纵横不收而致面瘫。除因受风寒者外，尚有因生气后发生的。总之临床常见患者多有内热，故易招致风寒。故治疗当以清内热，散风寒，通经络为主，针灸中药并用，也有单用针灸治疗的。中西医都有许多治疗方法，目前还是针灸效果较好。

本人经验是发现早，早治疗，治疗得法，轻者十多天可愈，重者须一月余，但延误时间，治不得法者，也有三月、五月，甚至半年、一年不愈，更有甚者终生不能完全恢复。针灸治疗越早，效果越好。

本人通过近四十年的临床总结出"面瘫十二针"二白（阳白、四白）、一二竹（攒竹、丝竹空）、二风（风池、翳风）、地仓、颊车，均用患侧，合谷、足三里，均用双侧，一共十二针，每日针一次，先针六次，再隔日针一次，针六次，共十二次为一疗程，一般症状可恢复，治疗中根据病情还配合刺络法、葱浴法，或中药。若因生气者配合太冲。若因内热、心热配内关、大陵、胆热配阳陵泉、丘墟，胃肠热配天枢、丰隆，需活血时患侧颊黏膜刺络出血，中药方面常选用：顺气匀风散，桂枝汤加黄芪，牛黄清心丸，龙胆泻肝丸，清胃散等需辨证应用。病的时间长，久病入络，也可用补阳还五汤，补中益气汤加桃仁、红花。牵正散之类，在治疗中体会到：

1. 本病虽为外感风寒，但有内热时也要清热，阳明腑气通畅，面部阳明经气则易通畅，如大便不通者，要通其大便，则易使面瘫恢复。

2. 治疗中一个疗程针完后要休息5~7天，不愈再作第二疗程，若不休息连续针刺，常因刺多量过而转生面部抽搐的面神经痉挛则病重难治。

3. 脉象沉细的患者出现效果慢，鼓励病人耐心治疗，以取得满意效果，病人过于紧张者效果也差，告诉病人精神放松，减轻思想负担，能帮助取得好效果。

4. 在治疗中，病人面部（患侧）避免再受风寒，不用冷水洗脸，少吃生冷瓜果，少看电视、电影，可用双手心擦热再擦面部，改善循环，促进早愈。

高立山　　北京电视台播放

二、针灸时穴隐白治疗面瘫

子午流注时间针法，是中医针灸古老的传统针法之一。所谓"时穴"就是指子午流注针法按时所取之穴位。子午流注针法历史悠久，源远流长，它是以十二经脉肘膝以下的六十六个穴位为基础，根据出井、溜荥、注俞、行经、入合的五俞气血流注、盛衰、开阖的道理，配合阴阳、五行、天干、地支等来逐日按时开穴的一种针刺取穴法。

人在自然界中，是一个适应周围环境的完整有机体，外界气候的温热寒凉和朝夕光热的强弱，对人体十二经脉气血流注有着不同程度的影响，因此疾病发生发展常形成"旦慧、昼安、夕加、夜甚"的不同情况。用针灸治疗能注意到日月星辰、四时八节之时序，并根据不同时间来施治疗常取得满意效果。北京中国中医研究院广安门医院针灸科高立山主任医师临床三十多年常用子午流注疗效明显，积累了丰富的经验（见《针灸心传》第177页），现就以隐白穴（时穴）为主治疗面瘫的经验介绍如下：

1994年11月9日上午9点至11点，依"流注环周图，灵龟八法图"（见《针灸心传》第197、198页）推算出时穴为隐白穴，它是足太阴脾经之"井"穴，具有益气，健脾，主肌肉的功能，面瘫病人多因卫阳不固，脉络空虚，风寒之邪损伤面部阳明经脉，以致经络失畅，气血阻滞，肌肉弛缓不收而致，针时穴隐白，依据脾主肌肉，在临床取得很好效果。

例一，张某某，女，38 岁，初诊日期：1994 年 11 月 9 日 9 时 30 分。口向左㖞一日，昨因外出受风寒，中午喝热粥时发现牙痛，继之口向左㖞，喝水漏水，鼓腮漏气、右面肌肉发板、右目不能闭全、露出白睛、右鼻唇沟及右额纹俱消失，伴有耳痛，口干苦，食无味，二便一般，睡眠不安。多梦，舌稍不适，颜色暗红，舌苔薄白，脉沉细弦。

证属外受风寒，阳明失畅，以致右侧面瘫治以祛风寒通经络。取穴："面瘫十二"针配合时穴隐白。针法：先针隐白用平补平泻，患者立即觉右眼周围轻松，且能闭合，右额纹略显，耳后不痛。再针"面瘫十二针"。患者觉面发热，且出汗、流泪，眼周围自觉轻松，闭目灵活有力。每日针一次，共十二次，额纹显露，鼻唇沟出现，喝水不漏水，鼓腮不漏气，口不㖞，笑时张口亦正常。

例二，张某某，男，32 岁，初诊日期：1994 年 10 月 25 五日。三天前因参加运动会受风寒，右侧面部感觉不适，眼紧闭合不紧，口角向左㖞斜，喝水漏水，三天来未经任何治疗，自觉病情加重来针灸治疗。症见：右侧面部肌肉发板，右目不能闭合、露出白睛、两侧眉毛不在一水平上，相差一横指、右额纹及右鼻唇沟俱消失，鼓腮漏气，无耳后疼痛、纳谷尚好，二便一般，睡眠尚好，舌淡苔白，脉象沉细。

证属卫阳不固，脉络空虚，风寒侵袭面部阳明经脉，经络失畅而致右侧面瘫。治以祛风寒通经络，取穴："面瘫十二针"。针法：用平补平泻治疗 8 次，右眼能闭合，不露白睛，额纹已显，但仍觉右眼周围发紧不适，1994 年 11 月 9 日 10 点，患者来诊正值隐白时穴，这时先针隐白，平补平泻，患者觉面发热，眼周有力，闭合轻松，额纹增多，双眉恢复在一水平上。再针"面瘫十二针"，患者更觉患侧面部松快，后又每天针一次，针七次面部症状消失，病情痊愈。

例二，张某，女，5 岁，初诊日期：1994 年 11 月 2 日，五年前患者出生时，头部被产钳夹时用力过度，以致左眼闭合不全，露白睛，口角歪向左侧，曾多次用埋线、针灸、电针治疗效果不明显。现仍喝水漏水，鼓腮漏气，左眼睑无力，闭合不全，左额纹及左鼻唇沟均无，食睡尚可，二便一般。西医检查尚无智力障碍，我们曾用"面瘫十二针"治疗效不明显。1994 年 11 月 9 日上午 10 时 20 分来针刺、时值隐白穴配合一起治疗。此属外伤而致面瘫单用"面瘫十二针"，效果不佳，今先针隐白，平补平泻，小孩哭时用力，左眼能闭合，额纹略显，嘴鼓气时，患侧面肌略能提起，再针"面瘫十二针"，小孩面部眼周松快，闭眼动作比针前灵活，后又针五次鼻唇沟略显，口㖞稍轻，但因家长有事提前返回外地。

通过以上几例面瘫治疗，我体会到依子午流注针法选隐白穴能够提高应用"面瘫十二针"治疗的效果，也可缩短针刺治疗的时间，在《针灸心传》中介绍；"时间、穴位、病症三位一体时应用效果好"，这里患者就诊的时间，所开的穴位隐白，与病症：面瘫属肌肉松弛，脾主肌肉、隐白为脾经井穴，故效果较好。

高立山　审阅　　张　莹　总结（北京）

三、顽固面瘫的治疗

面瘫为针灸临床常见病，早期如能及时、有效治疗，一般均可治愈，但部分患者因失治、误治或体质差异，脉象虚弱，经过 2～3 个月的治疗病情仍无好转，实属顽固，只就治疗一例介绍如下：

初诊情况：陈某某，男，56 岁，1991 年 9 月 5 日初诊，患者右侧面瘫已两个半月，二月前自觉因受风寒后出现右侧面部疼痛，继之出现瘫痪。自服"牛黄清心丸"、"人参再造丸"等中成药，症反加重，又在其他医院服汤药、西药、肌注 B_1、B_{12}，针灸治疗，病情仍无好转，经介绍来诊，目前症状：右额纹消失，左眼裂大于右眼裂，右眼不能闭合，上下眼状睑相距三毫米，迎风流泪，右鼻唇沟变浅，右颜面部板滞、松弛，不能作皱眉，示齿等动作，口角向左歪斜明显、漏水、漏气、吃饭右颊存食，睡眠、饮食、二便一般，舌质暗淡，舌苔薄白，脉沉细，既往有糖尿病，平时血糖不高，尿糖在卅～卌之间。

患者属老年男性，正气渐衰，故易受外邪侵袭，初为风寒侵袭头面，本应该祛风通络，助阳散寒，但患者自服"牛黄清心丸"以致冰伏气机，使邪郁于里，不能外达，又服"人参再造丸"则闭门留寇，虽经治疗两月余，病情不见好转，据其病史及治疗经过，目前舌脉症状，是正气不足邪入血分，阳明失畅而为面瘫重症。治以益气、活血、通络。

治疗经过：

1. 刺络法：先在患侧眉弓处，用毫针点刺出血，再用毫针点刺患侧口腔内咬齿线部位出血。并在颧髎穴部位点刺出血或加火罐。留罐 10～15 分钟。每周视病情作一次。

2. 毫针刺："面瘫十二针"患侧的阳白、四白、攒竹、丝竹空、风池、翳风、地仓、颊车、双侧合谷、足三里，留针 30 分钟。隔日针刺一次。

3. 葱浴法：用带葱须的葱白五个（把青色葱管切去），适量水放置砂锅内，在火上烧开再烧 15 分钟取下，用热气薰患侧面部，薰时把眼睛遮住，每次 15 分钟．每晚熏一次，熏完即睡，防止再受风寒。每日一次连熏五天。

治疗结果：患者经用上述方法治疗三次，症状明显减轻，第四次来诊，右目已基本闭合眼裂左右基本相同，右额纹出现，但仍有漏水漏气，存食等症。患者自述，右侧头微痛、咽干、口苦、胸胁不舒，舌质淡红，舌苔薄白，脉弦（较来诊时的沉细有力）脉症参合故以小柴胡汤加减，柴胡10g、党参10g、半夏12g、黄芩10g、甘草6g、生姜3片、大枣3枚、白芷10g、丝瓜络15g水煎服五付，每日一付。患者服完上药，又针刺六次，漏水、漏气、存食等症状消失，唯口张大时右口角下唇处尚无力向右㖞斜，继用益气，浅刺，调脾胃针药配合月余而愈。

治疗体会：

1. 面瘫十二针：因头面部的经脉循行走向较复杂，手足三阳经及任督二脉，八条经脉都循行过头面部，故临床所见虽只是面瘫一证，但其病变部位涉及到八条经络，这就要求在临床治疗中全面兼顾，不可顾此失彼。"面瘫十二针"的辨证选穴，就是根据这一指导思想确定的，十二穴的四白、地仓、颊车、足三里属足阳明胃经、翳风、丝竹空属手少阳三焦经；阳白、风池属足少阳胆经；攒竹属足太阳膀胱经；合谷属手阳明大肠经。可见十二针把面部经络（除手太阳小肠经外）几乎全部兼顾，但重点又放在阳明和少阳二条经上，这种主次分明，各经兼固的辨证用穴思想，有效地指导了临床治疗，尤其是足三里穴，在十二针中有重要的治疗作用。其一，因足阳明胃经在面部循行较广，即受邪时也较多，病多在胃经，又经满而血者……取之于合、足三里正合此意。其二，针足三里可以鼓舞胃气以祛邪外出，对正气虚弱老年病人最为合宜，其三，《慎斋医书》中说"诸病不愈，寻到脾胃而愈者颇多"。针足三里治顽固面瘫也合其理。

2. 葱浴法：面瘫多因风寒袭络，葱白带须一味辛温散寒以通络，又加热气温通更强，故熏面部后非常舒服，但要防再受风寒。

3. 刺络法：久病入络，久病血瘀，故面瘫日久也亦从血治疗，刺络法活血化瘀，亦有治风先治血、血行风自灭之意。

4. 小柴胡汤，它是伤寒论中少阳病的代表方剂，本病患者具有口苦、咽干、耳舌痛、胸胁不适及弦脉，自可选用：小柴胡汤证有"但见一证即是，不必悉俱"，正中此意，故有助病情的治疗。

高立山　主治　　曹文钟　总结（河北）

四、面瘫口眼㖞斜

王某某，女，28岁，1991年10月29日初诊。

左面部麻木一天。昨天中午下班后，感觉左面麻木，今日加重，且头晕，左耳后疼痛，口角向右歪，左口角漏水、漏气，两眼裂不等大，左眼不能闭合，左额纹消失，近两日纳呆，二便一般，舌质淡红，舌苔薄白，脉沉细数。

证属风邪中络。治宜祛风通络。针穴：攒竹、丝竹空、阳白、四白、风池、翳风、地仓、颊车、足三里、合谷。

中药：党参、白术、茯苓各12g、甘草10g、陈皮10g、白芷10g、天麻10g、勾藤15g、厚朴10g、沉香面3g冲服。水煎服五付。

1991年10月29日初诊取穴：攒竹、丝竹空、阳白、四白、风池、翳风、地仓、颊车、足三里、合谷。配以健脾祛风通络的中药，水煎服五付，并嘱患者用葱白煎汤用热气薰左面颊部，10月31日复诊已不麻木、左耳后不痛，左眼能闭合，已无漏水漏气现象，口角不歪，按初诊穴位又针3次，面瘫痊愈。

脾胃虚弱加之外感风邪，风邪中络故显面部麻木，左眼不能闭合，口角右歪、左口角漏水、漏气等。以上穴祛风通络，配以健脾祛风通络之中药。再令患者葱汤薰面部，补卫气散表邪，补中益气歌诀有："补中益气芪术陈……亦治阳虚外感因"此处正用治阳虚外感之意治疗面瘫，针灸中药，异曲同工。故治疗速愈。

高立山　主治　　黄　虹　整理（安徽）

五、治面瘫经验

（一）详察病因，审因论治

高主任对诸位面瘫患者，首先问清发病原因，有因受风寒，有因着急生气，有因外伤等，治法有所不同。受风寒者，面瘫十二针配合眉弓点刺放血，局部葱浴疗法以祛风解表；着急生气者，面瘫十二针配太冲以疏肝理气；外伤而致者配尺泽、委中活血行血。

（二）创立"面瘫十二针"

高主任在总结前人治面瘫要穴的基础上，筛选了治面瘫的十二针。翳风（患侧）、风池（患侧）、疏风、阳白（患侧）、四白（患侧）、攒竹（患侧）、丝竹空（患侧）分布于眼眶四周，疏通局部经气而治眼睑闭合不全。地仓（患侧）、颊车（患侧），能疏通阳明经气，善治口㖞；合谷（双侧）、足三里（双侧）为阳明经远道配穴，诸穴相配共奏疏通头面部阳明、少阳经经气之功。

（三）合理配合时穴

高老师擅长子午流注，当时间、穴位、病证相符时，恰当的选用一些穴位配合治疗面瘫，效果很好。如1995年10月25日己巳时开隐白穴，隐白为足太阴脾经井穴，脾主肌肉，配合时对面瘫眼睑闭合不全有立竿见影之效。

（四）典型病例

1. 联某，女性，38岁，翻译。初诊日期1995年10月19日。

主诉：左侧口眼㖞斜二天。

病史：两天前外出受风寒致左侧口眼㖞斜，左耳后麻木，左眼睑闭合不全（差4毫米）左颊存食，左口角漏水、漏气，大便干结，舌淡苔白，脉沉细。

辨证：风寒外袭，面部经络失畅。

立法：祛风通络。

处方：①面瘫十二针，②刺络，③葱浴。

治疗经过：从 1995 年 10 月 19 日至 1995 年 10 月 25 日按上方治疗六次后左侧口㖞稍好，眼睑仍闭合不全（差三毫米），适逢开隐白穴，配合针后眼睑随即闭合，接着按面瘫十二针治疗共十二次后，左面部外观基本正常，能闭眼及左右移动口角，大便不干。休息三天后来诊，唯耸鼻稍差，加颧髎、迎香共治疗十八次。时间从 1995 年 10 月 19 日至 1995 年 11 月 8 日患者面瘫完全恢复，表情自如。

2. 王某某，男性，27 岁，工人。初诊日期 1995 年 10 月 27 日。

主诉：左侧口㖞斜六天。

病史：六天前因着急生气而致左侧眼睑跳动，继则出现左侧口眼㖞斜，左眼闭合不紧，左额纹变浅，左口角漏水、漏气，左鼻唇沟变浅，舌质红，舌苔黄，脉弦。

辨证：肝郁气滞，经脉失畅。

立法：理气通络。

处方："面瘫十二针"加太冲。

治疗经过：按上方治疗六次后，左面瘫基本恢复，仍时有眼睑跳动，继之用迎香、人中、承浆、太冲，镇静祛风，调节两侧面部，共针十二次。从 1995 年 10 月 27 日至 11 月 10 日，眼睑跳动消失，双侧额纹，鼻唇沟对称，口角不漏水不漏气，面瘫告愈。

3. 李某某，男性，38 岁，干部。初诊日期 1995 年 11 月 21 日。

主诉：脑瘤手术后，右侧口眼㖞斜八个月。

病史：八个月前因脑瘤致右眼失明，左眼视力下降至 0.1。1995 年 3 月行手术治疗后左眼仍失明，右眼视力下降至仅存光感，而且出现右侧口眼㖞斜，右额纹消失，右眼不能闭合（差 5

毫米），右鼻唇沟变浅，右口角漏水、漏气。曾在某某医院就诊，建议缝合右侧上，下眼睑保护右眼角膜，家属不能接受，而来针灸就诊，纳尚可，大便不干，夜寐欠安，舌淡舌白，脉沉细涩。

辨证：瘀血阻滞，经脉失畅。

立法：活血化瘀通络。

处方："面瘫十二针"加尺泽、委中。

治疗经过：按上方治疗四次后，患者右眼用力能闭合，继续针至十八次。时间从 1995 年 11 月 21 日至 1995 年 12 月 25 日，患者右眼能闭合，视力也有恢复，眼前光感增强，能辨别眼前手动，距眼 10 厘米远能辨清医生的手指是三个指头还是两个指头。后因回乡停止治疗。

体会：

1. 面瘫为头面部阳明、少阳经脉失畅，肌肉松弛不收。"面瘫十二针"主取阳明、少阳经穴远近配合，能很好地疏通阳明、少阳经气，而使面瘫恢复。

2. 口眼㖞斜属中络范畴。风寒外中者采用眉弓点刺放血，以起"治风先治血，血行风自灭"之功。配合局部葱浴，加强疏风解表，而使邪祛正安。

3. 面瘫多为风邪中络。但也有生气、外伤而致者，因此要辨证求因，审因论治，合理配穴处方，才能取得满意效果。

高立山　主治　　严晓春　整理（福建）

疱疹风疹

一、治疗缠腰火丹（带状疱疹）

带状疱疹是皮肤科常见病，发于腰部的中医常叫"缠腰火丹"，针灸对此病有较好疗效。

患者邢某某，男，61 岁，干部，1988 年 9 月 9 日就诊。

一诊：患者肥胖体型，面色红润，左大腿前内侧片状丘疹及小疱，疹色鲜红已四天，自述疼痛胀木向左下肢及胸胁走窜，大便干，舌淡苔黄，脉弦滑。

诊为脾经湿热，发为缠腰火丹（西医为带状疱疹）。

治以清利湿热。

针穴：大陵、内关、隐白、三阴交、阴陵泉、商丘、血海、足三里。

大陵、内关——依据"诸痛痒疮，皆属于心"，疮疡皆属心火，"火微则痒，火甚则痛"。大陵、内关二穴相配，针用泻法，意在清心止痛。

隐白、三阴交，阴陵泉——隐白是脾之井穴、阴陵泉脾之合穴，与三阴交相配祛湿健脾。

商丘——是脾经经穴，亦能除湿健脾，此处选用，因它是当日当时子午流注针法的开穴。

血海——脾经穴，养血、活血、祛风。

足三里——足阳明合穴，泻阳明热即能泻内热，针足三里用呼吸补泻之泻法。当时用泻针后，局部疹色变淡，疼痛减轻，此为热邪外泄之故。

方药：生地 12g、木通 10g、竹叶 6g、生甘草 10g、连翘 10g、防风 10g、黄连 6g、黄柏 10g、苍术 10g、牛膝 10g 水煎服，三副。

中成药：小败毒膏，二瓶，每次一匙，温开水冲服，每日二次，早晚服。

上汤剂，以导赤散用来利尿、清心、除烦、泻热。合三妙丸祛湿、清热、活血，以治下肢湿热，活血止痛。

二诊：首诊的第二天，左侧腰胁部又起大片疱疹。疼痛串及肩背前胸，憋闷胀木，脉弦。

此乃脾经湿热传经肝胆，以致腰胁又起新疹，此肝胆热郁化火外发。治又以清泻肝胆。先在疱疹周围点刺不留针，再用气罐拔其上，令出血水，用干棉球（消过毒的）揩净，再在龙眼穴放血，令热邪火毒外泄，随觉疼痛减轻，继针支沟、阳陵泉、丘墟，调理三焦，清泻少阳。

三诊：首诊后第三天，腰胁部疹色已淡，且不痛，但左大腿内前缘疱疹沿脾经蔓延至小腿。疼痛较重，心烦不寐，坐卧不宁，便干，脉弦，舌红。

前二诊，因脾经湿热及肝胆火旺，治以清利湿热火毒，稍见成效，现患者又心烦不寐，坐卧不宁，为热扰心神之象，且大便干结，热结肠腑，邪热亦上传于心。急则治其标，故以清热通便，除烦宁心。

针穴：先在灵台穴点刺加气罐放血。灵台为治疗疮发背，刺络拔罐放血，可泻火清心，防火毒攻心。再针风池、阳陵泉，清泄少阳。足三里，清利肠胃。阴陵泉、三阴交——除湿健脾。风市、阴市，祛风通络。血海活血祛风。另在腰部疮疹的"龙头"及"龙尾"处各拔一气罐，将"缠腰火龙"截住，防止再走窜。

方药：龙胆草 10g、栀子 10g、柴胡 10g、黄芩 10g、黄连 10g、白术 10g、苍术 10g、木通 10g、麻仁 15g、玄明粉（另包）15g 冲服。

上方药是以龙胆泻肝汤为主，其中加通利小便之木通，清泄大肠之麻仁、玄明粉，使热邪火毒从二便排出。

四诊：首诊后第四天，经前三次治疗，患者大便通畅，疼轻，精神好转，腰胁部疱疹部分已结痂，左下肢内侧大小腿疱疹渐收敛，疹色暗红。自述胁肋胀闷不舒。热邪火毒渐退，少阳经络气血不畅，再以疏泄少阳。

针穴：风池、支沟、阳陵泉、太冲、丘墟均用泻法。

五诊：疹色暗红，有时疼痛，胁肋仍有胀闷不适。继用疏泄少阳，佐以活血之品。

针穴：同四诊。

方药：云南白药，每次 0.5g，日服一次。舒肝丸，每次一丸，日服二次。

六诊：五诊以后，患者已无心烦不寐，精神好转，大便通畅，隔日来诊一次，针用疏利肝胆，调和气血，穴用：血海、曲池、足三里、阳陵泉、风池等穴。

七诊：首诊后第九天。患者就诊时，疱疹已结痂退掉，没有新疹，病近痊愈。局部偶有发痒刺痛。治以活血清热止痛，祛风止痒。

针穴：风池、风市、阴市——祛风止痒。阴陵泉、阳陵泉——疏利少阳、太阴。耳穴：心穴压豆——活血安神，止痛止痒。

方药：云南白药，三瓶，每次 0.5g，日服二次。

隔日针一次针至十次，首诊后十三天，疱疹未起，痛痒全消，而停诊，后一月余随访，病痊愈，未复发。

治疗体会：该患者虽年已 61 岁，但体格强壮，平素少病，发病后虽邪气实，然正气亦盛，邪正相争，一派湿热，火毒实证，初起疱疹如"火龙"从左大腿前内侧窜到左小腿，又向上窜及腰胁，肝胆之处，后又见心烦闷胀不寐，坐卧不宁、神志不安，心经受邪，病随及肝胆、心脾。但在治疗上始终抓住三条：

（1）内清：不论针或药均合力清泄内热。

（2）外泻：使用刺络拔罐或刺灵台使邪外泄。

（3）通利大小便：使邪热火毒从二便排出。

后期又以辨证治疗，以活血止痛、止痒为主减少了后遗症，胸胁疼痛。

此外在治疗中，嘱咐病人多饮水，利尿清热、疱疹表面忌涂药膏药粉，以防过早结痂，不利火毒外散，否则易留胸胁刺痛等后遗症。

高立山　主治　　夏卫红　整理（北京）

二、针药并用治疗疱疹

带状疱疹是一个常见病、多发病，病时痛甚难忍，影响饮食、睡眠、工作、病后常留胸胁疼痛后遗症，针药并用治疗效果很好。

患者：贾某某，男性，53 岁，干部，北京人。

初诊：1994 年 9 月 1 日就诊，患者右侧后背及前胸布满片状疱疹及小脓疱已两周，疹色鲜红，溶合成片，疼痛异常，影响饮食、睡眠。开始右后背疼痛时自行拔罐三次．口服药，外用药均无效，大便四五天未行，小便黄，伴头痛、口苦，舌苔白腻，脉弦滑。

中医辨证：证属脾胃湿热，兼肝胆郁热，发为缠腰火丹。

治疗原则：先通便清利湿热，再调少阳和气血。

针穴：龙眼穴、十宣，放血，清热止痛。

天枢、丰隆、公孙，通便清利湿热。

方药：生地 15g、木通 12g、竹叶 10g、甘草 10g、升麻 12g、黄连 10g、当归 12g、牡丹皮 15g、生石膏（先煎）20g、麻仁 20g。水煎服，三副。

二诊：1994 年 9 月 2 日。

针药后大便已通但仍干燥，右侧胸部疱疹，疹与疹之间红色已退，间隙明显，疱疹疼痛顿减，可以睡眠，疱疹发亮，内有液体、脉弦。

前因脾经湿热及肝胆火旺，治以清利湿热火毒，初已见效。现患者大便虽通但仍干燥，热结肠腑，防热邪火毒传心，治宜继续清热通便宁心。

针穴：先在灵台点刺放血加拔罐，以清心防火毒攻心。继针大陵、内关，清心安神止痛。风池，清泄少阳。丰隆、合谷、足三里，和胃祛湿清热。

三诊：1994 年 9 月 5 日。

疱疹面积缩小，颜色淡红，背部起皮，不发烧，晨起头部不适，稍晕，大便虽通仍干。睡眠好转，脉弦。

前二诊按脾经湿热及肝胆火旺治疗，效果明显。今患者头晕为热邪尚滞肝经，大便仍干，故清少阳肝胆热，兼降腑热。

针穴：风池、阳陵泉、外关、翳风，清泄少阳、调理三焦。

方药：生地 15g、木通 12g、竹叶 10g、甘草 10g、升麻 20g、黄连 10g、当归 12g、牡丹皮 15g、麻仁 20g、银花 10g、连翘 12g、荆芥穗 10g、生石膏（先煎）20g、龙胆草 10g。水煎服，五付。

四诊：1994 年 9 月 6 日。

右侧头稍痛，没有新起疱疹，颈项部稍痛，口苦，大便通畅，脉缓。

肝胆热邪未净，继用清泄肝胆之法。

针穴：风池、太阳、阳陵泉、支沟，清泄少阳调理三焦。头维、攒竹、天柱、昆仑，清热止痛。

五诊：1994 年 9 月 7 日。

无头痛头晕，前胸后背偶有痛感，疹色暗红，继用疏通少阳之法。

针穴：翳风、风池、外关、阳陵泉、太冲，清肝胆热，疏通少阳。

六诊：1994 年 9 月 8 日。

前胸后背不痛，疱疹全结痂退皮，未起新疹，大便通畅不干，再以疏利肝胆。

针穴：大陵、支沟、阳陵泉、风池。

此例来就诊，只有针灸中药，未用其他方法，经六次（7～8 天）治疗，痛止疱疹结痂起皮，全部消散，且未起新疹而愈。[按] 通过治疗体会到：

1. 辨证确切：抓住正邪俱盛，肝胆湿热为主，先通大便清湿热，再调少阳理气血。

2. 治疗得当：针药并用，清内，散外，通畅二便，使热邪火毒有外出之路。

3. 清血分热，用龙眼穴放血（手握拳小指侧中间横纹尽处）。灵台刺络拔罐，使血分热邪火毒外泄，以防传心，发生他变。

4. 治疗中一般不向疱疹面涂药物，以防热邪郁结伤络，而致后遗疼痛。

高立山　主治　　刘　芳　整理（内蒙）

三、带状疱疹（缠腰火丹）

杨某某，女，62 岁，1991 年 7 月 1 日初诊。

右胁下疼痛 7 天，一直未治疗，6 月 21 日曾受雨淋，两天后感觉后背疼痛。逐渐疼痛至右胁下，三天后右胁下发出红色疱疹，并伴痛不能眠，心烦易怒，不思饮食等症。现疼痛较重，串痛，心烦，大便不干，每日一次，小便一般，头胀，睡眠不好，舌质红，舌苔白，脉沉细弦。曾作胆道切除术，有糖尿病，高血压，心脏病。

患者素有内热，又受湿邪，湿热阻滞少阳发为胁下带状疱疹。

治以清利肝胆湿热。

针穴：风池、支沟、阳陵泉、丘墟、龙眼。

中药：生地 10g、木通 12g、竹叶 10g、生甘草 10g、连翘 12g、板蓝根 12g、大青叶 10g、龙胆草 12g、姜黄 10g。水煎服，

五付

龙胆泻肝丸，20 袋，每次 6g，日服二次。

先用龙眼穴放血，其他穴位用泻法，留针二十分钟。每日服中药一付，上下午各服龙胆泻肝丸 6g。针灸隔日一次。共针四次后疱疹即消，局部不痛，心烦，头胀即愈，食睡正常。

［按］上例所以很快治愈，体会到：

1. 辨证准确：本例系素体有热，湿从外受，湿热蕴结少阳，导致右胁发为疱疹。

2. 针药并用：在清泻肝胆前提下，中药以清热的导赤散为主，配以清热解毒之品。针穴以龙眼穴（老师经验穴，位于小指尺侧第二、三骨节之间横纹头尽处）放血为主，再配以清泻肝胆湿热，疏通少阳经络的支沟、阳陵泉、丘墟、风池。针药并用，功效专一，故取效较快。

高立山　主治　　张继东　整理（北京）

四、风疹治愈一例

患者王某某，男，29 岁，初诊日期 1991 年 10 月 11 日。

反复发作荨麻疹二年，近又加重两天。

患者 1989 年外出游玩，旅途中因受风而出现双眼部风疹块，色红搔痒，经西医皮科给服"息斯敏"等抗过敏药几天后症状消失，自此后症状反复发作。曾在"某某医院"诊为"过敏性荨麻疹"，每次发作风疹块多出现在头面部、背部及臀部。发作时常伴有心烦，坐卧不安，乏力等症状，西医用脱敏疗法须十余天才能控制症状。来诊前一天因感受风寒而出现风疹团块，仍以头面、项背、腰臀及上肢最多，刻下症见：面色潮红，胸闷气促，心烦意乱，夜寐不安，全身乏力，不思饮食，大便干，小便黄，疹块刺痒难忍，检查疹块为大小不等高出皮肤，颜色鲜红，头面项背最多，上肢呈散在性，舌质边尖红，苔薄黄，脉细数。

患者发病始受风邪，袭犯头面足太阳经循行的部位。风为阳邪善行数变，内入营血外走肌表，故出现头面及项背斑疹，据其面色潮红。心烦意乱，夜寐不安，便干溲黄，证属血分有热，外受风邪，发为风疹，宜用疏风凉血止痒。穴用大椎、风池、曲池、内关、足三里、血海、三阴交，针刺用泻法，留针三十分钟。药用：木通10g、竹叶6g、生地12g、生甘草6g、连翘15g、防风15g、黄连10g、荆芥10g、麻仁15g，水煎服，三副。

患者针完第一次后顿觉心情舒畅，瘙痒明显减轻，疹块亦缩小，颜色变淡。第二天来诊时，除头部尚有少数疹块外，其他部位疹块全部消失，大便已通，饮食增加，睡眠转好，舌尖红，脉浮。第三天来诊，症状全部消失，为巩固疗效，继续又针三次而获痊愈。

风疹常因体内蓄热，外受风邪，此例因外邪先袭太阳膀胱经络故头面疹多，刺痒明显。《内经》有："诸痛痒疮，皆属于心"。本方以导赤散为主加减即遵清心火，散风寒。又以大椎、风池祛风解表透邪外出，配以曲池、血海、三阴交以清热凉血再以内关清心安神。虽然穴位不多，药物平淡，但力专清里解表，热去风散，病症速愈。中医治病，重在辨证。

高立山　主治　　曹文钟　整理（河北）

五、风疹（荨麻疹）

王某某，男，29岁，1991年10月11日初诊。

头面颈部、左眼、背部、臀部出现疹块，疹块凸起，色红搔痒已两天。昨日头面部左眼、背部、臀部突然出现凸起疹块，色红，搔痒难忍，夜不能眠。患者于1989年9月底，从外地旅游回来，乘坐火车时出现过双眼部疹块，疹块凸起成片，色红搔痒，继之出现头部、面部、臀部的疹块色红刺痒，当时西医用息斯敏等药，三天后消失。自此两年来每隔二、三天即发作一次，近半年来常服息斯敏，多次西医西药治疗无效。西医诊为"尘螨过敏"也服过许多中药效果不好，每次疹块以面、头、臀部为多，疹块凸起并连成片，色红搔痒。发作时心情急躁，全身乏力，饮食减少，睡眠困难，现患者纳谷不好，大便干少，小便色黄，舌淡尖红，舌苦白根黄，脉象细数。

证属血虚有热，外受风邪。治以凉血清热祛风消疹。

针穴：大椎、风池、大陵、内关、血海、足三里、三阴交。

中药：生地12g、木通10g、竹叶6g、生甘草6g、连翘15g、防风15g、黄连10g、荆芥10g、麻仁15g、水煎服，三副。

1991年10月11日第一次就诊，取上述穴位，针刺10分钟后，左眼、面部疹块颜色变浅，疹块变平。服中药后第二天复诊，头部疹块全消，面、颈、背部疹块减少一半，纳睡尚可，大便不干，小便不黄，舌质淡红，尖仍红，舌无黄苔，脉象细数，继服药针穴同前。10月16日第三次来诊，全身疹块全部消失，皮肤不红不痒，纳睡均安，二便如常，为怕复发。又按前穴于10月16日、10月19日针治两次停诊，十四天来未见复发。

患者长途旅游，身体虚弱，腠理空虚，招致风邪外袭故发为风疹。风疹反复发作，导致血虚有热，从而心烦易怒，大便干，小便黄，舌尖红，脉细数，治以清心凉血，祛风消疹。根据"诸痛痒疮，皆属心火"，故用大陵、内关，以清心火，血海凉血清热，足三里胃经合穴，理脾和胃消导化滞，二便通畅，邪从下泻，三阴交益阴清热。上穴共凑凉血清热祛风消疹，又配中药，共计两次则愈，为巩固效果又针两次十四天未复发，可见辨证准确，中医针药并用治疗疑难风疹之效果。

高立山　主治　　黄虹　整理（安徽）

其　他

一、针灸治疗顽固癫病一例

（一）病案

李某，男，7岁，北京人，1993年10月11日初诊。

家长代述：患儿出生十个月时，因发高烧出现抽搐。其后逐渐加重，现每到每月25号左右，或体温超过37.8℃时就出现阵发性抽搐，每次发作持续2~3分钟，两目上视，口吐白沫，昏不知人，四肢抽搐，均为突然发作扑倒。发作过后神志萎靡，身体疲乏。在北京某某医院诊断为"癫痫"，给予抗癫痫药鲁米那每次三片，一日二次，还配合其他药物，又到北京两个大医院求治，均不理想，不能控制发作。又找一名中医服中药汤剂二百余付，症状稍好转但停药后病又复发。近两年来发作较频，每月25号左右发作一次，每次3~5分钟，醒后神志萎靡，目光呆滞，言语减少，声音低微纳少，有尿失禁，大便有时不畅，时有腹痛，夜卧欠安，患儿面色萎黄，身材矮小偏瘦，舌质淡，舌苔白根部厚，脉沉细。

（二）治疗

辨证：病起于高热之后，耗气伤阴，病程较长，致脾胃虚弱，脾虚不运，痰湿内生，致气郁化火，炼湿为痰，气火挟痰走窜经脉，上蒙清窍，迫使阴阳逆乱而发病。

诊断：癫痫。证属气阴两虚，痰湿内蕴。

治则：滋阴养气，祛疾开窍，通便安神。

针方：

1. "胃十针"加后溪、丰隆、间使、攒竹。

2. 镇静六穴。

3. 四关穴加印堂、足三里。

针法：均用先补后泻之法。每日一次，十二次为一疗程。

治疗经过：患儿从 1993 年 10 月 11 日初诊至 1994 年 4 月 30 日未诊，除中间休息外，共治疗半年。分三个阶段：第一阶段，1993 年 10 月 11 日至 12 月 31 日，主要用针方 1. 调治脾胃，同时配清热法来化痰开窍通便泄热，三个月来患儿没有犯病。其中 11 月 3 日感冒一次，体温 38.2℃ 也未犯病。此段时间原服鲁米那 3 片减为 2 片。第二阶段 1994 年 1 月 4 日至 3 月 30 日。主要用针方 2."镇静六穴"法来镇静安神，祛痰开窍。患儿精神明显好转，纳谷香，睡眠安，鲁米那由 2 片减为一片。1994 年 1 月 24 日曾腹痛一次，家长恐犯病急来就诊，查为饮食不当所致嘱其家属不会犯，患儿情况良好已五个月未犯病。第三阶段，1994 年 4 月 1 日至 4 月 30 日，隔日针刺一次，使用针方 3. 安神定痛，共治疗十五次，患儿面色红润，精神振作，纳好睡安，二便通畅，舌质淡红，苔薄白，脉象缓，鲁米那减为半片，两日服一次。嘱家长半月后停服鲁米那，以便痊愈，追访一年未犯病，且上小学。

（三）体会

通过此例治疗，自己体会到以下三点：

1. 此例属癫痫大发作，病程长，症状重，体质弱，在治疗时，未用治癫常用穴身柱、鸠尾、筋缩等，而是用中医理论指导辨证，不同处方配合进行治疗。从方剂组成上反映了高师重视脾胃的学术思想。

2. 处方"中胃十针"是高师继承王乐亭老师经验，临床中用其调理脾胃，治疗许多疾病行之有效，我体会到本方有调理脾胃升清降浊，理气和血，补中益气，消导和中的功能。

3. 本例用"胃十针"加减调脾胃化痰，用"镇静六穴"和胃安神镇静，经过长期治疗，逐渐去掉西药而不犯病，取得满意效果。上小学后也未犯病。治这种病在使用西药方面，不能突然停用西药或时服时停。否则效果不好。

高立山　主治　　许明辉　整理（河南）

二、痉症（斜颈）一则

徐某某，男，46岁，工人。1995年3月20日初诊

症状：右肩背疼痛至右上肢，伴有紧迫感，颈斜向左侧，头向前左侧歪，不能抬头，强迫体位。一周前与别人推拉，病情加重，纳谷好，睡眠佳，小便正常，舌淡苔黄，脉象沉弦。便干。

辨证；因汗出感受风寒，稽留肩背筋肉之间，致气血凝涩不通则疼痛，为风寒中络。又与人推拉，气血郁滞重则疼痛加重，出现强迫体位，病久化热，传于小肠则大便干，黄苔。

治以：祛风散寒，通络解痉。

针穴：风池、风府、大椎、后溪、绝骨、承浆。

方药：桂枝12g、白芍15g、甘草6g、生姜3片、大枣3枚、葛根15g、伸筋草12g、桑枝12g、秦艽12g、威灵仙15g。水煎服，五付。

二诊：3月24日。

疼痛明显减轻，头能抬起直立，颈斜明显好转，颈部活动自如。肩背仍有紧迫感，舌质淡，苔薄白。

原方加曲池、合谷、天宗。

三诊：3月25日。

颈部活动自如，右肩背明显好转痛轻，头直立，舌质淡，苔薄白，脉象沉不弦。

针穴：绝骨、昆仑、曲池、后溪、天宗、大椎、肩髃、肩髎。

四诊：3月27日。

肩背部紧迫感明显减轻，活动时轻松，头能直立，强迫体位消失，舌质淡，舌苔薄白，脉沉缓。

针穴继用上方。

五诊：3 月 31 日。

紧迫感完全消失，肩背无不适感觉，头项活动自如，停止治疗。

效果：患者十一天针五次服五付药，肩背不紧迫，头可抬起直立，无强迫体位，颈项活动自如而痊愈。

体会：

1. 大椎、风池、风府、后溪、散风寒通经络，有麻黄、桂枝、羌活，独活之功。

2. 承浆配风府为治头项强痛之处方，再加绝骨有舒筋解痉止痛，功似葛根。

3. 用治落枕、斜颈、颈项强痛因风寒者效果明显。

高立山　主治　　白晔　整理（辽宁）

三、郁症一例

郝某某，女，34 岁，工人初诊日期：1995 年 3 月 6 日

症状：后头部及双上肢麻木，伴有胸闷，心烦，欲吐，不欲食，时汗出。近日发高烧，右肋部间胀，语言稍不利，睡眠尚可，小便色黄大便三天一次且干，舌红苔黄，脉象沉细数。

辨证：素有肝气郁结，气机失畅，又因脾失健运，则见欲吐、不欲食，后头及上肢麻木，气滞日久脾热传于心，故心烦，语言稍不利，热移小肠则尿，便干。舌红，苔黄都是热象。为肝气郁结日久，化热传于心脾。

治以清心安神，疏肝解郁。

针方："镇静六穴"，天枢、上巨虚、廉泉。

药方：柴胡 10g、白芍 15g、枳壳 10g、甘草 10g、麻仁 15g、

升麻 10g、黄连 10g、当归 10g、生地 15g、牡丹皮 10g、生石膏
（先煎）15g。

每日一剂，每剂煎二次。水煎服，五付。

二诊：3 月 7 日。

患者自述针药治疗后，后头部清快，睡眠佳，大便通，语稍
利，舌红苔白，脉象沉细数，继续用前方治疗。

三诊：3 月 9 日。

正值经期，纳呆，睡眠欠佳，周身乏力，舌淡红苔白，脉象
沉滑。

针方："镇静六穴"，列缺、三阴交。

四诊：3 月 11 日。

神清，后头部及上肢麻木感明显减轻，胸闷、心烦、欲吐症
状消失，语言稍不利，疲乏，舌质淡红，苔白，脉象细弦。

针方："镇静六穴"，通里、商丘。

五诊：3 月 14 日。

麻木基本消失，夜卧转安，语言仍欠流畅，倦乏好转，舌淡
红苔白，脉象细不弦。

针方："镇六穴"，三阴交。

六诊：3 月 17 日。

语略流畅，乏力消失，无不适症状。

针方：足三里、神门。

效果：本病是因肝气郁结日久化热，传于心脾而致，故治疗
以清心安神，疏肝解郁为法，取"镇静六穴"以清心安神。天
枢为大肠募穴，又在胃经上，脾与胃相表里，故可清脾与大肠之
热，上巨虚是大肠经不合穴，泻大肠之热，廉泉为任脉穴，有利
舌窍之功。针刺三次后，大便通，语言畅，睡眠佳，精神转好。
因月经来潮，气血不足，不能濡养四肢肌肉则周身乏力，心血不
足又致睡眠欠佳、纳呆，故原方配列缺，以通任脉，三阴交调理

肝脾肾三阴经，达到标本兼治的目的。又针三次，纳佳，乏力好转，睡眠好。经期已过，继用"镇静六穴"，配通里以清心火。商丘泻脾热则夜卧安，乏力明显好转，但语言仍欠流畅。继针"镇静六穴"，配合三阴交健脾疏肝滋补肾阴。针三次语言通畅，乏力消失，病症治愈，又针足三里健脾，神门安神巩固疗效，前后共针十二次而治愈。

体会：患者平素易生气，时有气郁，日久气郁化热，传于心脾，而出现胸闷、心烦、纳呆等一系列症状。因辨证准确，立法选方恰当，故取得较好效果。

在治疗过程中，患者又值经期，出现气血不足引起的症状，因先病为本，后病为标。古人有急则治其标、缓则治其本的原则，本病则在顾本的情况下又加调理任脉治标的穴位，所以收到满意的效果。

高立山　主治　　严晓春　整理（福建）

四、针药并用消除瘿瘤

董某某，女，38 岁，会计，1995 年 3 月 13 日初诊。患者左颈部有 3.0×3.0 厘米大肿物已两月余，覆盖于左侧胸锁乳突肌上，边缘清楚，质地稍硬，并随吞咽动作上下移动，动时肿处稍痛，手指按压肿处亦痛，局部不红，患者心情急躁，入睡困难，纳谷一般，小便色黄，大便不干，每日 1~2 次，舌红苔白，脉象细弦，西医诊为甲状腺腺瘤，并建议交两千元作手术治疗，患者惧怕手术，前来针灸治疗。

患者素常肝气郁结，气机不畅以致津聚生痰，痰气阻滞阳明致成瘿瘤，热扰神明以致失眠、尿黄、舌红、心烦。

治疗：调肝郁，通阳明，消散瘿瘤。

穴位：泽前、足三里、翳风、阿是穴。

药物：疏肝止痛丸 10 袋，每次 6g，每日一次。夏枯草膏 2

瓶，每次一匙，开水冲服，日一次。患处用生姜汁擦摩。

用上针药治疗四天，针灸四次，肿物明显减小，皮肉痛轻，入睡好转，后又因吃海鲜自觉肿物稍胀。舌红苔白，脉象细弦，继用前穴加丰隆，又针九次，肿物继续变软变小，左侧胸锁乳突肌清晰，肿物缩小 1/3，疼痛不明显。继用前穴加曲池、合谷，又配合散结灵 2 瓶，每次 6g，每日二次。病在初诊后第十四天（3 月 27 日），肿物消去一半，病情明显好转，舌红苔白，脉象细弦。继用前穴配合局部隔姜灸，每次六壮，又针三次后。肿物外观已不明显用手触摸比初诊时消 2/3，质软且不痛。建议停诊观察十天。十天后来诊肿物全消，皮肤不肿，按之无痛，心情安定，睡眠转好，停止针治，继用夏枯草膏调理一月，病情稳定而痊愈。

［按］以上病例所以取得满意效果：

1. 辨证明确：肝郁气滞，阳明失畅。

2. 立法得当：疏肝理气，疏通阳明。

3. 针药并用：立法得当，针药配合。

穴位：翳风、足三里、泽前、阿是：疏通少阳、阳明，行气消肿散结。曲池、丰隆、合谷：化痰疏通阳明。尺泽：行气活血。

药物：疏肝止痛丸、夏枯草膏：疏肝止痛，软坚化结。生姜汁擦摩患处及隔姜灸，温通痰饮，消肿散结。

高立山　主治撰写

五、麻木

工某某，男，54 岁，工人，1995 年 11 月 3 日初诊。

初诊情况：双膝以下麻木疼痛半年，有糖尿病史 9 年。半年来出现双膝以下麻木疼痛，三个月前在医院糖尿病科住院，经中药、输液等治疗，上症无好转而来针灸就诊。症见双膝以下麻木，双足疼痛，发凉、无汗出，口干不欲饮，纳少腹胀，大便不畅，舌淡苔白腻，脉沉滑。

辨证：消渴病本应多饮多食，今患者口干不欲饮，纳少腹胀，此为湿困脾胃所致。脾主四肢，脾阳被湿邪所遏，不能通达四末。故见双膝以下麻木疼痛，发凉、无汗出，湿邪流注大肠则见大便不畅，舌淡苔白腻，脉象沉滑均为湿邪偏胜之象。

治以：行气和胃，利湿通络。

针穴：胃十针（上、中、下三脘、天枢、气海、内关、足三里）、公孙、丰隆、八风。

治疗经过：按上方针一次后，腹胀减轻，食欲稍增，继针六次后，食纳好，腹胀消，双膝以下麻木疼痛明显好转。自觉足部温热，有汗出，大便排出黏滞物，舌苔由白腻转为薄白，后改用天枢、丰隆、公孙，每日一次调理到十二次，时间从 1995 年 11月 3 日到 16 日患者食欲好，大便通畅，膝以下麻木疼痛消失。

体会：

1. 该患者就诊前在糖尿病科住院，每日静点葡萄糖加胰岛素。大量液体进人体内，助长湿邪，而致脾阳被遏，不能温煦濡养四末，故双膝以下麻木疼痛非但没有好转，反而出现双足发凉，无汗。患者以双膝以下麻木疼痛前来就诊，症已半年之久，又非急症，缓则治其本，本为湿困脾胃，故用行气和胃利湿通络之法，速获良效，足以说明辨证论治的重要性。

2. 方中"胃十针"调理肠胃，宣上畅下而利湿，配合公孙、丰隆，加强利湿之功，局部八风疏通经络，诸穴共凑行气和胃利湿通络之功。

高立山　主治　　严晓春　整理（福建）

六、小儿遗尿

遗尿是儿科常见病。3 岁前的幼童遗尿属生理状态，因其功能未充无须治疗。如果四岁以后仍有遗尿之症，多属病态。这里所说的遗尿是指 5 周岁以上的幼童，不能自主控制排尿，经常入睡后遗尿者。查有关的文献报道，皆认为本病在肾与膀胱，常见肾气不足、肺脾气虚、肝经湿热，治疗以补肾健脾宣肺清肝为大法。笔者跟随中国中医研究院广安门医院高立山老师学习期间接诊一遗尿患儿，其辨证独辟蹊径，治法独特，疗效亦佳。兹介绍如下。

姚某某，男，9 岁，学生。初诊日期：1996 年 2 月 2 日。主诉：尿床 9 年。病史：患儿自幼尿床，从未间断，少则一日一次，多则一日二至三次。睡眠较深且不易叫醒。饮食不佳，食欲差，纳少，易于疲乏。曾于多家医院诊治，查尿常规、尿培养、X 线拍片、泌尿系 X 线造影均未发现异常，内服、外用中药及针灸治疗，亦未见明显改善，遂慕名来诊。刻诊：尿床 9 年，从未间断，少则一日一次，甚则一日二至三次，睡眠较深不易叫醒，多梦，体力较差，容易疲乏，记忆力差，精神不能集中，学习成绩不佳，胆小怕事，饮食一般，食量尚可，食欲不振，大便稍干，小便淡黄。其形体瘦弱、面白，发育正常，头颅未见畸形，舌尖红，苔薄黄，脉沉细小数。

辨证：遗尿（心热不宁，心肾不交）

治以：清心安神，交通心肾。

针灸取穴："镇静六穴"加肾俞、气海、三阴交。

中药：生地 10g、木通 6g、竹叶 3g、生甘草 3g、益智仁 6g、石菖蒲 6g、连翘 6g、黄连 3g、五剂，水煎服。

治疗经过：二诊时患儿夜间有尿意时则身动，但不能自醒，由家长喊醒后解小便一次，未尿床。继针二次，患儿能自醒排尿，尿量不多。嘱患儿家属注意患儿饮水量，不要过度疲劳。六诊时患儿因睡前饮水量多又尿床一次，但较易喊醒。继针五次，患儿能不用别人叫自醒排尿，每夜一至二次。睡前饮水多时亦未再尿床。共针十四次，患儿不再尿床。

【按】

1. 患儿尿床九年，辗转诊治，经中西医药物及针灸治疗未效。高老师依据其精神不能集中，记忆力差，睡眠多梦不易叫醒，舌尖红、苔薄黄，脉沉细小数，辨证为心经有热，心神不宁，病位归于心。因心主神明，"心者，君主之官，神明出焉"，心为五脏六腑之大主，心动则五脏六腑皆摇。今心经有热，心神不宁，心肾不能相交，水火失济，肾之蒸腾气化功能失常，膀胱失约而出现遗尿。故治病求本，采用清心安神，交通心肾之法治之。此为辨证之与众不同。

2. "镇静六穴"乃高老师多年临床经验的总结，分轻镇、中镇、重镇，其中以中镇方最为常用。其穴位是：轻镇：天柱、神门、足三里；中镇：迎香、神门、足三里、耳穴心、肺、神门；重镇：印堂、合谷、太冲等。此病例采用中镇方。神门乃心经之原土穴，具有清心安神的作用，取以肾俞交通心肾使之水火相济，迎香、足三里调理阳明，清肺和胃，三阴交调理三阴，气海补益人身之元气，穴虽简而功效专。针刺手法取平补平泻，使以病人有咽干、困倦欲睡感效果较好。

3. 中药以导赤散为底方加减，清心火乃通因通用之义。此亦不同于以往以补为主的治疗方法。

4. 遗尿作为临床之常见病和多发病，有狭义和广义之分。广义之遗尿不仅包括睡中遗尿亦包括清醒时之小便失禁，不仅见于儿童，亦见于成年及老年人，尤其在中风（西医脑血管疾病）之后遗症期更为多见，且常伴有神志方面的改变。如失眠、抑郁、强哭强笑等。笔者采用镇静六穴为主方随症加用其他配穴治之，亦取得较为满意的疗效。

高立山　主治　　徐慧卿　整理（河北）

七、针刺治疗顽固打鼾

今在广安门医院针灸科随高立山老师进修学习针灸，遇到一个打鼾四十多年的患者，曾多方治疗，甚至手术也未根除，高老师针刺治疗两次，控制鼾症未见发作，中国针灸的神奇，高老师技术的高超，真是让人信服！现将此病例介绍如下：

徐某某，男，56岁，干部，1996年3月5日初诊。

患者40多年前开始睡中打鼾，鼾声如雷，曾经中西医多方治疗未见效果，1990年曾手术治疗，也未见好转。现睡中鼾声不断，影响他人休息，有时夜间因打鼾影响呼吸而憋醒，睡眠中梦不多，伴有口干，饮食尚可，大便干而不畅，小便调，舌红，中央有黑苔，脉弦滑，患者既往有结核及肝炎病史。

据其症状，舌脉，诊为肺胃有热，治以清解肺胃

取穴："胃十针"、迎香、丰隆。平补平泻手法，留针20分钟。

针两次后，鼾声未发作。口干好转，大便不干，舌苔变为薄黄，继针迎香、丰隆、内关、中脘、天枢、气海，四次以巩固疗效后，再予越菊保和丸20袋，每次6g，日服两次以善其后，并嘱咐患者，如有病情反复，请来复针。

停针至总结已月余，未见其来复针。

体会：

1. 辨证准确。本例患者初诊时，即以打鼾而烦恼来求治，高老师认为：患者打鼾，症状表现为咽喉不利，但病变在肺胃，综观其他症状，有口干，大便干而不畅，舌红，中央有黑苔，匀为肺胃有热的表现。从经络循行上看："肺为手太阴之脉，起于中焦，下络大肠，还循胃口，上膈属肺，以肺系，横出腋下……"，此处的"肺系"即喉咙，兼指气管而言。而"胃足阳明之脉，起于鼻……其支者，从大迎前，下人迎，循喉咙，入缺盆，下膈

属胃……"肺胃二经循行均过喉咙，故本例辨为肺胃有热最为准确。

2. 取穴得当。本例治疗以清解肺胃为原则，穴取"胃十针"加迎香、丰隆。"胃十针"即上脘、中脘、下脘、天枢、气海、内关、足三里，七个穴共十针，此是高老师学习前人而总结的经验。它可调理升降，清解胃肠，迎香为手足阳明之会穴，手阳明大肠经与手大阴肺经为表里经，故取迎香配丰隆可宣肺气，降痰热，通鼻窍，清解肺胃之热。

本例由于辨证准确，取穴得当，故取得较快控制打鼾的效果。

高立山　主治　　杨金娥　整理（北京）

八、耳鸣耳聋治愈一例

患者吴某某，女，40岁，初诊1991年9月12日。双耳发堵，伴有耳鸣耳聋已四个月。四月前因感冒后出现左耳发胀发堵，当时未注意治疗，症状逐渐加重。当地医院诊为"卡他性中耳炎"，西医治疗两月无效，反而出现有耳鸣耳聋。到某西医院耳鼻喉科予以口服西药，并作咽鼓管通气，初起症状有缓解，后来症状又复原，现右耳发堵，耳鸣耳聋，以左耳为甚，口干欲饮，心烦易怒，腰酸不适，饮食、二便一般，舌淡苔薄黄，脉细数。

证属肝胆郁热，兼有肾精不足。

治以清泄肝胆热邪，佐以补肾。

取穴：耳周四穴（耳门、听宫、听会、翳风）、风池、阳陵泉、丘墟、支沟、太溪、肾俞。留针三十分钟，平补平泻，每日一次。

中药：芎菊上清丸，每次6g，日二次。

治疗经过：患者经过针药并用，至第三次来诊，症状即明显减轻，听力增加。连续治疗六次，心烦易怒、口干欲饮等症状消失。舌苔转成苔白，舌质淡红，上穴去风池、阳陵泉、丘墟加肾俞，又治疗四次，双耳发堵、耳聋耳鸣，偶有发作，腰酸不适减轻，又加服中成药六味地黄丸，前后治疗十二次，耳鸣耳聋停止发作，自述劳倦过度，休息不好，偶有轻微耳鸣，但不影响听力。嘱其避免过度劳累，坚持服用"六味地黄丸"以善其后。

耳鸣耳聋一症，据其发病病程长短，年龄的老少等临床症状不同可分虚实两类，虚证有肾虚或中气不足而致的，实证多感受外邪，或恼怒，肝胆火热上逆，以致少阳经气闭阻，或外邪壅遏清窍引起耳鸣耳聋，本例从病人发病起于感冒以后当属实证，右耳又突然耳鸣耳聋伴口干欲饮，心烦易怒，舌红苔黄，脉数等属肝胆有热之象。故治疗以清泻肝胆有热治标为主，取穴以手少阳经的翳风、耳门、支沟，足少阳胆经的听会、风池、阳陵泉、丘墟，及手少阳经的听会。因有腰酸不适，脉细又配合肾俞、太溪、补肾治本，先病为本，后病为标，宗急则治其标，又配"芎菊上清丸"清散风热，后又补肾加服"六味地黄丸"善其后。

九、针灸治疗不孕症

不孕症，中医又称"无子"、"全不产"、"断绪"，其病因病机复杂，临床治疗困难，给病人及其家属带来诸多困扰。患者多伴情绪紧张、抑郁、性生活不和谐等，临床针灸治疗。收到满意效果，现介绍几例。

例一、凌某某，女，33岁，1993年3月10日初诊。

自述婚后半年曾怀孕，因为当时口服避孕药而行人工流产术。术后三个月不慎又怀孕，因工作忙及环境因素，又行第二次人工流产术，术后使用避孕工具避孕五个月。之后至今五年未孕，曾作妇科检查及输卵管通畅试验均正常，爱人检查正常。曾经中西医多方治疗无效。前来针灸，就诊时正值经后十四天，就诊时症见腰膝酸软，月经后期，量少色淡，少腹冷重，面色发白，神倦乏力，头晕，时有耳鸣，性欲淡漠，心情抑郁。有胃病多年，纳差，小便清长，大便尚调，舌质淡白，舌苔薄白，脉象沉细。

治疗针刺取关元、气海、中极、四满、大赫、三阴交（第一组），肾俞、命门、次髎、太溪（第二组），各穴均用补法，其中第一组穴位中腹部五穴加神阙穴用温盒灸，第二组穴中以命门为中心对腰部五穴进行温盒灸。灸后须使热力透达至少腹，针关元穴时须针尖向下，进针2寸左右，要求针感向会阴扩散，针刺须在病人排空膀胱后进行。针刺次髎使针感传至骶部，最好能传至会阴，并在针刺治疗的同时嘱患者放松身心，树立信心。

治疗经过：针灸一次后，即感腰酸乏力明显减轻，心情豁然开朗，胃口较佳，连针十次，病人下次月经即将来潮即停针。预约病人经后十二天左右来复诊，复诊时诉经期无腰酸腿软等症状，无头晕、耳鸣、胃病未犯，又连针六次后约其每月月经后十二天左右来针灸，但到第七次未来针灸．后登门报喜，告已怀孕。

例二，王某某，女，30岁，1995年9月28日初诊。

自诉婚后当年曾孕一胎，因工作忙而行人工流产术，术后避孕半年，之后五年未孕，经期尚准，月经量少色淡，有时色黑紫有血块。每次月经将至或行经期中都乳房、少腹胀，胃脘痞满，烦躁易怒，纳呆，二便尚调，寐差，舌质暗红，苔薄白，脉弦，曾作妇科检查及输卵管通畅试验均正常，配偶检查正常，曾中西药治疗无效，故来针灸。就诊时为月经将来之日。

治疗取关元、气海、中极、四满、大赫（第一组），加天枢（双）、中脘、大冲（双），以上各穴除大冲用泻法，其他用平补平泻，其中第一组穴加天枢可加温灸盒，留针四十五分钟。

治疗经过：针灸一次后，患者觉腹中气向下行矢气频频，痛快不已，腹部不痛，乳房胀痛明显减轻，心中如释重负。后又针二次，仍有矢气但次数减少，次日月经来潮，量较以往增多，且无少腹及乳房胀痛，矢气一般，嘱其经后十二天左右来就诊。复诊时又连针六次，告病人保持愉快心情，约其下次经后十二日再来就诊，患者来诊时告已怀孕。

例三，刘某，女，26 岁，1995 年 10 月 11 日初诊。

自诉婚后五年未孕，素体虚弱，十六岁月经初潮，有痛经史多年，疼痛剧烈，拒按，得寒加重，得热减轻，月经延期，量少色暗有块，白带量多。月经期间烦躁，食不知饱，面色晦暗，二便可，寐差，多梦，舌质紫暗，苔薄白，脉象细弦。患者为农村妇女，夫妇二人均在外打工，结婚较早，做过一般妇科检查结果正常，配偶检查正常。

治疗取前述例二第一组穴，加膈俞、次髎、血海，全用补法。第一组穴针法灸法同前例，针刺髎穴针感传至骶尾部，若传至会阴部最好，双侧次髎可以温盒灸，前后共留针六十分钟。

治疗经过，患者经针灸五次后月经来潮，经量较以往多，伴有大量黑紫血块，痛经明显减轻，烦躁多梦俱减轻。月经来潮期间停针。但关元、神阙、肾俞、次髎加温盒灸，前后两侧交替使用，每次施灸四十分钟，连灸五天。患者行经期无痛经出现，嘱其注意心理调护，约其经后十二天左右来复诊，又连针十天，又约下次月经后十二天来诊，结果未来，后告已经怀孕。

体会：以上三例均系西医确诊为月经失调而致不孕，并排除了器质性病变，在这类治疗中效果较好，有以下几个方面供参考。

1. 辨证要准确：临床对不孕症多归于冲任失调，但也要具体病人具体分析：古人云：妇人所以无子，由冲任不足，肾气虚寒故也。有肥白妇女不能成胎者，或痰滞血海，子宫虚冷不能摄精。诸如此类，临床常分为肾虚、肝郁、血瘀、痰湿等。通过这些区别来调理冲任。

2. 穴位要选好：不孕症病因病机复杂，多与肝、脾、肾关系密切，和冲任失调有关。选穴上用关元、气海、中极、四满、大赫与三阴交，调理冲任、温补下元。

3. 运用灸法：《千金方》记载："妇人无子灸四满三十壮，穴在丹田两边相去各开寸半，丹田脐下三寸是也"。《东垣十书》记载："妇人无子灸关元二十壮，三极"。《类经图翼》云："不孕灸神阙……"，说明古人治不孕症重视灸法，而灸时热力透达少腹则为佳，且灸时不少于三十分钟。

4. 针到时到位：针刺时所谓到时，指留针的时间和灸的时间都要到时给足一定的量，一般都要超过三十分钟。针刺时所谓到位，指针感和灸的热力达到一定的部位，效果较好。

5. 要注意精神调护：因不孕的患者受到家庭、社会多方面的影响，多有精神障碍如抑郁、烦躁失眠、头痛等，一定要多方讲明道理保持精神愉快，树立治疗信心，这点很重要。

6. 以上病例在治疗期均停服一切中西药，行经期停止针刺可配合灸法，一般在月经结束后十二天左右针刺。如月经不正常者，先调理月经正常后，再给以有规律的治疗不孕症。

［按语］本文系我学生针灸治疗的病例，经编者本人审阅后认为有一定参考价值，对这类没有器质性病变的不孕症，临床治疗也很困难。她取得较好效果，又悟出自己体会供参考。我在维也纳时曾去指导一针刺治疗不孕症小组，治疗不孕症，初起自己缺少经验，经与医生病人交谈，方知外国人结婚后都不喜欢马上生孩子，因此多服避孕药，长期服用以致月经失调或闭经。我根据常服避孕药可伤及肝肾以致月经不调或闭经。因此调理肝肾功能，再根据患者想怀孕但不能怀孕，精神有一定影响，因此配合调理心脾。曾有一女患者四十岁，我用五脏俞加膈俞、三阴交，

针刺 12 次后我要返回国时，嘱服用市场上有佳的八珍汤药物并配合逍遥丸，一年后寄来生了双胞胎的相片（见 330 页医话），全家都很高兴，因此我感到中药、针灸治疗不孕症是有一定的效果。故选用上稿供各位临床参考。

高立山　审阅　　常静玲　整理（河北）

十、针灸为主治疗"交通性脑积水"

相某某，男，39 岁，教师，1996 年 3 月 19 日初诊。

三个月前因路途被人踢伤右眼外上角，此后即感头痛、头晕、恶心、呕吐、目胀，经当地西医及北京天坛医院 CT 检查确诊为"交通性脑积水"，经用甘露醇、脑活素、脉络宁、甘油合剂等药治疗，症状稍有减轻。兀 T 复查：脑积水未见明显减少，西医建议手术治疗，患者不愿做手术，前来北京治疗，就诊时患者头痛、头晕、头沉、以后脑、头顶、前额为主，目胀、情绪激动时症状加重，食纳好，夜寐安，二便一般，舌质淡，苔黄微腻，脉象沉细，既往体健。

此为脑外伤后遗症，治以活血化瘀，祛湿通络。

取穴：百会、四神聪、尺泽、合谷、天枢、委中、丰隆、公孙、内庭，平补平泻手法，每次留针二十分钟，每日针一次。

中药：云南白药胶囊 3 盒，每次二粒，每日服二次。

针六次后，症状消失，偶遇情绪激动时，轻微头晕，目胀。

建议休息十天后再作针灸。

4 月 8 日，再守前法针百会、四神聪、公孙、丰隆、内庭、合谷。针十次后，患者再遇紧张，症状也未发作，患者因家中有事回内蒙古原籍。建议再查 CT，观察脑积水情况。

体会：

1. 本例治疗上突出中医辨证论治特色，本例"交通性脑积水"症见头晕、头沉、目胀、舌苔腻，均为湿象，CT 检查脑积水，又是外伤后，定有瘀血阻滞，所以用活血化瘀，祛湿通络为治疗原则，针药并用，从而达到满意效果。

2. 取穴上独具匠心，由于患者头痛、头晕，头沉以后头顶、前额部位为主。故取百会、四神聪，及足太阳膀胱经委中穴，局部取穴配合循经远端取穴，以活血通络，安神止痛，尺泽为手太阴肺经合穴，主气逆而泄，肺主气，故取肺经合穴尺泽，降气逆清头目，丰隆配合公孙为高老师祛湿常用穴，内庭为治疗目胀痛的经验穴，天枢可调理肠胃利湿，合谷为大肠原穴，又治头面部疾患，诸穴配合、活血化瘀、祛湿通络，因此取得较满意效果，但是患者急事返回原籍，未能作 CT 复查。是一不足。

高立山　主治　　杨金娥　整理（北京）

十一、针刺缓解输液反应一例

陈某某，男，56岁，工人，脑梗塞后遗期，建立家庭房床，予以针灸中药治疗，近日因饮食不节，出现腹痛腹泻，每日10余次，为水样大便，进食很少，有轻度脱水征，故予补液，静脉点滴5%葡萄糖500毫升加维生素C 2.0g，维生素B 100毫克，15%的氯化钾10毫升，当液体进入体内4~5分钟后，患者突感发冷恶心，其家属予以加盖衣被仍不缓解，随即且出现寒战，当时意识到输液反应，于是立即停止输液，测体温高达40.2℃，因家庭病床当时没有其他条件抢救。依患者高热寒战，无汗得衣被而不能缓解，故用毫针刺大椎，针刺一分钟不留针，再刺双合谷、曲池不留针，最后点刺十宣，7~8分钟后以上症状开始缓解，半小时后所有症状消失，到1小时左右体温恢复正常。

针刺治疗输液反应，目前报道不多，从本例治疗受到启发，又治疗三例均获效果。输液反应典型的症状是骤然寒战，高热无汗，虽得衣被而恶寒不解，其症如《伤寒论》中记载："病人身大寒，反不欲近衣者，寒在皮肤，热在骨髓也"。故以大椎调和营卫以散寒，再以曲池、合谷，清里以达表，点刺十宣出血，开窍泻热，交通阴阳，阴阳得调，寒热即消。故在中医表里阴阳寒热辨证的指导下，取得了较好的临床效果。

按语：目前在临床上出现大量用输液治疗，输液反应也屡有出现，及时抢救有复原的，也有重时抢救不及时或条件暂不具备偶有死亡的，今提供一针灸治疗方法供各位参考，在其他条件具备时可配合抢救，如其他抢救暂不具备，也可应用，或救急于一时，或可起死回生。

高立山　按语　　曹文钏　整理（河北）

十二、针刺治疗眩晕30例临床观察

临床资料及观察方法：

1. 一般资料：30例患者，男性11例，女性19例。平均年龄62岁，病程最短1天，最长5年。所有病例均为1991年到1995年本科门诊及住院患者。其中8例为椎、基底动脉供血不足，6例美尼尔综合征，5例脑动脉硬化，4例颈椎病，4例神经衰弱，3例高血压。中医辨证属气血不足10例，痰浊中阻8例，风阳上扰8例，肝肾阴虚4例。

2. 取穴及操作方法：

治则：调补髓海，重镇止晕。

主穴：百会、风府、风池、上印堂。

百会：2寸毫针向后斜刺1.5寸，得到酸胀沉重感为度。

风府：第二颈椎棘突上0.5寸凹陷中，2寸针直刺1.5寸，使酸胀感窜向头顶为佳，不留针。

风池：1.5寸毫针针尖向对侧眼球方向刺入1.0～1.2寸，提插捻转，使酸胀感窜向颞部，不留针。

上印堂：印堂上一寸，28号毫针向下刺入骨膜，务必得到沉重紧涩针感，不留针。

气血不足者加中脘、足三里、太冲；痰浊中阻加中脘、丰隆、太冲；风阳上扰加大冲、太溪；肝肾阴虚加太溪、三阴交。美尼尔综合征及高血压所致眩晕针刺每日一次，其他均为每周针刺三次（二日针一次）留针 30 分钟。治疗超过 30 天作无效处理。

3. 疗效标准：据国家中医药管理局制定的中医病证诊断疗效标准：

治愈：症状、体征及有关实验室检查基本正常。

好转：症状及体征减轻，实验室检查有改善。

未愈：症状无改变。

4. 结果：30 例中治愈 23 例（76.67%），治疗最短 1 天，最长 25 天，平均 14 天。好转 6 例（20%）。未愈 1 例（3.3%）。针刺一次，眩晕即减轻者 20 例（66.67%）。从附表中可以看出，针刺治疗美尼尔综合征疗效最好（6 例中 2 次治愈占 5 例），而对椎、基底动脉供血不足及颈源性眩晕疗效较差，治疗天数也最长（分别为 25 天和 24 天）。但因样板太少，未作统计学处理。

5. 附表

病因	例数	即时有效	未愈	好转	治愈	平均治愈天数
推、基底动脉供血不足	8	6		3	5	25 天
美尼尔综合征	6	5			6	2 天
脑动脉硬化	5	2		1	4	17 天
颈椎病	4	2		2	2	24 天
高血压	3	2	1		2	5 天
神经衰弱	4	3			4	15 天
合计	30	20	1	6	23	14 天

6. 典型病例

陈某某，女，62 岁，初诊时间 1992 年 6 月 25 日。

主诉：眩晕欲倒伴耳鸣、恶心、呕吐一天，兼咽干、目涩、腰膝酸软，舌质嫩红少苔，脉弦细。既往曾有两次类似发作史。

诊为眩晕（风阳上扰）、美尼尔综合征。

治则：调补髓海，潜阳熄风。

取穴：百会、风府、上印堂、风池、太冲、太溪。

效果：针刺一次眩晕、恶心、呕吐即止，耳鸣等减轻，第二天针完第二次诸症全消，临床治愈。

7. 讨论

（1）《灵枢·海论》记："髓海不足，则脑转耳数鸣，胫酸眩冒，目无所见，懈怠安卧"。眩晕之证，从病因病机看，虽有痰浊中阻，气血不足，风阳上扰，肝肾阴虚之分，但其根本在于髓海不足。治当调补髓海。宗《灵枢·海论》之法，针补其腧百会、风府。风池为手足少阳、阳维之会穴，其针感上于头，针之熄风止晕，上印堂为经外奇穴，临床应用体会，毫针刺入骨膜可得到重压紧涩感，故能止晕。临床应用效果较好。

（2）本文结果表明，针刺治疗眩晕效果满意，而且即时效应很好。尤以美尼尔综合征疗效最好。对椎、基底动脉供血不足及颈源性眩晕则治疗时间较长，如坚持治疗补肾益髓，也会取得较好效果。

高立山　　指导　　刘志顺等　　总结

打基本功类

详记病历，重在辨证，针药并用，观察效果

医案一：风疹

姓名：陈某某，性别：男，年龄：25 岁，职业：机电车工，病历号：1288。住址：西山大油字房 53 号。初诊日期：1960 年 3 月 23 日。

病名：风疹（荨麻疹）。

病因：湿热内蕴，外挟风邪，内外相合，发为此病。

症状：主诉感冒已两周，鼻塞，咳嗽阵作，时轻时剧。近几天来身起红疹，瘙痒非常，疹点多发于四肢，胸背则无，小溲色黄，舌苔薄白，食欲尚可，脉象沉数。

辨证：脉象浮数知是风热，小便黄色是为湿热，湿热内蕴，风热外受，湿热内外结合，又乘风势，故发为红疹刺痒，脾主四肢，湿热蕴脾，故疹发四肢居多。

立法：祛风利湿，清热消疹。

荆芥二钱	车前子四钱	炒牛蒡三钱	赤芍药钱半
防风二钱	赤茯苓三钱	蝉　衣八分	细生地三钱
僵蚕三钱	木　通八分	连　翘三钱	光杏仁三钱

水煎服，两付

二诊：三月廿四日

药后病情如故，无大变化。仍宗上法，以消风散主之。

荆芥三钱	藿香三钱	川芎一钱	党参三钱
防风二钱	厚朴三钱	蝉衣三钱	陈皮三钱
僵蚕三钱	茯苓三钱	羌活二钱	甘草三钱

水煎服，两付

三诊：三月廿五日

药后上肢红疹已退一半，下肢依然如故。前药有效，再进两剂。

处方：同上。

水煎服，两付

四诊：三月廿六日

前服消风散热之剂，症减而复作。今日疹块增多，瘙痒非常，恶寒咳嗽，大便干，小便少。治以清热解毒。

牛黄解毒丸四丸。每次一丸，日服二次。

五诊：三月廿七日

药后疹块未消，下肢更甚，且腿有肿象，摸之皮肤灼热。头痛咳嗽频作，仍有恶寒之感。小便黄，口渴欲饮。再予散风消疹、清热利湿之剂。

浮萍草二钱　荆　芥钱半　防　风钱半　生　地四钱
赤芍药三钱　板蓝根四钱　地肤子四钱　银　花三钱
薏苡仁三钱　杏　仁三钱　黄　芩二钱　六一散四钱

水煎服，一付。

六诊：3月30日

投散风清热利湿之剂，疹块依然未退，瘙痒，皮肤红热，早晨加剧，遇热痒甚，苔腻色黄，脉数。再予清热解毒疏风止疹之剂。

地龙三钱　　细生地四钱　苍　术三钱　炒僵蚕三钱
赤芍三钱　　陈　皮半钱　蝉　衣一钱　银　花四钱
炒车前子四钱　蛇　退半钱　大清叶三钱　川草薢三钱

水煎服，一付

七诊：4月1日

药后疹消，痒轻，当晚安然入睡，为巩固疗效，前方再进一剂。

处方：同上。水煎服，一付。

效果：疹消、痒止、痊愈。

体会：隔两月与患者相遇，得知疹消后从未再发，并告诉我最后一方效果最好，今年可做参考。后翻阅病历，效方与前方对比，治疗大法未变，具体药物有异。从而说明只要辨证确切，一时不效万勿更法，坚持下去，自可取效。前后对比，前以消风利湿为重，后加凉血行血之品。治风先治血，血行风自灭，故症速愈。方中大青叶苦寒凉血，清热解毒，故效更速也。

医案二：气郁

姓名：张某某，性别：女，年龄：20 岁，职业，家庭妇女，病历号：2252。住址：西辛房 66 号，初诊日期：1960 年 4 月 22 日。

病名：郁症。

病因：因哭泣过度，伤肝气郁。

症状：产后二十余日，头晕，气短，心悸。后因着急哭泣，乳汁减少，自汗。食、睡、二便一般。舌苔薄白、脉左弦右缓。

辨证：产后气血虚弱，血虚则心悸，气虚则自汗。又因哭泣肝郁气滞，清气不升则头晕气短，气滞则乳汁不行而减少，肝气郁结故脉弦。

立法：疏肝解郁，补血行血。

处方：

柴胡钱半　党参三钱　当归三钱　白芍二钱

菊花二钱　黄芪三钱　川芎三钱　薄荷（后下）三钱

通草二钱　白术一钱　熟地二钱

水煎服，两付。

效果：药后头晕、气短、心悸、自汗皆除，唯乳汁未增多。后转饮食调治，因进药过多怕影响小孩吃奶。

体会：关于产后治法，万密斋说："产后专以大补气血兼行滞为主，盖产后气血大虚，且有瘀滞，虽有诸症，皆以未治。"这段文字为前人经验之谈，可以作一般产后病的治疗原则。今患者产后二十余日，又有肝气郁滞，更当仅守前规。不治头晕气短，而头晕气短自除。不治心悸、自汗，而心悸、自汗自止。从而体会到，在整体观念指导下，治病必求其本的重要性。

医案三：手掌起疮

姓名：相某某，性别：男，年龄27岁，职业：矿工，病历号：923，住址：西山油字房16号，初诊日期：1960年5月2日。

病名：手掌起疮（鹅掌风）。

病因：湿热内蕴，外挟风邪，发为疮疡。

症状：左手掌心生疮，初起为小水泡，刺痒难忍，数量较少，抓破之后继感染而增多，皮肤破裂，痒甚于痛，舌苔薄白，脉象弦滑细数，舌体较厚。

辨证：经云："诸痛痒疮，皆属于心"，疮发手掌内，正在心包经荥穴劳宫穴部位。心包代心用事，心主血，此为血分有热。舌体厚乃有湿之象。而且以前有头晕、鼻衄之病，今脉见弦滑是热无疑。湿热交阻，外挟风邪，故皮破肉红痒痛俱全。痒甚于痛，乃风邪偏胜。

立法：散风、利湿、清热。

桂枝二钱　桑枝四钱　防己三钱　通草一钱
滑石三钱　苡仁四钱　白术三钱　连翘三钱
生地三钱　茅根四钱　黄芩二钱　苍术三钱
水煎服，两付。

二诊：5月4日

药后痒痛皆轻，患者要求继用前药。

处方：原方，两付，水煎服。

三诊：5月6日

药后痒痛继减，皮破肉红明显改善。病将近愈，患者要求服丸药。继用防风通圣丸三袋，每次6g，日二次。

效果：服丸药后未来就诊。时隔两周与其相遇，告知我：服完丸药，皮不破，肉已不红，痒痛俱除，疮已敛结而愈，故未就诊。

体会：患者曾经西医局部药物封闭治疗，效果短暂。今中医治疗，病虽在手掌，而根在心脾有热，故治心脾而手自愈。治病辨证，求其本也。

医案四：头痛

姓名：李某某，性别：女，年龄：14 岁，病历号：2407，住址：王家胡同 12 号，初诊日期：1960 年 5 月 6 日。

病名：头痛

病因：素有血虚，思虑伤脾，过劳则木火上炎而致头痛。

症状：素有头晕身热之病。近四、五日来，头晕加重，前额尤甚，着急则加重；两耳发热，口苦咽干，目眩呕逆，心跳气短。上述诸症，遇劳则增。夜寐多梦，饮食不佳，二便正常，月经每月提前三、四天，色紫红量多，舌淡红苔薄白，脉弦。

辨证：患者形瘦性急，平日学习用脑过多，思虑伤脾，故血虚头晕；瘦人多火，又加性急，加之肝胆火扰清窍，故口苦、咽干、目眩、呕逆；两耳发热、多梦、脉弦、月经提前，均系肝胆郁热之故。

立法：清泻肝胆（泻青丸加减）。

龙胆草三钱　　蔓荆子三钱　　川芎三钱　　防风三钱
山栀子二钱　　冬桑叶三钱　　当归二钱　　羌活三钱
石决明三钱　　杭菊花三钱　　香附三钱　　半夏三钱
水煎服，两付。

二诊：5 月 9 日

药后头痛已是阵作，呕逆多梦已除，纳增；仍有头晕、心悸、气短、口苦、目眩、下肢无力。早上起床头晕较重。上述诸症，遇劳或思虑过多则加重。舌苔薄白，脉弦缓。治疗宗上法，清泻肝热佐以补血凉血之品。

蔓荆子三钱　　苏薄荷(后下)钱半　　当归三钱　　丹参三钱

冬桑叶二钱　　羌　活二钱　　　　　白芍三钱　　杜仲三钱

石决明三钱　　炒香附三钱　　　　　生地三钱　　牛膝三钱

水煎服，两付。

效果：药后头痛已愈，胃纳欠佳。今投辛散开胃之品，胃纳转佳，再转丸药巩固。

体会：头痛原因较多，在杂病中概有为风、热、湿、痰、气虚、血虚、食郁等。因此，对头痛的治疗，首先要辨清原因，找出病机，再依标本缓急而治之。上一例为血虚有热，此一例为肝火旺盛。三日来头痛不已，故"急则治其标"先投泻清丸加减两剂；头痛转为阵作，再以四物养血平肝治本，故效果明显。

医案五：浮肿

姓名：孙某某，性别：男，年龄：58岁，职业：农民，病历号：2472，住址：大峪40号，初诊日期：1960年5月9日。

病名，浮肿。

病因：湿热下注，水气不行，停于肌肤。

症状：眼睑及下肢膝以下浮肿已有两周，且有头晕、口渴不欲多饮、右目赤，食睡二便一般，舌苔薄白，脉象弦细而滑。

辨证：湿困脾土，中焦失宣，清阳不得上升，则见头晕、口渴不欲多饮；湿热下注则水气不行，停于皮下，以致膝下浮肿、下肢无力；脉象弦而滑是湿热之故，年过半百阴已虚则脉见细象。古有上半身肿治可发汗，下半身肿多利小便，据此确立治法。

主治：利湿，健脾，消肿。

处方：

茯苓皮三钱　　猪苓三钱　　苍术三钱　　扁豆三钱

冬瓜皮三钱　　通草一钱　　白术三钱　　黄柏三钱

陈　皮二钱　　防己三钱　　苡仁四钱

水煎服，两付。

效果：药后眼肿已除，膝下肿减轻，头晕仍有，原方继投二剂。服后眼睑浮肿皆消，头晕有时仍有，右目赤，又以利湿清热之剂善其后。经其他医生转告，目赤已愈。

体会：浮肿一病，原因甚多。有因肾阳虚不能化水，有因心阳虚不能制水，有因脾阳虚不能运水，故水停皮下发为浮肿。在治疗方面，有开鬼门、洁净府之说，即上半身肿多用发汗，下半身肿多用利小便。今膝以下肿，知是水湿停滞，治以利湿健脾消肿。故二剂而病轻，继两剂而肿消。

医案六：妊娠外感

姓名：贾某某，性别：女，年龄：20 岁，职业：机电车工，病历号：2518，住址：西山宿舍 91 号，初诊日期：1960 年 5 月11 日。

病名：妊娠感冒。

病因：妊娠两月外感风寒。

症状：两个月来月经未至，前作青蛙实验，结果未知。今患者自觉时有恶心、呕吐、嗜酸、肢乏。近三、四日来，头痛，头晕，咳嗽，少痰，鼻塞，流清涕，发热恶寒，口干无汗，二便一般，舌苔薄白。脉象浮滑。

辨证：月经素来正常，今有两月月经未至，且见脉滑，恶心、呕吐、嗜酸、肢乏等妊娠反应，故而诊断为妊娠（当时不知青蛙实验结果，服药后大街相遇才知有孕）。近因天冷，衣着增加不及时而感受风寒，故见头痛头晕、咳嗽少痰、鼻流清涕、发热恶寒、脉浮、无汗等表证。综上情况，断为妊娠外感风寒。

立法：疏风解表，养血安胎。

处方：

荆芥三钱　　紫苏三钱　　当归三钱　　熟地三钱

防风三钱　　川芎钱半　　白芍两钱

水煎服，两付。

效果：药后汗出表解，诸证皆消。

体会：对妇女病时月经要问清楚，尤其妊娠治疗要慎重。前人有"胎前以清热安胎为主"之说，因此本例先选荆、防解表，四物安胎，紫苏既能解表散寒，又能理气安胎。七味药共奏疏风解表、养血安胎之功，故两剂而愈。

医案七：麻疹初期

姓名：靳某某，性别：女，年龄：1岁，职业：无，病历号：2438，住址：西横街78号，初疹日期：1960年5月7日。

病名：麻疹初起。

病因：热邪内蒸，外发为疹。

症状：发烧已三天，咳嗽，喉中痰喘，鼻塞流涕，时时吐乳。今晨发现胸背红疹隐隐，大便稀而日达四次、周身少汗、脉来浮数、舌苔薄白。昨天经打针，今日腋下体温仍40.3℃。邻居小儿有出麻疹，与其疹情相似。

辨证：此系麻疹将透，热邪内蒸之象。然大便稀，疹未透出，要慎防内陷，热毒迫肺，变生喘急。

立法：宣肺，清热，透疹。

处方：

豆豉三钱　　银　花三钱　　连翘三钱　　　葛根二钱

牛蒡二钱　　生甘草六分　薄荷(后下)一钱　勾藤三钱

前胡一钱　　荆　芥一钱　　防风一钱　　　竹叶一钱

芦根三钱

水煎服，一付。（由母亲服药）

另：妙灵丹二丸（后访未服丸药）。

效果：汤药后身热已退，疹已渐消，不再喘急，精神如常。

体会：本案是临床实习时由老师治疗的，我们一并家访，用内清外散一剂而愈，效果很好，故收为一案。

医案八：胎黄

姓名：高某某，性别：男，年龄：8 天，职业：无，病历号：1188，住址：王家胡同，2 号，初疹日期：1960 年 3 月 20 日。

病名：胎黄。

病因：湿热蕴脾，发为身黄。

症状：婴儿出生八天，周身面目俱黄，大便日行三四次，别无其他症状。

辨证：黄为土色，出生八天，面色发黄，此因妊母胎孕时不慎调摄，再因素体湿热蕴盛，脾受邪侵，影响胞胎，以致胎儿生后身黄。后给其母治病时，确系白带味腥臭，乃湿热过盛之体。

立法：清利湿热以祛黄，宗茵陈栀子柏皮汤加味。

处方：

茵陈一钱　　　白术钱半　　　焦山栀钱半

茯苓钱半　　　神曲钱半　　　炒黄柏钱半

水煎服，一付（由母亲服药）。

二诊：3 月 23 日

药后黄色渐退，但泄泻日行十多次。前方茵陈、焦山栀、黄柏，加泽泻、猪苓、车前子，再进一剂。

效果：全身黄色全退，大便不泄而转正常。

体会：本例是临床实习时由儿科专家孙华士老师治疗，我看效果很好，故收录之。从本例体会到，祖国医学中五行、五色、五脏等的配合，具有广泛的实践性。黄色属脾，属土，主湿。因此，湿热困脾，则外发身黄。治用清热利湿退黄，效如桴鼓。另外从本例体会到，吃奶小儿有病时，亦要注意其母的情况（体质、疾病、生活习惯、喂乳情况等），配合诊治很有价值。

医案九：鼻起红疹

姓名：崔某某，性别：女，年龄：21 岁，职业：机电工人，病历号：1495，住址：西辛房南坡四号，初诊日期：1960 年 5 月 9 日。

病名：鼻起红疹（酒糟鼻）。

病因：产后气血虚弱，湿热郁阻中焦，上攻发为红疹。

症状：一个月来，鼻准部起红疹四、五粒，形如米粒，高出皮肤，界限清晰，色红，稍痒不痛；眼睑微肿，小便黄少，食不知饥饱，大便、睡眠一般；舌红苔薄白兼黄，左脉沉细，右脉见弦。

辨证：鼻居面中属土，为脾所主。产后一月气血尚虚，又湿热困脾，故鼻尖起红疹。眼睑属脾，故见浮肿。气不化水，故尿少色黄。病属产后湿热阻中。

立法：利湿清热，佐以补血凉血。

处方：

茯苓皮三钱　　白术三钱　　苡仁三钱　　白扁豆四钱
当　归二钱　　川芎二钱　　白芍三钱　　生　地三钱
丹　参三钱　　通草一钱　　香附三钱

水煎服，两付。

二诊：5 月 13 日

药后眼肿已消，小便转多，进食正常，鼻尖红疹已剩二、三粒，且已溶成片不再突起于皮肤，舌红少黄苔，脉浮缓。再以上方法投。

白术三钱　　苡仁四钱　　茯苓五钱　　猪苓三钱
当归三钱　　川芎二钱　　白芍二钱　　生地四钱

丹参三钱　苍术二钱　赤芍二钱　香附三钱

水煎服，一付。

效果：三剂后鼻尖红疹消退，饮食二便正常，脉滑，舌边尚红。

体会：本病患者要求治鼻起红疹，前医据"肺开窍于鼻"治不效。今以中央属土，为脾所主，且有纳谷不知饥饱之中焦热象，故清中焦湿热而取效。肺开窍于鼻，余意是鼻孔中气机通畅问题，今鼻外红疹，当从脾治。

医案十：泄泻

姓名：李某某，性别：男，年龄：32 岁，职业，煤矿工，病历号：2135，住址：坡头西街 54 号，初疹日期：1960 年 5 月 29 日。

病名：泄泻。

症状：前日起腹痛泄泻，便带白沫，日六七次，且有大便下坠感觉；不欲饮食，身冷，口干，小便黄，右偏头痛，舌尖色赤，薄白苔，脉沉弦。

辨证：寒湿交阻，气机不畅。清气在下则生飧泄，寒瘀气滞不通则痛，外挟风寒则身冷，浊气在上而口干，舌红为热。此为寒湿热交阻致病。

立法：行气散寒止泄。

处方：

木香二钱　枳壳三钱　白术三钱　苏叶(后下)二钱
槟榔三钱　干姜三钱　白芍三钱　荆芥三钱
青皮三钱　三棱二钱　黄芩三钱

水煎服，两付。

效果：药后下泻止，无白沫，隐隐腹痛尚有，又有外感表证。转治感冒。

体会：行气止痛，寒去泄止。虽有舌红，乃系体质原因。对证确切，效果很好。

医案十一：夜盲

姓名：徐某，性别：男，年龄：28 岁，职业：矿工，病历号：2365，住址：东辛房 17 号，初诊日期：1960 年 5 月 4 日。

病名：雀目眼（夜盲）。

病因：肝肾阴虚，水不涵木，木火上炎。

症状：白天视物不清，目不欲睁。夜间黑团遮眼，寸步难行。病已十余天，治不好转。自恐失明，常常自泣。现且口干、咽燥欲冷饮、目赤、头晕耳鸣、小便黄少、大便偏干；食不知饱食多则胀；舌红苔薄津液少，脉沉细数。

辨证：经云："五脏六腑之精气皆上注于目"。目得血能视，今目不欲睁，视物不清，夜间更甚，好像失明，此是目不得血濡养之故。肝藏血，开窍于目。肝肾阳虚则精髓不足，不能上注于脑，故头晕耳鸣。阴虚阳亢，木火上扰清窍，则目赤，口干，咽燥，热移下焦，则小便黄、大便干。中焦有热，热能杀谷，则食不知饱。泪为肾液，经常自泣，泪多则伤阴液。阴虚阳盛，水不涵木，故舌红津少，脉沉细数。

立法：滋补肝肾，清热明目。

白蒺藜三钱	谷精草三钱	沙黄柏二钱	枸杞子三钱
石决明三钱	肥知母三钱	何首乌三钱	干菊花三钱
茯苓皮三钱	细生地三钱	龙胆草三钱	夜明砂（包煎）三钱

水煎服，两付。

二诊：5 月 6 日

药后，患者白天视物较清，小便由黄变白，大便不干；原觉身上有时颤动，现已转轻，舌燥、咽干、口渴皆轻，舌红减轻，微有白苔；夜间仍有黑团遮目、目痛、寸步难行。继用前方。去

龙胆草、知母、黄柏，加蔓荆子三钱　熟地三钱　桑椹子三钱

水煎服，两付

三诊：5月9日

药后舌燥、咽干、目痛、头晕、耳鸣均不发作，二便正常，舌微红，苔白，脉弦数。此系肝肾阴虚，余热未净，仍宗上法。

夜明砂五钱　石决明二钱

二味共为细末，布包煎服，一付。

四诊：5月10日

药后，又服鱼肝油丸，病无进退，患者要求服第一剂药。今舌红无苔，但不燥，脉弦细数，再用滋补肝肾、清热明目之法。

白蒺藜三钱　谷精草三钱　麦门冬二钱　桑椹子四钱

枸杞子四钱　石决明三钱　大熟地四钱　蔓荆子三钱

何首乌四钱　干菊花三钱　茯苓皮三钱　淡竹叶钱半

细生地三钱　龙胆草一钱　夜明砂四钱

水煎服，两付。

五诊：5月12日

药后，白天视物已清，夜间阵发性视物不清，稍有白苔，脉弦细数而转弦缓。今日鼻发干，乃是正复邪退，余热未净。治以甘寒养阴，苦寒清热。

白蒺藜三钱　谷精草三钱　麦门冬四钱　枸杞子四钱

石决明三钱　桑椹子四钱　何首乌四钱　干菊花三钱

淡竹叶三钱　细生地四钱　山栀子三钱　夜明砂四钱

水煎服，两付。

六诊：5月14日

前以甘寒养阴佐以苦寒清热之法，连服两剂，诸症痊愈，二便食睡正常，苔白脉缓，昼夜视物清楚，患者要求恢复工作。再宗前法处方。

白蒺藜三钱　何首乌四钱　麦门冬四钱　干菊花三钱

丹　参三钱　　枸杞子四钱　　细生地四钱　　当归身四钱
桑椹子四钱

水煎服，两付。

另服：六味地黄丸六丸，每次一丸，日服两次，以巩固疗效。

效果：上药服完，患者未来就诊。一月后相遇，告知病痊愈，未复发。

体会：病非重疾，但痛苦大，不能视物，夜间尤甚，患者恐怕失明。病经数日，终守甘寒养阴、苦寒清热取效。因这主症为视物不清、夜间尤甚、脉象细数、舌红少苔，因此守大法坚持治疗，终获效果。此是在辨证确切的前提下，决不能轻易改法易方，故而取效。

医案十二：胃脘痛

姓名：陶某某，性别：男，年龄：26 岁，职业：煤矿工人，病历号：2067，住址：西山宿舍大油字房 29 号，初诊日期：1960 年 4 月 8 日。

病名：胃脘痛。

病因：受寒停食。

症状：昨夜十二时上班下矿井，胃脘即感微痛，但尚可坚持工作。以后疼痛不停，至夜三时左右疼痛转剧而难以忍受，按之痛甚。曾经注射西药，疼痛转缓。现又疼痛，大便稍稀，小便不多，舌淡苔薄白，脉象沉弦。

辨证：外因受寒，内因食滞，交阻中州，聚而为痛，痛为新发实证。

立法：行气止痛，先治其标。

处方：中脘、足三里、陷谷。

手法：泻法，留针 20 分钟。

效果：针后疼止。

体会：本方取中脘胃之募穴，泻腑导浊，扶阳益胃。足三里是胃之合穴，全身健壮要穴，能升降气血，调和阳明。陷谷，胃之腧穴，起疏土作用。三穴同用，共奏行气止痛之功。然本病效果较快，使用泻法是其主要原因。中脘用捣针，令针感向下到脐，再令针感向两肋下，以散寒泻邪；足三里、陷谷，均以"迎而夺之"使其针感向上传导；陷谷依经上传到头维，故效果好。

医案十三：肩胛痛

姓名：梁某某，性别：男，年龄：43 岁，病历号：1820，职业：煤矿工人，住址：坡头老自建 38 号，初诊日期：1960 年 4 月 8 日。病名：肩胛痛（痹证）。

病因：寒湿袭于经络。

症状：右肩胛疼痛发沉，不能持物，活动开始疼痛，继则稍轻；其痛有定处，与气候无明显关系；舌淡红，苔薄白，脉弦缓。

辨证：寒湿之邪，袭于经络，阻滞关节，留而不去，致成着痹。

立法：散寒祛湿，通经活络。

处方：大椎、肩髃、曲池、合谷。

大椎泻法，针刺不留针。其余三穴均取右侧，平补平泻，留针一刻。

二诊：4 月 10 日

针后患处松快，抬举右上肢仍不方便。昨日又感右腕上廉处筋紧发胀，舌苔薄白，弦缓。依上法加配局部穴：

肩髃、曲池、合谷、偏历、大椎。

大椎，泻法，不留针。肩髃针上加灸。曲池，合谷、偏历均为右侧平补平泻，留针一刻钟。

二诊：4月12日

针后筋胀已除，肩胛疼痛减轻一半，原穴去偏历。随后又隔日施术一次，治三次，病去八九而停诊。

体会：最后一次针刺肩髃，针感经曲池过合谷直达商阳，不留针；随即肩髃拔火罐十分钟，术后疼痛大减。肩髃散风寒通经络，曲池祛湿搜风邪，合谷升气宣散可祛寒湿，再加大椎斡旋荣卫，肩髃又拔火罐，一鼓作气，直驱寒湿能经络，故病速愈。

医案十四：胃脘痛

姓名：黄某某，性别：男，年龄：48岁，职业：矿工，病历号：771号，住址：西辛房南坡8号，初诊日期1960年4月9日

病名：胃脘痛。

病因：脾胃虚弱，复伤饮食。

症状：胃脘胀痛，饮食不佳，纳后更甚，头晕、胸闷，周身乏力，两腿酸软，泻泄二十余日，且有疝气，呈痛苦面容，舌淡苔薄白，脉细弦。

辨证：脾胃素虚，运化失常，更因饮食停滞胃肠，故胸腹胀满，食后更甚。中焦失畅，清浊交阻，胃气不降，浊气在上，则生膜胀；脾气不升，清气在下，则生飧泄。脾主肌肉，位居中州，主运四末，脾虚则四肢酸软无力。其病在胃，其因连脾。更兼疝气，为沉寒郁结及厥阴。舌淡苔薄白为寒，脉细弦属痛。症情复杂，宗"急则治其标"之法，先止其痛。

立法：振阳和胃，宣清降浊，行气止痛。

处方：中脘、梁门、梁丘、足三里。

除中脘外，均取双侧。平补平泻手法，留20分钟。

效果：针后止痛，患者高兴而归。隔四天后相遇，告知我针

一次痛止未发，并且饮食增加，但觉身倦、胸闷，复以药物善后。

体会：患者面带苦容而来，高兴而归，是见痛止矣。胃募中脘，振阳益胃，泻腑导浊。梁门，助中脘理积气。胃之合穴足三里，土中之真土，是全身强壮穴，升降气血，调中和胃。梁门是胃之郄穴，可治急性疼痛。四穴共奏行气止痛之功。

医案十五：肩臂痛

姓名：曹某某，性别：女，年龄：50 岁，职业：农业社员，病历号：112，住址：东横街 3 号，初诊日期：1960 年 4 月 18 日。

病名：肩臂疼痛（痹证）。

病因：素有痹证，操劳过度，外受寒痛。

症状：原有肩臂疼痛痹证，又因洗衣劳累过度，右肩汗出受风寒，疼痛不能上举已七天，舌淡苔薄白，脉结（素有风湿性心脏病）。

辨证：痹证已久，又有心疾，年过五十气血虚弱，过劳汗出又受风，以致经络阻滞疼痛。

立法：祛风活血，通络止痛。

处方：肩髃、后溪、臑俞。

均取右侧，肩髃针刺后再拔火罐，其他穴位平补平泻，留针20 分钟。

效果：术后针起不痛，手能上举攀头。

体会：本病以局部取穴，又配后溪、臑俞，从太阳经散寒通络；又加肩髃拔罐，更助散寒之力，故效果明显。

医案十六：脘腹痛

姓名：魏某某，性别：女，年龄：18 岁，职业：刨工，病历号：1931，住址：西山东小院 3 号，初诊日期：1960 年 4 月 12 日。

病名：脘腹疼痛。

病因：外感风寒，内伤冷饮。

症状：去年秋天曾犯胃病。日前感受风邪，头痛恶寒；又因不慎，进冷食，胃痛绵绵，现转为剧痛，小腹亦痛；大便尚调，小便稍黄，腹中有小块，月经延期，两手清冷，声音正常，舌苔薄白，脉象沉紧。

辨证：外感风寒，内伤冷饮，触发胃疼宿疾。又加初出外工作，有病思念家中，情郁气滞，土为木侮故胃病更剧。

立法：散寒和胃行气止痛。

处方：足三里、内关、天枢、三阴交。均用双侧穴，平补平泻，留针 20 分钟。

效果：针后疼止。

体会：对本病例只顾治其胃，而未进一步问月经。患者系婚后月经五十余日未行，平日有呕恶妊娠反应。针后脘腹痛止，但下见红，所幸无其他事端。因此对妇人病，尤必问经期，不论针药治疗，都要慎重。

医案十七：头痛

例一：相某，男，29 岁。工人，病历号：72133。

初诊病情：前额酸痛，掣及两目发胀，已一周余。每天上午八点至十二点剧痛，过十二点以后则痛自止。痛甚时，服西药止痛片则痛稍轻，药力过后又疼重。痛甚时，出汗，心烦，全身乏力，口干不欲饮。纳谷一般，睡眠一般，二便通调，形瘦面黄，舌淡苔白尖红，脉象弦滑。查右攒竹穴、右太阳穴压痛明显，右天枢穴有压痛。两周前曾大便干燥。素有气喘病，咳吐黄痰，胸闷憋气，有时胸痛、咽痛。患者是油漆工，现在鼻不闻香臭。

辨证立法：素有气喘，咳吐黄痰，此属肺热无疑。肺不和，故鼻不闻香臭。肺与大肠相表里，肺热移与大肠，故两周前曾大便干燥。大肠与胃同属阳明，又脏器相连，肠热胃亦热；前额属阳明所辖，阳明胃经起于目内眦。肺胃痰热沿阳明经上扰清空，以致前额酸痛，掣及两目发胀。至于午前痛者，有云肺、大肠、胃、脾经脉主气之说。综上分析，治以清化肺胃痰热，兼清头目止痛。

治疗经过：初以头维、合谷清化肺胃痰热，再以风池散热清头止痛。上午九点就诊，针后当日上午到十二点未痛，未服止痛片，次日清晨起右眼眶上部又显隐痛，二便尚调，纳睡佳，舌红苔薄白，脉弦滑，右攒竹穴、右太阳穴压痛未消，天枢仍有压痛。治疗主以大肠原穴合谷、肺经之列缺穴，原络相配清化痰热；配攒竹穴、太阳穴以痛为腧，施用泻法。初诊后第三天，前额偏右已不痛，心不烦，自觉攒竹穴、太阳穴压痛减轻一半，纳睡正常，舌红苔薄白，脉象弦缓，继用上穴针二次。三天来每天上午都不疼痛，精神转佳。

治疗小结：本例从1964年4月24日到4月28日，前后五天内共针四次。前额不痛，两眼不胀，心中不烦，精神转佳，纳睡正常，二便通调，攒竹穴、太阳穴压痛消失，舌尖稍红，脉象弦缓。治疗过程中未服任何中西药，嘱其停诊观察。患者怕疼痛再发，嘱其减少郁怒，少食辛辣，少抽烟；如有疼痛，可再来就诊。从1964年4月28日停诊，到7月28日小结病历，三个多月未来就诊。后从患者同事处得知，痛止后一直未复发。

例二：蔡某某，男，20岁，中学生，病历号：67597。

初诊病情：头两侧痛，绵绵不已，每遇紧张则加重，病已两周。自觉大便则头痛稍轻，现小便黄热，尿量一般，头痛喜凉，安静则痛轻。初中二年级时痛过一次，经三个月治疗痛方止。现值高中毕业，报考大学，学习紧张，头痛又发。小时常高烧卧床，不省人事。

　　三天前感冒，恶寒，发热，咳嗽，鼻塞，无汗，服西药症情减轻。现仍语声重浊，干咳不止，头痛发作，头昏沉不易入睡，面色黄白，气息粗壮，咽红，舌苔白，舌质红而舌尖红甚，脉数口淡无味。

　　辨证立法：曾因高热伤阴，又加患者刻苦学习，担任年级干部工作，辛劳过度，阴虚肝旺。肝与胆相表里，肝胆热盛，循经上扰清空，以致头痛。加之近来学习紧张，阴血暗耗，又兼外感，宿疾肝胆有热，新病外邪化热。治以清解之法，针药并用。

　　治疗经过：初以头维、合谷，清解肺胃；再佐风池，清泄肝胆。又以桑叶、菊花、杏仁、桔梗、条芩、生地、薄荷、刮姜皮、芦根、焦三仙、焦栀子，水煎服，两付。针、药后，咳嗽顿减，咽红已散，气息渐平，纳谷稍香，睡眠转安；头左侧未痛，右仍胀痛，目胀昏沉不欲睁，小便黄热，舌尖仍红，脉细滑数。证系外感虽解，内热未净，再治以清化之法。针头维、合谷、风池、上星，泄热明目。

　　治疗小结：从 1964 年 1 月 17 日到 1 月 20 日共四天，针两次，服药两付。头痛未发作，右目不昏花，想睁眼，外感解，食睡佳，大便稍干，小便色黄，舌洁，脉细缓。病已向愈，再以头维、合谷、风池、上星巩固一次，嘱其停诊观察，适当休息，工作中不要急躁，学习中注意劳逸结合，看书时每隔一、二小时便应休息，以防过度紧张疲劳，如再疼痛可再来就诊。从 1 月 17 日到 7 月 28 日，共六个月零十一天，没有疼痛。

　　治疗体会

　　（一）治病当辨证论治，第一例为肺胃痰热上扰，第二例为肝胆热盛又兼外感化热。因此，治疗第一例时，谨守清化肺胃痰热为主；第二例虽初以针药并用，重在先解其表，故效果满意。

　　（二）新病多实，实则泻之。在上两例头痛中，尤其攒竹穴重泻，以致泪盈满眶，效果尤显。实证治疗应争取时间，故两例均在四五天内获效。尤其第二例，初诊为星期五，中间要经两天才能复诊，故以汤药以助之。此意均在争取时间，以防正虚。

（三）在配穴上，第一例初诊针效不显，次以大肠原络配穴，又佐以风池效果明显；第二例表解仍佐以清泻肝胆，用风池为主，又配上星则宣散风热力更大。

（四）治疗中压痛穴位，不但在诊断上有参考价值，治疗中压痛逐渐消失，则说明病情逐渐痊愈。

（五）针灸治疗不单是止痛，而且其他症状也能消除。不论用针用药，都要给足一定的量，才能取得满意的效果。

用穴体会：合谷、列缺：原络配穴。大肠与肺热盛，泻大肠原穴，又从肺络穴分泻邪热于大肠，故此泻热力大。头维：阳明头痛，效果很好。风池：头痛属肝胆者，重泻此穴较好。上星：宣散风热，清头明目。攒竹、太阳：均压痛明显，以痛为俞，取其经络不通则痛。以针调之，通则不痛。

医案十八：失眠

姓名：刘某某，性别：女，年龄：34岁，职业：会计。

初诊病情：彻夜不眠一月余。患者从事会计工作十余年，性格内向，遇事每易辗转思虑。两年前曾因此而心悸头晕、睡眠多梦、疲乏。某某医院诊断为"自主神经功能紊乱"，予以安定、谷维素等药物治疗，病情时轻时重。一月前因心事不遂，忧思过度，以致彻夜不眠，服安定、谷维素，症状无明显变化，且心烦易慌，易惊，稍有惊扰则心中惊悸而动，醒后犹觉怔忡不止；善怒，胆小，不敢独自外出，就诊需人陪伴；常觉心中不快，悲伤欲哭，担心晕倒；咽干口燥，耳鸣，腰酸喜暖，夜尿四、五次。曾服柏子养心丸、天王补心丹，反致心烦意乱，顿生口疮，故停药。现症同上述，大便不干，小便色黄，舌红无苔津少，脉细数。

辨证：思虑过度则伤脾，脾之支络从胃注心中，患者心事不遂、思虑无穷以致气结，化火伤阴，循经上扰，又伤心阴。阴虚不能制阳，阳浮于外，则彻夜不眠。热扰于心则心烦、易惊，惊则心无所倚，神不守舍，虑而不决，故气乱矣。气乱于上则头昏沉，恐有欲倒之感。心气不足则时欲悲哭。血不养心则心悸、怔忡。肾司二便，心阴不足使心火独亢而上炎，不下交于肾，肾失温养则夜尿多、腰酸喜暖、耳鸣。肾在志为恐，肾虚则善恐，胆小。口干咽燥、舌红少苔，脉细数，为阴虚有热之象。脾虚则纳谷不香、倦怠。病及心、脾、肾三脏，然心之气阴不足是产生诸症之源，证属心阴亏损，心气不足，心肾不交，致成失眠。益其心，当安其神。

立法：养心阴，益心气，清虚热，安心神。

处方：天柱、神门、足三里。

生甘草10g	浮小麦12g	大 枣3枚
生 地12g	木 通10g	竹 叶6g
柏子仁12g	炒枣仁12g	朱茯神10g

水煎服，五付。

治疗经过：本病历从1987年12月28日起，至1988年1月9日止，共十天。其间就诊五次，其中针五次，服中药十付。先针天柱、神门、足三里，药用甘麦大枣汤加导赤散四付。针二次后，自己一人敢来就诊，能睡五小时但不实，夜尿两次，心烦、易惊、善恐、胆小均有减轻。病虽有转机，但仍有热扰于内神气未定之象。三诊：针穴同前，汤药在原方中加生龙牡各15g，重镇安神。四诊：睡七小时，次日精神好，已无悲伤之感，夜尿少，舌淡红苔薄白，脉细稍数。效不更方，继用前法。五诊：睡七小时，一切如以往正常情况。惟心悸偶发，舌淡苔薄白，脉细。虚火已清，阴血渐复，心神不定，予原方继服巩固疗效。一月后随访，病未复发。

治疗体会：

（一）患者平素劳心过度，近月余又心事不遂，忧思恼怒，耗伤心阴，累伤心气，神无所主，以致诸症蜂起。因此养心阴，益心气，清虚火，安心神，是治疗的关键，以甘麦草大枣汤为主方。取浮小麦味甘微寒，调养心阴，甘平可养心缓急；佐以大枣甘平质润补益中气，寓补于清淡之中；心烦、易惊、不寐，是火邪扰心所致，故配以导赤散利尿清心，可谓急则治其标，既可使热去神安，又可减少对阴血的进一步耗散。针刺使用天柱、神门、足三里。取天柱导气下行，宁神定惊；足三里为阳明经穴位，可以升清降浊，调理气机，泻热以清心。上二穴均用泻法，神门为心经原穴，可清心中郁热，养心阴，益心气。三穴共奏养阴清热、调气安神之功。针药合用，相得益彰。

（二）本病有心肾不交的情况，治疗中未用补肾之品，但腰酸喜暖、夜尿多、耳鸣、善恐的症状消失了。此系心阴心阳得调，心阳下交于肾，肾阴自身可上济于心，而心肾相交。

（三）本方用甘麦大枣汤，意在甘淡微寒，补而不峻，药少力专，清淡平和，故病愈较快。此外柏子仁丸可养血安神，天王补心丹可滋阴清热，养血安神。但若用于此，大剂滋阴清热之品，不但不利清热，反因阴寒加重肾寒。方中丹参、当归补血，党参、茯苓益气。气血双补，壅遏气机，反助虚火。配酸枣仁、五味子酸敛之品，致热郁于内，泄越无门，火性上炎，反致心烦、口舌生疮。前药应用不好，故不从之。而用甘淡平和之品，反取明显效果。

医案十九：胃脘痛

姓名：陶某某，性别：女，年龄：63 岁，职业：家务，病历号：64125，住址：前楼甲九号，初诊：1963 年 10 月 27 日。

初诊病情：胃脘痞闷，烧心，食后及夜晚较重，病已四月余。问其发病，知病起于情志不遂，食后睡眠而致。兼见气短乏力，两胁时痛，嗳气，腹胀背沉，睡眠差，胃纳一般。二便一般，面色苍老无华，时太息为快，神清苔洁，右眼球摘除，左眼有翳，语言清晰，脉象沉细。

辨证：肝主疏泄，性喜条达，其脉布两胁，情志不遂伤肝，络脉不畅而致两胁时痛；脾主运化，四肢倦怠，腹部胀满，俱因食后睡眠，脾失运化；又加之肝木克土，故其症更甚，以致胃不和卧不安，嗳气，烧心。

立法：疏肝和胃理脾。

处方：期门、中脘、内关、足三里。期门双侧点刺不留针，其他穴双侧平补平泻，留针15分钟。

二诊：10月23日。

针刺后，胃脘痞闷、两胁疼痛均减轻，食睡转正常，仍觉背沉、颈项发紧，又有左偏头痛，脉沉细小，舌边红，薄黄苔，效不更方，再针前穴。

三诊：10月25日

针后脘闷胁痛继减，后背发沉亦轻，颈部不紧，食睡二便一般。惟头痛、耳鸣、口干、舌苔薄白、脉沉细小。此乃余热未净，再宗前穴针刺。

四诊：10月28日

经三次针刺，胃脘痞闷已除，后背不沉，颈项不紧，耳鸣消失，食睡俱佳，二便如常，口微干，舌苔薄白，脉沉细小。病已近愈。再予以巩固，针灸一次。并嘱：节饮食，慎风寒，忌郁怒，调理自愈。

治疗体会：

（一）用穴意义：中脘、内关、足三里和胃消痞闷，期门泻肝，扶土抑木。

（二）紧守病机，效不更方：此证系肝胃不和。认清这点，则扶土抑木，已经取效。不变处方，坚持取得好效果。

医案二十：带状疱疹

带状疱疹，是皮肤科常见病，针灸治疗对此也有较好疗效。现将一验案介绍如下：

患者邢某某，男性，61岁，干部，1988年9月就诊。

首诊：患者肥胖体形，面色红润，左大腿前内侧有片状疱疹及小疱，疹色鲜红。自诉疼痛胀木向下肢及胸胁走窜，大便干，舌淡苔白，脉弦。以往健康。

中医辨证：脾经湿热发为丹毒。

西医诊断：带状疱疹。

治疗原则：清利湿热。

针穴：

大陵、内关：因"诸痛痒疮，皆属于心"二穴相配，清心安神止痛。

隐白、三阴交、阴陵泉：健脾祛湿通络。

血海：活血祛风。

足三里：和胃清热祛湿，能泻内热。针用泻法，局部疹色变淡，热随针而泻。

商丘：针治时子午流注开穴，能除湿健脾。

方药：

导赤散：导赤清心，泻热除烦止痛。

三妙丸：病在下肢，用之活血、清热、除湿。

生地12g　木通10g　竹叶6g　生甘草10g　连翘10g
防风10g　黄连6g　黄柏10g　苍术10g　牛膝10g

水煎服，三副。

成药：小败毒膏2瓶，每次一匙，开水冲服，每日一次。

二诊（第二天）：

左侧腰腿部又起大片疱疹，疼痛上窜及肩胛及前胸，疱疹局部疼痛胀木，胸闷憋气，脉弦。

中医辨证分析：因腰胁为肝胆所过之处，病除脾经湿热外，亦有肝胆火盛，气机不畅。

治宜兼清利肝胆。先在疹区周围点刺不留针，再加气罐拔出血水揩净，在龙眼穴点刺放血，使热毒外泄；再针支沟、阳陵泉、丘墟，清泻少阳，调理三焦气机。

三诊：（第三天）：

腰胁部疹色已淡，不痛。但左大腿前内侧沿脾经大片疱疹蔓延向下，小腿部疼痛，心烦不寐，坐卧不宁，便干，脉弦。

中医辨证分析：前二诊，因脾经湿热及肝胆火旺，治以清利湿热火毒，稍见成效。现患者心烦不寐，坐卧不宁，为热扰心神之征；且大便干结，热结于肠腑，邪热亦上传于心。故治宜清热通便，除烦宁心。

针刺：先在灵台点刺加拔罐放血，灵台，治疗疮发背，点刺灵台可清泻心火，防火毒攻心；继针风池、阳陵泉，清泄少阳；足三里，清利肠胃；阴陵泉、三阴交，除湿健脾；疮疹外发而上下走窜，此为风象，故针阴市、风市以祛风；针血海，养血清热祛风。

拔罐：在疱疹"龙头"及"龙尾"处各拔一罐，将"缠腰火龙"截住，勿令再走窜。

方药；

龙胆草 10g 　栀　子 10g 　柴胡 10g 　黄芩 10g
黄　连 10g 　白　术 10g 　苍术 10g 　木通 10g
麻　仁 15g 　玄明粉（另包）15g

水煎服，两付，

以上方药，以龙胆泻肝汤为主，其中加通利小便之木通，清泻大肠之麻仁、玄明粉，使内热从二便排出。

成药连翘败毒膏5瓶，每次一匙，日一次，温开水冲服，可清热解毒，护心除烦。

四诊（第四天）：

经前三次治疗，即就诊第四天，患者大便已通，精神也好，腰胁部疱疹部分已结痂，左大腿及小腿疱疹渐收敛，疹色暗红，自诉有胁肋闷胀不舒。

中医辨证分析：属少阳邪热渐退，但经络之气仍有不畅。

治以继续疏通少阳经气。

针：风池、支沟、阳陵泉、太冲、丘墟。

五诊（第五天）：

仍有肋胁胀闷，且偶有疼痛，疹色暗红。继用疏通少阳之法，佐以活血之品。

针：同上。

药：云南白药0.5g，每日一次。

六诊（第六天）：

五诊后，患者已无心烦不寐，精神好，大便通畅，隔日一次来诊针刺。针用疏利肝胆，调和气血之法，取血海、曲池、足三里、阳陵泉、风池。

七诊（五诊后二天）：

患者疱疹已大退，基本近愈，局部有时刺痒和刺痛。治以活血止痛，祛风止痒。

针：风池、风市、阴市，祛风止痒。阳陵泉、阴陵泉，疏利少阳、太阴。耳穴心穴压豆，活血安神，止痛止痒。

药：云南白药3瓶，0.5g，日二次。

针十次后，患者停止针灸治疗随访，症状完全消失，恢复正常工作。

小结：患者年虽六十一岁，但体格强壮，平素少病。发病后邪气实，正气小盛，邪正相争，故一派湿热之象，火毒益盛。初起疱疹如"火龙"从左大腿前内窜到左小腿，又向上窜往腰胁，病人疼痛闷胀，日夜不宁，痛苦难堪。故在治方上谨守三条：

（1）内清：不论针药均协同清内热。

（2）外泻：使用点刺放血、拔罐，引邪外泄。

（3）通利大、小便，使邪热火毒有出路，从二便排出。

后期，辨证治疗以活血止痛止痒为主，减少后遗症。在治疗中，不主张疹面涂膏，以防阻邪热于内。因此带状疱疹治疗后，不留肋间神经痛等后遗症，这是治疗的一个注意点。

医案二十一：痹证（针刺大陵穴为主止痛）

例一：陈某某，男，50岁。就诊时由家人背入诊室。主诉：右下肢痛五天。五天前因受寒，从右臀部沿右下肢外侧痛及右足外踝，足不敢着地，转侧及咳嗽则痛剧，不能寐，怕风，无汗；无头晕、耳鸣、腰酸，二便正常；舌淡苔白脉弦。证属外受风寒。少阳经脉不通之痹证。治以疏通少阳，宣痹通络。除用治急性风寒疼痛的大椎、攒竹，以及辨证选用风池、秩边、足三里穴外，根据病人疼痛剧烈而影响到精神，依"诸痛痒疮，皆属于心"的理论，又针双侧大陵穴，留针30分钟。起针，即可自行走出诊室回家。

例二：张某某，男，63岁。主诉：左臀部连及左下肢后侧痛一年余，酸痛反复发作加重3个月；逢阴雨天为甚，得温痛减；食纳、二便一般；舌淡苔黄腻，脉弦滑数。根据病人左下肢以酸痛为主，及其舌苔脉象，辨证为内有湿热下注、外受风寒所致之痹证。针大椎祛风寒，秩边、委中疏通经络，阳陵泉泻热舒筋，阴陵泉、承山除湿通络，更以双大陵调血止痛。针后复诊自诉：疼痛较前减轻一大半。

例三：雷某某，男，57岁。自诉今年8月因下海游泳时间过长，致双膝腘及右小腿外侧痛胀，阵发疼痛不能入睡；痛甚时心慌、左耳鸣；舌淡苔白，脉浮取弦滑，应指有力，沉取无力。证属肾虚影响足太阳、足少阳经气不通之痹证。先针双侧大陵，患者诉针下胀感至手指。得气后再诊脉，脉弦滑，浮取、沉取均有力。同时，患者诉膝腘及右小腿外侧胀痛感减轻，随之亦不心慌了。说明大陵能调整心血，使气血通畅，血脉周流，即"通则不痛"。随后又用肾俞、委中、阳陵泉、承山、昆仑等穴，补肾以疏通经气，巩固止痛效果。

例四：鞠某某，男，74 岁。主诉：腰痛反复发作已七年。一周前因感冒后腰痛复发，坐久起立时困难，舌红苔黄，中央少苔，脉滑数。辨证为外感风寒阻滞经络之痹证。先治以祛风寒散寒通络，疼痛未减，针两次痛不减。三诊时病人腰痛加重，不能翻身，弯腰穿袜困难，打呵欠亦痛，大便干，舌红苔黄腻，脉沉细弦。先针大陵，得气后让病人活动腰部，即觉痛减，腰部松快。一诊、二诊按祛风寒补肾未效，此患者舌红，苔黄腻，大便干，系湿热在肠腑，治宜清理肠胃为主。继用天枢、上巨虚、合谷、大椎、阳陵泉，留针 30 分钟。患者活动或翻身时腰痛减半，能弯腰穿袜。

医案二十二：杂病（针刺大陵穴为主止痛）

例一：王某，女，28 岁。产后足跟痛，站立行走则痛甚，怕冷，爱生气，舌淡苔白，脉沉。证属产后受风寒。先针大陵，让患者站立五分钟，足跟痛当时减轻（针前只能站一分钟即痛）；再针太溪、三阴交、昆仑，以补肾养肝，缓急止痛。

例二：邵某某，女，60 岁。慢性阑尾炎病史五年，时常右下腹痛，大便干，舌暗红，脉弦数。既往：冠心病史一年，常胸憋心慌。辨证为大肠湿热。针大陵，既可缓急止痛，又能调和气血。针后得气，患者自述心慌停止，诊脉弦小数，右下腹痛未减。再取天枢、上巨虚、合谷，起针后患者右下腹已不痛。二日后复诊，大便不干，右下腹未痛，食纳睡眠均好，不心慌。

例三：邢某某，男，61岁，因带状疱疹来就诊。疱疹自腰胁向左下肢前内侧蔓延，疼痛胀木向左上、下肢及胸胁走窜。因疼痛坐卧不安，苦不堪言，就诊时口中呻吟、表情痛苦。即针双大棱与双内关止痛。得气后五分钟，询问病人，诉"疼痛减轻"，不再呻吟。后按辨证，针、罐、中药并用，针10次而痊愈。

例四：任某某，女，54岁。主诉：左侧下牙痛半月余。半月前。因着急上火突然下牙痛，但说不清哪个牙痛，电击样疼痛，阵发性发作；病甚时不能咀嚼进食，夜不能寐，大便干，小便黄，脉弦滑数，就诊时右下牙痛难忍。辨证为阳明热痛，治以清解阳明郁热。针健侧合谷、患侧大陵，并针头维，使其针感下传至面颊；并用承浆、风府等经验穴后，当时痛止。留针20分钟后，病人愉快离去。

体会：针刺大陵穴为何止痛效果较好：有以下三点：

1. 诸痛痒疮，皆属于心。

《内经》言"诸痛痒疮，皆属于主。"心主血脉，具有调气活血、通行血脉的功能。而疼痛的发生，多因"不通则痛"。若气血调和，脉道通畅，"通则不痛"。故各种疼痛与心有关系。临床所见，各种疼痛皆令人心烦意乱，坐卧不安，神志不宁，说明疼痛已关乎心火。故云：心不受邪，手厥阴心包络代君行事。故取心包络之大陵穴。

2. 经络滞，而求原、别、交、会之道。

此言经络血气凝结不通者，取原、别、交、会之穴而刺之。大陵为心包经之原穴，故凡经络滞所引起疼痛诸症，均可用大陵止痛。

3. 体重节痛而俞居。

大陵及手厥阴心包经之腧穴，《针灸大成·标幽赋》云：体重节痛而输居。按针灸五腧穴的理论，凡身体重着、四肢疼痛的疾患，可取受病该经或相关经的腧穴治疗。故诸般疼痛，使用大陵，能有住痛止痛作用。

中医针灸医话

五十马克买了一条腿（痛病）

1989 年 5 月赴德国讲学之余，也到一些学生诊所临床治疗教学，有一次在阿亨遇一五十多岁之老者，体质尚好，纳谷、二便正常，唯右下肢疼痛，昼夜不停，夜睡不安，走路跛行，不能弯腰，弯则疼痛加重，病已两月余，药物治疗，暂缓一时后又疼痛，也用针灸效不明显，约我治疗，经检查，仍属痹痛，病在膀胱经上，故弯腰疼痛明显，我用针刺攒竹穴，泻法，边刺边让患者活动腰部，向前弯腰，针五分钟，自觉痛轻，可以稍弯腰，又针刺五分钟令其留针 20 分钟，起针后腰腿不痛，可以弯腰行走自如。我怕再反复，约其下周再来，结果到时未来，问其他医生不知道什么原因，又过一周碰上患者说：一次就扎好了我已经上班了。原来想如治不好就准备要退休，没想一次就治好了，他逢人就说：我五十马克买了一条腿。（扎一次针灸当地收费 50 马克）。

针治术后痛

德国留学生来信介绍一病人，是食品工业的老板，作过两次手术，右手疼痛难忍，在德国治疗半年不见效果，想用针灸治疗，患者男性四十多岁，性格开朗，身体尚好，经询问他作食品工业，因不慎右手被破碎瓶子玻璃扎伤并做了手术，术后又被感染第二次又做了手术，现在刀口已愈，形成瘢痕，右手指不能完全伸开，手掌非常疼痛，不能触摸，开门、握手、持物，检查时连纸片都不能碰，并说夜间睡觉用一纸筒套住右手，否则晚上碰到其他东西因痛则醒，这样一夜醒几次，第二天就无法工作了。在德国治疗半年不见效果。前来针灸治疗，我依"诸痛痒疮，皆属心火"之理采用清心火、安心神、止疼痛的办法，用我的"镇静六穴"，针后痛轻，可用纸碰，留针中患者熟睡约半小时，起针后疼痛大减，可以手摸。患者、翻译都很惊讶，我也没想到有这样快这样好的效果，次日又针一次，可以开门、握手、持物，患者非常高兴，并长途电话告知德国母亲及家人，他说母亲在电话中高兴地流着泪说你回来我们欢迎你。后又针四次巩固效果，没有反复。第二年我去土耳其访问，因地址有误未能在土见面。又过一年他路过北京约我前往，谈及手痛一直没有复发，而且因为瘢痕有改善，手指也几乎能伸直了。经翻译讲第一次来针灸时，德国医生因没有其他办法，提出要给他截去右手，这样才来到中国针灸。不想几次就治好了，保住右手，且能干活。所以他全家都非常高兴。

这是魔术，不是针灸

有一年，一个叫约翰·安东尼·朱厄尔的英国年轻医生，跟我学习针灸。他看我不会英文，就利用每天实习时间留出 15 分钟教我人体各部的英文名字，天天不断。巩固旧的，学习新的，反复记忆，因此三个月下来，我记会大部分人体各部位的英文名字，我们都很高兴这样方便了教学针灸，他的教学态度也给我留下了深刻印象。他认真学习，勤学好问，我也把我临床多年行之有效的经验教给他。比如攒竹穴治腰腿痛，怎样取穴，怎样针刺，我先扎让他看，取得效果，再让他扎其他病人，取得同样效果，这才算教会了，我们开始就是这样手把手地教，迎得了学员的信任。真正学到本领。他回国一年后来信说：我回来在一家运输公司作医务，并作针灸，经常碰到扭伤或受凉腰腿疼痛患者，经他用攒竹穴治疗很快就好，有的服药不见效，我扎一次就好，病人非常高兴，他们常开玩笑对我说：你去中国不是学回针灸，而是学回魔术。这足见英人对针灸疗效的评价。

生了双胞胎

1994 年夏，我应奥地利针灸学会邀请前往讲学，其间学会让我到奥地利国家九区医院辅导针灸治疗不孕症。我在国内没有用针灸治过一例不孕症我怎能辅导呢？医院设备很好，西医检查不孕的条件也很齐全，他们在前一位中医大夫指导下已做了一些工作，使不排卵的排了卵，使不生育的怀了孕，我抱着虚心学习的态度通过翻译，再看他们操作，再询问病人了解情况。看到病人身强力壮，满面红光，年轻漂亮，会音乐，会唱歌，可就不会生孩子，经了解才知道他们初结婚时喜欢旅游玩耍，不愿要孩子，因此常服避孕药，一年、二年、三年，年龄大了，玩的兴趣也减，这时想要孩子，结果不能生育。这是因为常服避孕药伤及肝肾打乱月经，有的是月经不调、有的闭经，没有月经自然不能生育，因此我告他们调理肝肾，先要调经，待月经通畅正常再议生育，这样可配合调理肝肾的穴位，通经活血的穴位。我亲自治疗了一例女患者约 40 岁，建筑设计师，男的 40 多岁是一位画家。男方没有问题，女方闭经二年，故用气行则血行之理，调补气血，疏通月经，每逢经前 10 天连续针刺，到经期时已有腹部胀感，月经将至，但仍没有月经来潮，我想还有患者精血不足的情况，一日在菜市场买菜，忽然发现有进口的"八珍汤"引片配好的药，故建议其服用，治疗两个周期，因到期回国嘱其服用此药，配合针灸治疗，一年后来信说她已生了个双胞胎，是两个女儿，并寄来照片，他们全家非常高兴。我想我开始虽然没有治过不孕症，但我用中医理论指导，认真了解病情，提出具体治疗方法，取得了好的效果。这就是理论指导实践吧！中医的理论是实践的总结，不仅在中国有效，到外国也有效，不仅治中国人可以止痛，治外国人也可止痛，可见中医理论之奥妙。只有努力挖掘祖国医学，学习西洋，洋为中用，才是振兴中医，发展中医的道路。

能举酒干杯

在奥地利维也纳时，经使馆介绍一荷兰女病人，五十多岁，由其丈夫开汽车经过德国到维也纳。经过询问她是荷兰人在海牙开宾馆，她在前年有事前往非洲某国家，不到半年患了左半身不遂，回国后多方治疗病情好转唯有左肩关节已半脱位，因此上抬非常困难，走路跛行，第二年又去这个国家不到半年右半身又不遂。我到维也纳时，他已回荷兰治疗五个月，效果不明显，经检查，左半身不遂恢复有百分之九十，唯因左肩关节已半脱位，很难复原。考虑到右半身病程不长，患者体质尚好，右下肢抬起困难，不能下蹲，行走不自主，右上肢不能上抬，只能提到腹部，因此建议她治一下右上肢，这样依据前人治痿独取阳明，今又有独取督脉之说，因其体胖又用祛湿健脾，选用"胃十针"、"督脉十二针"、"任脉十二针"、丰隆、公孙、隐白等，配合按摩、锻炼、艾灸，每日针灸一次，每次治疗一小时，连续做了十五次，病人能自由起立下蹲，右上肢可以举过头顶，走路平稳。而且纳、睡也好转。语言一直正常，病人很高兴。病人在奥住所的一家女主人，年轻女性，曾在日本学法律，回国作记者，她看到这样的效果，经使馆约我采访，写了一篇文章并照了相片，发表在奥地利的报纸上，宣传了中国针灸。我回国后，患者给认识的北京朋友寄来一张照片，是举酒杯，告诉中国朋友，他的右半身已恢复健康，右手臂可以举杯上过头，饮酒干杯，这比他左半身治疗效果要好得多，所以她非常相信中国针灸。

针灸戒烟

　　我没有做过针灸戒烟，我也不太相信针灸戒烟，我认为吸烟是一种习惯，自己有决心就可以不抽。但是有些吸烟者事与愿违，三番五次戒烟就是戒不掉，这里还有一个需要帮助的问题。我在美国休斯顿时，看到他们用针灸戒烟确实有效，后来我也用相似穴位给别人戒烟。有一位三十多岁的美国妇女，每天吸两盒烟（四十支）很想戒烟，我给她讲了吸烟坏处，她决心很大，结果针了两次就全不吸了，她又介绍她的妹妹也是每日二盒烟，针两次也戒了，她又让她父亲来针刺两次也戒掉了，他们很高兴。我仔细体会，戒烟一要决心大，二也需要外来帮助，他们三人在我针刺后当时即有困意欲睡，并有咽干、唇干的反应，第二天再吸烟时，则口中有一种难以形容的味道，而且表示出不想吸的意思。经过一周则可戒掉，这是什么化学原理我讲不清，但依所用穴位分析，它有清肺和胃，镇静安神的作用。肺胃得到清理，不吸时有坐卧不安，但有镇静安神之法可以平息，这样坚持一周则常取效。据我观察对大多数吸烟多者，针此穴位均可达到减少吸烟，有的减到每日吸一两支，因此我把这方叫针灸减烟，减到零不就是戒烟了吗？我利用针刺时有困倦反应治疗失眠，用咽干反应治疗喉中有痰，都取得一定效果，我很高兴。这个方子，就是我前面提到的"镇静六穴"，具体使用见（本书185页）"三镇法"中的"中镇六穴"即是。

丰隆降痰

丰隆平喘古有记载，今常用之，但达到针到病除立竿见影，我临床几十年尚未遇到，1994年夏赴台湾讲学，临床教学在台中一医院，有廿余人参加，当时送来了一个植物人，是三岁小女孩因受水溺，不知人事，目不能视，唯有心跳，呼吸痰喘，喉中痰鸣漉漉，也能进点饮食，但常用鼻饲，也常有大小便，病已一年余；让我治疗，我想，病至此时要有点效果，并非一朝一夕，但为教学示教我也不能不想办法，这时我就想到了治痰，先让呼吸通畅总好一点，这时我就用了丰隆两侧穴位，用泻法，不到五分钟，不见痰声，呼吸平稳，不快不慢，我以为其他原因，令其母亲转换体位，拍拍孩儿前胸后背，结果呼吸都很正常，在场各位都很惊讶，我也喜出望外，我对大家说，植物人我们不可能一下治好，但丰隆降痰今晚大家看个明白。但留针20分钟，起针后，患儿又痰声漉漉，此一经历，印象很深，两年后我患肠癌做手术，术后三天因有胃管、尿管、引流管三管在身，当夜半忽然咽喉痰涎阻滞（胃管刺激的分泌物）呼吸困难，腹部刀口又痛不能咳嗽，痰涎吐不出、咽不下，大有窒息之势，我只好大口呼吸，叫来医生欲拔去鼻孔的减压胃管.因手术肠部尚未通气，不能拔管，欲咳排痰，腹部刀口痛如刀割不能咳嗽吐痰，着急中突然想起让医生为我针丰隆穴，两穴泻五分钟,痰降气通,呼吸通畅。想丰隆不仅可祛疾健脾,也可降痰开窍救急,因此我把这个穴位写出来供各位参考。

针刺瘫痪

针灸治疗中风半身不遂屡见不鲜，但治疗全身瘫痪还是比较困难。有一土耳其籍患儿，女性，七岁，车祸中高位截瘫，两上肢麻木，变瘦，下肢肌肉尚好，四肢活动不协助，间有抽搐，只能卧床，不能坐立，神志清楚，纳谷尚好，大便时有干燥，小便不能控制，睡眠一般，经人介绍来北京治疗，前经法国医生治疗，病情稍有好转，病已一年。法国医生为其定做一塑料筒套在上半身作为依靠可以坐一会，不能长久。后用针灸选用"督脉十二针"、"胃十针"，按治痿独取阳明，治痿独取督脉之说进行针刺，并通过针灸保持大便通畅，针刺十次病人手指活动灵活麻木范围缩小，下肢稍有力，更可喜的是不用塑料筒可坐五分钟。患者家属和本人都很高兴，后因有事回国，数月后我访问土耳其，到伊斯坦布尔又为其针灸一月，坐的时间超过五分钟，原来坐的不稳，平衡不住身体，现时不但坐稳而且两上肢还可以摇动，法国医生见此也非常高兴。后因事毕回国告当地医生穴位继续治疗并配活血化瘀，养血荣筋丸药服用。根据《医宗金鉴》，补卫黄芪起不用，益营桂芍枣姜煎之意，调补阳明以起黄芪补气之功，益营通脉则麻木减轻。这样解决其不仁，不用。将此想法告诉当地医生由他慢慢治疗。针刺对截瘫有一定帮助，但是还要配合药物、功能锻炼，思想上不放松，才能取得更满意的效果。

边哭边笑

在奥地利一次讲课休息时，突然一个男医生叫住我，说他太太昨晚睡时还很好，今日早晨突然颈项疼痛、活动受限，不能回头，让我给看一下，三十多岁女性，身体健康，唯颈项挺直，因疼痛不能回顾。检查时颈部发梗，询问没有呕吐头痛等症。断为因睡眠姿势不好，又有受凉而致落枕，想用针灸给其调治，但其怕针，又扎头面，她不接受，我则依据：头项强痛难回顾，牙痛病作一般看，先向承浆明补泻，后针风府即时安的教导，用两手拇指压按承浆和风府穴，使病人感到疼痛（按痛可以接受），逐渐增强力量，患者这时出了汗，且疼的流出了眼泪，让她活动颈部，左顾右盼颈已不痛，按压出汗起到了发汗解表的作用，流泪达到了疏通膀胱经络的作用，所以颈部疼痛很快消失，颈部活动功能恢复正常，因已不痛患者流着眼泪笑着向我说："thank you"，因此我说边哭边笑。就是这个意思。

现学现用

我和我的一个德国学生来到波恩附近的一所骨伤医院，恰逢其麻醉主任腰痛一周不能起床，询问没有外伤，但知其住的小楼位于山腰中，地处阴冷潮湿，因此按其肾虚受寒，膀胱失畅而进行治疗，针灸并用每日针灸各一次。连针两日能起床，又针两次腰不痛而能上班，他很信针灸效果，并请吃饭表示感谢，饭中提出能否给他们的医生介绍一下针灸。我很为难，全是西医世界，一点中医意识没有，给他们讲什么呢？我想不能放弃这次宣传中国针灸的机会，因此我答应给他们介绍几个止痛的穴位，第二天来了二十多位医生，我每个穴位都认真介绍在人身之部位和具体取穴方法，针刺深浅主治什么疼痛。介绍到阳陵泉时，我说治疗腰腿痛，胁痛效果很好，而且对这些疼痛因咳嗽而加重者有立竿见影之效，当时进针则咳嗽不痛。一个医生立即问我若做手术时患者胸胁疼痛不敢咳嗽能不能用它来止痛，我心想扭伤胁痛、腰痛我有治疗的例子，但手术引起的我还没有病例。但我想扭伤也是损伤络脉，手术也是用刀伤及络脉，按理应当可以，但我没有病例不能正面回答他。只说你回去可以试试。结果这医生当晚回去就在腹部手术中用了阳陵泉，也可以止因咳嗽加重的疼痛，术后咳嗽胸胁也不怎样痛，他很高兴，第二天一早就把他的应用结果告诉了我，说手术引起的胸胁疼痛不敢咳嗽，针阳陵泉也有效。我对这位医生这种现学现用的精神所感动，心想像这样的医生，才能真正做出点成绩。我对他记忆很深。

省了三千元

董某某，女，三十多岁，近日穿衣服时发现颈部不适，吞咽时颈部发紧，后经医院检查右侧甲状腺有一肿物，如黄豆大，服药治疗月余不见效果，西医建议手术治疗，患者害怕手术，经人介绍前来针灸，经查确系长一肿物，边缘清楚，质地稍硬，随吞咽可上下移动，常有心慌，饮食二便一般，舌淡苔白，脉象弦缓，考虑其为肝郁不畅，痰湿阻络，可用针灸治疗，局部梅花针配合隔姜灸，这端配合疏肝理气，祛湿化痰通络之穴，如太冲、丰隆、足三里、合谷、泽前等。针第一次病人即觉颈部松快，肿物稍软，后每日一次，十二次一个疗程，连作两个疗程，又配合二陈丸、消瘿气瘰丸、夏枯草膏等，一月余，肿物全消，颈无不适，再服前药巩固。后经介绍人讲，病愈三年从未复发。病人高兴地说中药针灸治好我的病，还省了三千元，原来她要住院做手术，首先要交三千元押金。这才花了不到三百元。

不是蚊子咬的

有年夏天突然接一电话，约我去北京饭店看一病人，我和同事一块前去，病人是位外国女性，五十多岁，形胖体高，是人口专家来中国考察，前几天觉胸背起疹刺痒疼痛，经我们检查，确实胸背起疹，红疹突出皮肤，前胸后背约八九处，舌红苔黄，脉数，稍怕冷。我们诊断带状疱疹（中医丹毒之类），并说明天可能要发烧（第二天代表团赴上海考查），让她好好休息，我们用针灸配合中药治疗。针后当夜睡眠很好，第二天早晨有点发烧，又作针灸中药治疗两次，疹少热退，精神转好，专家又乘飞机赶上海和其他成员一起考察，一周后返回北京，病已痊愈。这时她说开始看病的那医生说我是蚊子咬的，这不是蚊咬的，我的父亲、哥哥都是医生，我得过一次这个病，治疗一个月才好，这次虽然病轻，但病情差不多，我觉得你们说得对，几次就治好了。后来她还写了一篇宣传中医针灸的文章在报上发表。看病要细心全面，只知其一，不问其二，常易片面误诊，甚至出现不良后果，一定要注意。

她站住了

　　经本院医生介绍一病人，女性，三十多岁山西大同人，售货员，近两月来一点不能站，站立即摔倒，曾在大同治疗不效，又赴省会太原诊查，也无结果，怕脑子长东西，又来北京诊治，准备找西医神经科诊查，本院医生介绍先试一下针灸，病人不能站立但可坐，表情很着急，偶有头痛、头沉、不吐，就是不能站立，不能行走，自觉头重脚轻，有人扶持勉强可走几步，血压不高，脉弦，舌淡苔白，又细询问病起于生气之后。因此考虑，肝郁化热生风，以致头重脚轻、不能站立，即用太冲、足三里、三阴交、昆仑等，降逆疏肝镇静以重其下（加重双下肢的针感），用百会、风池、头维、上星祛风清热轻其上（使头部轻快不沉重），这样平肝祛风，针一次让病人于两治疗床之间，不用人扶也可站十分钟，针六次后，头重大减下肢有力可站较长时间，由人扶持可以行走十余分钟，自己不扶可以站稳，后住院观察廿多天，病情逐渐好转，能立能走，不用扶持，带疏肝益气丸药回乡调理。一年后碰介绍人说，病人很好，她站住了，还可以走，现已上班工作。西医有西医的办法，中医有中医的想法，不管怎样考虑，目的是治好病，此病按疏肝、清热、祛风之法治疗，实在体会到中医理论之高明，并非过时，那种废医存药的想法是行不通的，我们只有深研中医理论，发展充实中医临床，才是振兴中医的好办法。

治一愈三

有一年一个六十多岁老太太，患口眼㖞邪，二个多月，诸方治疗未愈心很着急，后经人介绍，我用"面瘫十二针"坚持治疗，又配合葱浴法，因大便秘结予以调理肠胃，经过三个多月治疗，终于使口眼歪斜恢复了正常，病人非常高兴，同时告诉我，她十几年的便秘也通畅了，每天一次，而且睡眠也好了，过去老是睡不着，更高兴的是过去左膝部有块癣（过敏性皮炎）经常刺痒，有时抓破出血，现在一点都不刺痒了，皮肤也和其他处一样。我反复思考，这正是调理阳明的结果，大便通畅，阳明经络也易恢复故治愈口㖞，肠胃通畅，胃和夜睡安。宁精神得到休息，气血通畅，因此癣块也好了。这都是情理内的事情。这样治一（口㖞）愈三（便秘、失眠、皮癣）。以后用和胃安神法又治几例轻度牛皮癣均治愈了。由此感到治病要多思想，为什么能治好呢，悟通道理，则治病越治越活。才能不断提高医疗水平。

她没"过火"

1964 年在大同，此地偏僻，缺医少药，有一天傍晚，突然有人来叫我说：他家有个女人四肢抽搐，胡言乱语，叫我去帮助看看，我去后只见一二十来岁女子在炕上抽搐，口里胡言乱语，听不懂说什么，四个青年小伙分别按住上下肢，怕她抽动掉在地上，又怕她起来乱跑。问家人过去有没有这种情况，家人说刚结婚半年没有这样，过去在娘家情况不知道，诊脉弦滑，问周围说二三日未大便，开始精神不好，今日突然抽搐，当我去时他们议论给她"过火"，就是地上烧一堆火，把病人从火上抬过去，意思是驱邪。我又得知是生气后发病，心想还是肝郁化热犯胃，又攻于心。故用丰隆、天枢急泻阳明，又用大冲平肝，间使清心开窍，神志稍安，抽搐暂歇，按手足的四人才放开手，能说名字，又服泻下药，半夜泻下臭腐便一盆，安宁入睡，第二天精神正常了，家人说多亏你给她扎好了，她没"过火"，否则还不知啥情况。针灸治疗这种因情志受刺激而突然精神失常，还是有较好的效果。后依此法治疗几例，效果都很满意。

"流注"神奇

　　子午流注针法，我简称它"流注"，是一种重视时间为主的取穴方法，多年应用效果较好，有一次一个二十一岁的女子，因与婆母生气，突然不能说话，右半身不能活动，经外院治疗三天无效，家属很着急，结果来针灸治疗，记得当时是一个下午，由其爱人背来，躺在床上，不能说话，右半身不能动，神志清楚，没有表情，左半身可以动，舌淡苔白，脉象弦滑，考虑肝郁气滞，湿痰阻络。这时流注穴位，正好是太冲穴，从感觉上我觉得病能治愈，我即用针针两太冲穴，行针没有五分钟，突然问患者叫什么名字，一下说出来了，在场的人都很高兴，我又行针三分钟，令其活动右下肢，只见右足趾稍动，右又加丰隆穴，留针三十分钟，到时起针，患者自己起来下床，并高兴地说谢谢大夫而后告别，当时正好有两名跟我学习的荷兰医生见此情况说"流注"真神奇，并每人购买了两份我研制的"子午流注图，灵龟八法图"。我用子午流注，治疗的时间，所选的穴位，与病情相一致疗效就好，我把这叫"三位一体，"此病人治疗的时间，正好用大冲穴，病人生气与肝有关，大冲是肝经原穴，因此自己从感觉上觉得这病能够治愈。当然这是一种体会，我们还要从理论到实践分析病情，找出治疗方法，不能靠感觉去治病。

耳后放血

耳后静脉放血治疗红眼病，常听人讲但用之较少。有一次在农村，有一同事，突然两眼红肿，服用各种抗生素一周病情不减，我试用耳后静脉放血，一天一次，两次全消。因此对耳后放血治红眼病的经验经常介绍给学员，每逢流行红眼病时用此法效果都很好，若配服龙胆泻肝丸效果更好。有次陪外宾去避暑山庄，在火车上碰到一香港小姐也到承德来游玩，她左眼红肿，怕光，到承德后又住同一宾馆，经人介绍给她治疗，她们一行四人来京旅游，她年龄最大一路照顾其他三人，生活不习惯，还着急惦记香港家中的小孩，因此着急以致红眼已五天，并在北京住处吃了三天药花了30多元还不好。于是我用针刺耳后放血，又重泄肝胆，针后当晚红肿消一半，第二天早上又针一次，到晚上乘车返京，红已退净，她们非常高兴，要给礼金，我们谢绝，回港后来信表示感谢。

还有一年北京流行红眼病，某某饭店男厨师得红眼病，开始没有注意还坚持上班结果越治越红，领导让他休息，心里又着急，不上班没有工资，眼越来越红，病已一月，非常着急，前来针灸治疗，我用耳后放血，配合龙胆泻肝丸，三次而愈。后来又用于撞伤白睛发红，用此法也能促进吸收，因此把它介绍出来供各位参考应用。

"龙眼"治"龙"

龙眼穴在手小指侧，弯曲手指时，穴在由小指尖向手掌方向数第二纹头尽处，这是我老师王乐亭传给我治疗带状疱疹的有效经验穴，尤其对疱疹引起的疼痛效果很好。我临床治疗中经常应用龙眼穴，维也纳一学员见我用此效果很好，当我去维也纳时，他父亲的同事得了此病，腰痛的坐卧不安，并有呼吸急促，他请我治疗，经询问，病已一周，红疹由腰及背，此起彼伏，但痛势不减，患者五十余岁，形胖，只吃点止痛片和维生素类药物。我即用龙眼放血，痛势骤减。后又用清泻肝胆的穴位及丸药治疗一周痊愈。带状疱疹起于腰部的又俗称"缠腰龙"，所以我把针刺龙眼放血治缠腰龙，简称"龙眼治龙"。不过我常遇到一些疼痛难忍坐卧不安的病人，虽然所患不是带状疱疹，但用此穴也有较好的止痛效果。

处处留心皆学问

学习中医有先实践再到理论，如师父带徒弟，跟老师先接触临床看病，逐渐充实自己的医学理论。另一种是先理论后实践，如先上大学学习理论，到一定时候接触一些临床，最后走上工作岗位看病，逐渐充实自己的实践经验。与理论、实践两方面，是互相溶合在一起，只是在不同的阶段、理论和实践各占的成分多少而已，这只是对当时学习者而言。其实当今之理论也是前人实践经验的总结，今天的实践经验也可能成为后人学习的理论。不论在哪个阶段都要留心学习，才能掌握到更多的知识。我曾听人说点眼药可治腰痛而逐渐悟出攒竹穴治疗腰痛，看别人用针灸戒烟而悟出"镇静六穴"扩大了治疗范围，王乐亭老师的"胃十针"治胃，龙眼穴治带状疱疹，孙振寰老师天柱、神门、足三里治失眠。足三里、手三里调和肠胃，都是我学习以后，几十年来用之临床的有效方剂。我感到，细心学习，认真分析，不断总结，是我们获得真知的重要方法。也就是处处留心皆学问。

字里行间学知识

学习书本知识，它是一个死的东西，不会说话，跟着老师学习，不明白还可以问一下，老师可以马上告你，学的就快一点深刻一点。我所说字里行间学知识，如大肠者传导之官变化出焉。人吃进饮食而最后排出大便，这不是变化出焉吗？这样理解只是初级阶段，假如大肠不能传导，出现便秘，若肠热传肺会致咳嗽，肠热传心会致失眠、头痛。肠热传心影响脑会致精神病等。这些不也是因传导之官传导失常而变化出的许多病症吗？假如你用下法得当，这些病证就可治愈了。这不就是：大肠者，传导之官更深入的含义吗？又如，有人说中医不懂中风影响到头，其实不然，中医讲，气血并走于上，是为大厥，这就是中风之意，那么"上"是哪里呢？用阴阳学说分析，上为阳，下为阴，那么这里的"阳"又是什么呢？阳中之阳心也，头为诸阳之会，四肢为诸阳之末，督为阳脉之海。心、头、四肢、督脉，自然是阳的范围，"头"就在其中，而且治中风常用百会，风池、上星、太阳等头部穴位，怎能说中医不懂中风与头的关系呢？也有人用"肝生于左"说中医不懂解剖，肝明明长在右侧而中医说生于左，这是自己不懂又吓住了别人。原文中肝生于左，肺藏于右，心布于表，肾治于里……。依前者理解肺就长在人身右侧了，心就要长在人的表皮了，这不成了笑话，哪本书把肝画在左侧？把肺画在右侧？把心画在皮表了呢？没有。这只是古人从功能表现方面的形容而已，如肝生于左是肝的功能表现在左侧主升，肺的功能表现在右侧主降。右胁痛配调降肺气和治气的药物和穴其效果就好，左胁痛配和升调肝气和治血药物及穴位效果就好，至于心布于表，是说心的功能好坏，从体表外面表现出来，如两目有神，精神焕发，面色红润，思考敏捷，这就是心的功能好，如果两目无神，精神不振，面色青紫，思考迟钝，这就是心的功能不好。眼睛最能表现心的功能，因此也有"目为心使"、"心明眼亮"的说法，这都是用外在的表现说明内在心的功能，这就是形于内而成于外。所以我想在字里行间认真理解学习，才能获得真知。只有正确理解了理论，才能正确地应用理论。理解的越深应用的越活，这点我们深有体会，初学的理解与临床十年，九年后再去理解，确实不一样的，是更深入了。这就是说我们要正确理解理论，用正确的理论去指导实践，就会取得满意效果。对正确的中医理论要认真学，学深学透去发扬它；这是一条正确道路，如果怀疑它，抛弃它，你就学不到真知，甚至废医存药，也只能使自己学习路子越走越窄，自己受了损失，对于起源于人民群众，发展于人民群众，受人民群众热爱的中医，是不会有任何损失的，它照样在不利的环境下茁壮成长。

以下是反映应用中医理论治疗疑难病症经验的典型医话

同病异治

心动悸，脉结代，一般以心气不足，或气阴两伤为治，多用炙甘草汤为主方。但我曾遇见三例，其治随证变通，不同一般。其一：在随师学习时，有一五十余岁老妇，就诊时说：近几日来常心跳、心慌、胸闷憋气。经老师诊查，脉现结代之象，其他无特殊症候；惟近几日大便较干，便时不畅。老师治用润肠通便之法，穴用内关、上巨虚；方用五仁橘皮汤加减（服两付）。两日后复诊：大便通畅，脉不结代，心悸、心慌、胸闷、憋气消失。其二：是一农村女教员，二十八岁，形胖。就诊时也是心悸、心慌，有时气短，舌淡红，苔白稍厚，脉结代。经询问知大便正常，除此无其他明显症状。发病经过：因写黑板报站小凳上，不小心摔倒，自此以后常觉胸闷，有时心慌。查其无瘀血征象。前医曾用炙甘草汤治之不效。今大便不干，无须润肠。回忆老师曾谈及，一酒食后睡眠不慎掉床下的患者，起则不能说话，经他用豁痰开窍之导痰汤加减而治愈。我由此想到本患者，形胖多痰湿，舌苔白厚；而且也起病于摔倒之后；既无瘀血之征，也无火热之象。前医已用调理气阴法，效不明显，故我用豁痰开窍法施治。穴取丰隆、间使，方用二陈加味服五付而愈，脉象恢复正常。其三：一部队美工人员，二十余岁。诉：心悸、心慌、睡眠不安。作心电图是三联脉，诊脉亦系结代，舌淡苔薄白，二便一般。得病经过：患者在单位领导及医护人者配合下，白天曾为一电击死者整容化妆。夜深人静之时，回忆白天情景，惊恐、心悸不停、不能安睡。曾赴部队医院检查，心电图不正常，反映三联脉。分析情况，证属惊恐伤肾，恐则气下，惊则气乱。肾气下沉、不能上交于心，心肾不交，以致心悸不宁、脉结代。故治以交通心肾，穴用心俞、肾俞、太溪、神门、脾俞；方用朱砂安神丸合六味地黄丸。针十次，心电图正常，诸症消失。以上三例，同是脉结代、心悸动为主症，但治疗都未用益气阴，而用润肠通便、祛痰通络、交通心肾之法，均取效，足见中医辨证治疗的优越。临床上，只有知常达度，依据发病原因、经过、现状具体分析，制定治疗原则，才能取得满意效果，这也是辨证论治中的同病异治。

异病同治

曾治一男青年工人，鼻尖部红肿且痛二十余天，前医据"肺开窍于鼻之说"，以清解肺热治疗不见效果，而来我科治疗。诊脉滑数，且有呃逆、胃胀、痰多、尿黄、便干、纳少、烦急等。依症求因，肺开窍于鼻之理，与此不符。中央戊己土，脾胃属土，鼻尖红肿且痛，是脾胃湿热上蒸而引起。治用平胃散合清胃散加减（三副）；针用素髎、内关、足三里。针三次而不红不肿不痛，病痊愈而停诊。

又治一男钳工，近三个月来，两手裂开小口数处，大者如大米粒大，小的如芝麻粒大，如冻裂之状，其痛难忍，严重影响工作。曾经内服外用药物不见效果，来我院门诊治疗。查局部以外尚无其他不适，惟尿黄、大便稍干、脉数、舌红。考虑脾主四肢，手心又是心包经所过，《内经》又有"诸痛痒疮，皆属于心"之说，这些与脉证合拍。又问知平日劳累，有劳倦伤脾；且每日又饮酒一二两，又致湿热攻脾；脾伤热攻，发于四肢，致成上状。故治以清热祛湿之法，调理心脾，方用清胃散合导赤散加减（五付）。服后，手心处不痛，继服五付，痊愈停诊。嘱其忌酒，以养血清热安神，并以柏子仁丸调理善后。

以上两则，虽然一病在手，一病在鼻，两部之病却均从清解脾胃之热为主而治愈。这就是在中医脏象学说指导下，辨证论治的结果。因脾主四肢，鼻为脾所属。其流为二（鼻、四肢）、其源则一（脾胃湿热），故治其脾胃，二者皆愈。这是异病同治也。

怪病二例（"妊娠"与"怕尖"）

随老师学习时，老师口述两验案，故录之。其一：一未婚女子，十九岁，身体健壮。在某医院做阑尾手术时，被选为教学示教对象，结果整个手术过程达四小时，之后常觉腹胀。一月余，腹大如妊娠。患者系女性，且没有结婚，出现此状，非常苦恼。找原医院，说可能是术后腹气胀，又说可能有粘连等，可再行手术治疗。患者恐惧手术，求治中医。经查，二便通畅，惟月经不行。老师认为，手术时间过长，寒客胞门子户（即子宫），以致经停、腹胀大如妊娠。老师方用附子理中丸加活血通经药，穴用足三里、三阴交、血海、列缺。进行诊治。经两个月治疗，经行、腹胀膨大消而痊愈。

其二：有一患者家属，陪同病人去医院打针。当护士给患者打针时，陪同家属却突然晕倒在地。经抢救醒后，自己也莫名其妙。以后每逢遇见笔尖、针尖等尖状物指向他时，即有晕倒之势，故名"怕尖病"，有说对尖状物过敏。老师说："火曰炎上，炎上即有尖之意，怕尖与火有关。"患者平日心慌心悸，近日劳累，脉象细数，舌红少苔。治以养血清热安神为法，方用四物汤和导赤散加减，治疗一月而愈。

学习中医，要多看书，多临床，也要多听别人介绍临床体会。这样，听得多，见得多，自然思路广阔，辨证灵活，能取得较好效果。

攒竹穴治腰痛

攒竹穴治腰痛，古无记载。我和老师闲谈中，得知点眼药可以治疗腰痛。后碰急性腰痛，试用果有效果。细思其理，药入睛明穴，无非是刺激睛明疏通膀胱经气。我想攒竹穴在膀胱经上，是离睛明最近的穴位，故有近似之作用，遂选用攒竹穴试治腰痛。有七十多岁一老妇，早上起床到户外上厕所，忽感浑身一阵发冷，旋即腰腿疼痛又不能起立。家人将其扶到室内，仍疼痛难忍。家属四人用小孩四轮竹车抬来就医，查问发病经过，又知平日不头晕，血压不高，现在语言清晰，两上肢活动自如，惟腰部及两下肢疼痛不能活动，脉弦，舌质淡红，舌苔薄白，纳睡一般，二便一般。故考虑应排除中风半身不遂及中风不语，而是由于早起从被窝中出来上厕所，腠理未闭，气血未充，忽感风寒，收引而痛，故取攒竹穴，散寒通络。先直刺一分钟，患者腰部可左右活动；留针五分钟，再行针刺约一分钟，活动范围扩大，而且可以前后活动；又留针五分钟，再行针刺一分钟，果然痛止，自己站起来走出小车。家属及其他患者均感惊讶，我也没有料到竟有这样痛止而能活动的效果。这时患者唯觉两下肢无力，后又针秩边、足三里，隔日一次。针三次后，行走恢复原状。又给腰部贴狗皮膏一贴，以巩固疗效。一个月后，家属告知，可步行十余里外去探亲。自此后，常用此法治疗急性腰痛，均获良效。有一英国学生，回国治疗效果好，且止痛快，来信告诉我：别人说他到中国来，不是学针灸，而是学魔术来了。

扎牙痛

俗云：牙痛不算病，疼的要人命。我治一司机，因连续加班劳累，突然牙痛，彻夜不眠，食水难入，心烦急躁，现已三天。用各种药物，或口服，或注射，均止痛片刻又复疼痛，故来针灸治疗。查牙痛处无红肿，但痛难忍，坐卧不安，脉象弦，舌红少苔，尿黄，大便不干。当时，其他医生给针合谷、下关、内庭、颊车，均痛止片刻，未起针又痛。我试用承浆、风府，针入止痛，行针后留针一小时均未疼痛。次日又针一次，痛止未发，连针三次而愈。从此例后，我常用此二穴治风火牙痛，不论上下左右牙痛，都有止痛快，疗程短的满意效果。

此法原出《玉龙歌》，其云："头项强痛难回顾，牙痛病作一般看，先向承浆明补泻，后针风府即时安。"这些穴不仅治牙痛，又治落枕，或感冒后项背不适引起的头项疼痛，回头困难。真是"玉龙一试起沉疴"名不虚传。

治恶性突眼症

恶性突眼症，是西医的一个病名。一患者，男性，四十多岁，日文翻译，患"甲亢"怕眼球突出，在某大医院做了手术。术后反而眼球突出，并且出现了复视，痛苦万分。找医院询问回答说："这叫恶性突眼症。做手术后有万分之一的这样后遗症，目前无好办法治疗。"患者没法，只好到处求医，辗转半年，中医西医治疗无效，经朋友介绍，来我处针灸。此病少见，询主症为眼球突出（西医检查突出度18）、视物成双（复视）。又问西医检查眼球为何突出，患者说西医认为是因代谢物堆积过多而致。我想怎样才能把过多的代谢产物运走排出体外呢？中医有脾主运化之理，若要运走代谢产物，也离不开脾。再问病人确有身倦、乏力、汗多、纳少、腹胀、下肢稍肿等脾虚症状，故确定治以健脾益气为主。又依比类取像法，如水中之像，水若平静，只有一个影像；若水动不平静，则出现许多重影；水动的越厉害，重影越多；若水少，则水越易动。故重影越多。依此理，在人体内脏中肾属水，瞳仁主肾水，肾水不足，则视物成双。查问病人确有腰酸、耳鸣、头晕、下肢筋骨酸软等肾虚症状。舌淡红少苔，脉沉细缓。值此又确定补肾为辅之治疗之案。健脾以补中益气丸为主，补肾以石斛夜光丸为辅。穴用曲池、合谷、内关、足三里、三阴交、内庭、太冲、太溪等，配眼区局部穴位。治疗两多个月后查眼情况：西医检查及患者感觉，都觉复视两物之间距离缩短，医患都很高兴。我想若缩短到两物重合为一，则不复视了，因此坚持治疗。第三个月时，美国来一内分泌代表团，某大医院约患者去请美国专家诊治，结果没有什么好办法，认为若再严重时，可做手术。患者扫兴而归，继续针灸中药治疗。四个月时，不但复视两物间距离继续缩短，而且突出度由 18 度为 17、16，同时全身脾肾两虚的症状都有改善，又宗前法治疗两月。共半年时间，复视治愈，突出度转正常，全身症状均消失，纳谷增多，不头晕、腰酸，原来体弱不能上班，走路因复视感到困难，常戴墨镜，减暗重影。如今摘掉墨镜，骑自行车上班，精力充沛。十多年后，患者主持一涉外工程，准备建立二百平方米的针灸、气功、按摩治疗中心，邀余出谋。我问他眼睛怎样，他说十多年来很好，现年近 60，有些眼花，这是自然衰老现象。从这例体会，正确应用中医理论，合理使用针灸中药，可以治疗一些疑难病症，这是中医脏腑学说可贵之处。

哭治腰痛

一银行女职员，二十多岁，不慎突然腰扭伤，疼痛难忍，寸步难移，由同事架抬来就诊。我治急性腰扭伤痛常用攒竹穴，针刺以泪出效果较好。患者侧卧床上，呻吟不已；我即以针刺攒竹穴，患者怕针拒不接受；医患同事劝说，患者失声痛哭。值此情况，我不再针刺，同事也建议给点药吃。我说不扎针，也没有什么药可吃，令其起床。同事再三要求，我执意不再治疗，仍令其起床。患者只好翻身，而感觉腰痛减轻，再下地由人扶持已走几步，然后自己步出诊室。这时我告诉患者及其同事，因已哭出眼泪，达到疏通膀胱经的目的，因此，腰疼轻了许多，可以自己行走，后又给活血散，煮沸熏蒸腰部而痊愈。

吹耳治牙痛

一青年女患者，牙痛非常，托腮前来就诊，说牙痛已三天，诸药不效，疼痛一直不止，影响饮食睡眠，以致精神疲倦。偶然想起老师曾说吹耳可治牙痛，我随即用喝汽水的塑料管吹患侧耳内。患者顿觉痛轻，好像把疼吹走，且患侧面部非常轻快。以后我常用此法，每每收到立竿见影之效。依我体会，"急则治其标"确有效果，然后再配以针灸药物治其本。

灸百会治眩晕

一女患者，年近四十，经常头晕，用中药针灸治疗均不获效。后来我想到：一位朋友的爱人（女）也经常眩晕，反复发作，久治不愈。有次去理发店烫发，自觉在烫发的罩内，非常舒服，自己很想把头全放在罩内，越热越好。仅一次烫头多年眩晕而愈。值此我也想到艾灸百会来治这一女患者，灸五次眩晕轻，八次病情大好，十次不晕。又予巩固二次，未再发。另一头痛患者，经半月余治疗，一点不见效果。后询问得知，病因理发时用吹风机吹头所致，当时稍有不适，后则疼痛加剧。我针刺大椎、风池、风府、后溪、合谷、足三里，并处以发汗解表之剂，二付而愈，以上二例，所以治愈，要就症求因，审因论治，方给取得好效果。另外病人也是老师，他怎样减轻自己症状，您可用类似方法去治疗别的病人，这也是学医的一种方法。

针药并用

在仲景"先刺风池、风府，复与桂枝汤则愈"的思想指导下，有一年冬天，曾针药并用治愈一女子的头项强痛症。患者因洗衣服出汗多，去院子里晒衣服，当晚即头痛、恶风、颈背强。到当地附近医院治疗，医生说颈部发紧，要到大医院抽脊髓检查，患者及家属都惊恐，怕抽脊髓，次日来我处就诊。患者怕冷，无汗，头裹头巾，身着大棉袄，自诉颈部发紧。询问得病过程，脉症参合，考虑冬天洗衣出汗，外出晒衣，风寒侵犯太阳，经脉失畅，有一分恶寒即有一分表证。患者觉颈部发紧，但不呕吐，故诊为外感风寒，用大椎通督助阳，后溪发表散寒，再加风池、攒竹宣通太阳，祛寒通络。针后即颈部不紧，又开葛根汤原方二付，其后再没来诊。第二年其祖父有病，一同就诊时方知，其服药一付即愈，第二付未服。

有年夏季，天较热甚，有一女高中生，因高考补习功课，晚饭后急忙去校听课。跑到学校之后，因教室内人已坐满，便在走廊隔窗听课。因楼道风大，边听课边受风吹。听完课回家，即觉头痛、怕风、颈部发紧。其为独生女，母亲已病故，父亲着急，即领西医检查诊治。据此症情，医生作脑脊液检查。患者怕抽脊髓，第二天来我处治疗。查问情况如上，此学生因升学考试准备，辛苦万分，心中有热，饭后急去听课，风邪侵犯肌表，故见怕风、头痛、颈强，经查问得知其有汗、脉缓、不吐。此乃夏月天热，又加辛苦受风，治当散风解肌、调和营卫。先用大椎调和营卫，再用风池祛风解肌，后用悬钟调髓以治颈背强。针后颈背紧痛俱轻，又开桂枝加葛根汤原方两付。第二天因功课紧未来就诊，第三天来诊：服药两剂，病已痊愈，前来道谢，从此二例，我想到仲景之说，故先针后药，针药并用。一按刚痉，一按柔痉辨证治疗，效果很好。因此，我觉得针灸医生要好好学习《伤寒论》的辨证思想，一定能提高我们认病、治病的效果。

第三部分
中医针灸常见病证治简要

中　风

一、病因病机

1. 中经络：（风邪舍于经络之病），正气虚弱→风邪侵袭→风中经络→气血涩滞→致使部分机体运动不利，肌肤知觉失常

〔口眼㖞斜。
〔半身不遂。

2. 中脏腑：（痰火"风"迷窍，真阳外越）

（1）情志抑郁，忧思忿怒→肝阳偏亢
（2）嗜酒肥甘，痰湿内阻→化热生风　〕→气血并走于上

——阴阳之气〔逆乱→迷塞心窍→闭症。
　　　　　　　〔离决→真阳外越→脱症。

二、证候

1. 闭症：目张，口闭不开，二手紧握，无汗，大小便闭结，脉弦滑有力。

2. 脱症：目闭，口开不闭，二手撒开，汗出如珠，大小便

失禁，脉虚无力。

三、治疗

（一）病在脏腑（为内风病重）

1. 闭症

立法：开窍清脑，平肝熄火，清热豁痰。

求经选穴：主取十二井，足厥阴，足阳明，督脉经穴。

治本穴：十二井、百会、水沟、承浆、太冲、丰隆、十宣。

穴解：

（1）十二井（主用肺、心、心包、大肠、三焦、肾经之井、双侧取穴），点刺出血，通三阳三阴之气，点刺出血，清泄上部壅热，宣降逆乱之气，平熄内风→则闭自开（所谓通关开窍之意）。

（2）水沟、百会：为通调督脉之气，清泄阳经上逆之火，发挥开窍醒脑之功。

（3）太冲：肝脉上巅，泄太冲以调肝气，发挥潜阳熄风作用。（上病取下之法）。

（4）丰隆：以足阳明胃经别络，从生痰之源（宣通脾胃二经之气）收蠲化痰浊，祛壅顺气之功（运道取穴）。

加减治标穴：

（1）牙关紧闭不开，用颊车，合谷，以开牙关，是循经局部与远道取穴法（胃大肠脉皆行于牙）。

（2）天突：有顺气化痰之效。

（3）痖门、廉泉：为舌部邻近穴，治语言不利。

（4）通里：心经的络穴，心开窍于舌，治舌强不语。

（5）承浆：有通关开窍之功。

【附】脱、闭已去，对其半身不遂及口眼歪斜，可使用下述风中经络之法治之。

针法：闭为实证，治用泻法。

2. 脱症

立法：回阳固脱，补益元气。

求经选穴：用从阴救阳之法，回阳固气，故取任脉之穴，用壮真阳以复外越之阳，并用先天与肾有关之穴。

穴位：神阙、气海、关元、肾俞、命门、百会。

穴解：

（1）神阙：脐为生命之根蒂，与真气所系，用以挽回重危之。

（2）气海：为诸阴之海，也为从阴救阳之法。

（3）关元；为任脉与三阴之会，又为三焦元气所发，联系命门真阳，为阴中有阳之穴，亦为从阴复阳，回阳固气之法。

【附】

（1）十二井穴有散气之功，如闭脱不分，宜先针水沟，以醒脑开窍，再取足三里，调补胃气，调顺升降。

（2）待脱症已去，再治半身不遂，口眼歪斜之证。

（3）肾俞、命门二穴为真阳之所，用此二穴以复真阳之法。

针灸法：

（1）对神阙、气海、关元、宜用大艾炷隔盐灸法，不限壮数，灸至神志恢复为止。

（2）脱证宜灸不针或少针。

（二）病在经络

1. 口眼歪斜

立法：疏通经络，兼用却逐风邪之法。

求经选穴：主取环绕口唇、鼻、眼的胃、大肠、胆经、三阳经局部与远隔之穴（病在表面）。

穴解：

（1）胃经：地仓、颊车、下关、四白、内庭。

（2）大肠经：迎香、合谷。

（3）胆经：瞳子髎、阳白。

（4）肝经：太冲（肝脉上巅、肝胆互为表里）

加减：

（1）翳风（三焦）、承浆（任）：局部取穴疏通经络。

（2）针法：单针患侧，亦可左右交叉，先刺健侧用补，后刺患侧用泻。（实则为患侧，虚为健侧）。

2. 半身不遂

立法：通经活络，兼以通风。

求经选穴：以患侧局部取穴为主，因风在表，故多取阳经之穴。

穴位：

上肢：肩髃（大肠），曲池（大肠），合谷（大肠），外关（三焦）。

下肢：环跳（胆），悬钟（胆），风市（胆），阳陵泉（胆），足三里（胃），解溪（胃），昆仑（膀胱）。

兼逐风：

（1）风门：为风之门，逐风治本之穴。

（2）风池：为风所转，可作逐风治本之穴。

加减：病久可用大椎，肩外俞（上肢瘫），腰阳关，白环俞（下肢瘫）。

【附】中风先兆及治疗

症：年高气虚，头重脚轻，除眩晕、心悸等肝阳上扰症外，时有舌强，言语不利，指端麻木，肌肉跳动之症。

治：足三里、悬钟、风市为佳，其他如合谷、太冲、肩髃、曲池、内关、环跳、阳陵泉、丰隆以祛痰通经络。

类 中 风

一、病因病机

虚、气、食、寒、火、湿、暑、恶邪等因→气散阳越、关紧窍闭→突然仆倒、不省人事（但无口眼歪斜，半身不遂之症）。

二、治疗

立法：通关开窍（实证）
固气回阳（虚证）
兼证则随证治之。
穴位与穴解：
(1) 泻人中、中冲、十二井、承浆、合谷、行间，通关开窍。
(2) 灸百会、关元，固气回阳。
(3) 颊车、下关，开牙关之窍。
(4) 中脘、天枢，调中和胃。
(5) 足三里、阴陵泉，健脾化湿。
(6) 灸神阙、气海，温中散寒，缓解吐泻，腹痛。
(7) 泻内关，清心安神
(8) 补涌泉，滋肾阴以制相火。

中暑（暑厥）

本病为酷暑侵袭,致使邪火蒙蔽心包之症,治宗清暑开窍之法。

一、病因病机

夏季酷暑热邪内迫气火壅遏，甚则阴阳之气乖戾，易犯心包

→清窍闭塞→神志昏迷→猝然晕倒→不省人事。

二、治疗

立法：清暑（热）开窍

求经选穴：主取督脉，手少阴、厥阴二经之穴。

穴位与穴解：

（1）百会、人中，以开上焦清窍。

（2）神门，泻手少阴之热。

（3）委中出血，以泻血分之热。

（4）中冲，振奋心主之机。

加减：

（1）合谷、太冲，开窍。

（2）如四肢厥冷，可兼取十宣出血。

脏 躁

本病为七情扰乱心神，致使精神错乱之症，治宗养心安神，开窍清心之法。

一、病因病机

忧愁思虑→情志不畅→气血失调→心神不定，精神烦乱→症见无故悲伤、喜怒无常、多疑善惊、心悸、烦躁、坐卧不安。或有突发的胸闷，呃逆暴瘠等症，脉弦细，重者可昏迷，僵仆。

二、治疗

立法：轻者养血安神，昏僵者清心开窍。

求经选穴：

（1）神门（心原）、巨阙（心募）、三阴交（脾）养血安神。

（2）胸闷：内关（心包）宽胸解郁。

（3）呃逆：足三里（胃）、天突（任）：降气止逆。

（4）暴瘖：通里（心）、廉泉。

（5）昏迷、僵仆：水沟、中冲：开窍清心。

癫 狂 痫

本病由内因七情妄动，肝脾所伤，致使痰（生癫），火（生狂），痰火（生痫），阻塞清窍，致使神志错乱，发生或痴、或狂、或痫之症，治宗以症求源（肝、脾），化痰泻热，清心安神，开窍醒脑之法。

一、病因病机

1. 癫症：忧思太过，妄想不遂→肝气郁滞→脾气不运→津凝化火→郁久生痰→痰迷心窍→症见：初发沉静痴呆，终日不语，或语无伦次，有时哭笑不休，举动失常，脉多沉滑。

2. 狂症：暴怒伤肝→肝郁气滞→化火生痰→痰塞清窍→症见：初起多怒，不卧善走，登高而歌，弃衣而走，骂不避亲疏，甚则放火杀人，终日不寐．脉多洪实。

3. 痫症：

（1）先天素质脾胃虚弱→湿聚成痰。

（2）或受惊恐及肝→肝郁不舒→阳升风动→化火生痰。

以上二者痰阻心窍一症见：搐搦发作、突然仆倒、不省人事、口吐白沫、双眼上窜、口紧牙关或二便失禁，醒后如常人。

二、治疗

1. 癫症：（痰迷心窍）

立法：化痰开窍，宁心安神（用平补平泻）。

选经：病由脾生，主取脾胃经穴以治其本，兼取心经之穴，以治其标。

穴位与穴解：

（1）脾俞（膀胱）、中脘（任）、足三里（胃）、丰隆（胃）；前三者调理脾胃，丰隆化痰。

（2）心俞（膀胱）、神门（心）：宁心安神。

（3）水沟（督）、少商（肺）、中冲（心包）：开窍醒脑。

2. 狂症（肝火生痰，痰迷心窍）

立法：泻热定狂、清心，醒脑。

选经：主取泻热、清心有关各经之穴。

穴位与穴解：

（1）泻热：大陵（心包）、劳宫（心包），以泻心包之热。颊车（胃）、曲池（大肠），泻阳明之热。

（2）申脉（膀胱、阳跷）、风府（督脉）、上星（督脉），以泻热安神。

（3）水沟（督）、少商（肺）、隐白（脾），以开窍醒脑泄热定狂。

（4）神门（心）、通里（心）、间使（心包），清心安神。

（5）中脘（任）、足三里（胃）、丰隆（胃），清热化痰。

（6）狂躁热盛者，点刺十二井穴出血，以收清热泻火之功。

3. 痫症

立法：化痰开窍，疏肝运脾，清心安神。

求经：发作时取开窍醒脑络穴为主，平素主用肝、脾、心经诸穴豁痰为主。

穴位与穴解

（1）开窍醒脑：水沟、中冲、少商、隐白、百会。

（2）疏肝运脾，豁痰求本：中脘、足三里、丰隆、肝俞、行间。

（3）清心安神：神门、通里、间使。

（4）舒筋解痉：鸠尾、腰眼、筋缩、阳陵泉。

痿 症

本病为由湿热伤及肺、胃，以及肝肾不足所生，上下肢痿废于足软弱无力，肌肉萎缩之症。

一、病因病机

1. 肺热：风热伤肺→热灼津液→筋脉失润。

2. 湿热：湿热蕴蒸阳明→宗筋缓弛。

3. 肝肾阴虚：病久过虚，或房室过度．肝肾经年亏损→筋失荣养。

二、辨证

1. 肺热：多发于热病之中，兼有咳嗽烦心，口渴小便赤，苔黄舌红，脉细数。

2. 湿热：兼有面黄神疲，小便混浊，两足发热，得冷稍舒，苔黄腻，脉濡。

3. 肝肾阴亏：兼有腰脊酸软，遗精早泄，头晕目眩，脉虚无力等证。

三、治疗

立法：疏通经络，濡养筋骨，兼以清热化湿补益肝肾，并治其本之法。

求经选穴：按经所云治痿独取阳明之法，乃因阳明为血多气多之经，又主宗筋之理，主取手足阳明经穴，对其肺热、湿热、肝肾不足，各按经取穴，以治其本。

穴位与穴解：

（1）上肢：肩髃。曲池、合谷、外关。

（2）下肢：环跳、风市、阳陵泉、足三里、解溪。

（3）清肺热：肺俞、尺泽、太渊。

（4）清热化湿：脾俞、阴陵泉，清除湿热，健脾，恢复肌肉痿软。

（5）补益肝肾：肝俞、肾俞，再取阳陵泉、悬钟，强健筋骨，治痿之本。

治法：

（1）肺热、湿热：单针不灸，主用泻法。

（2）肝肾不足：针用补法，并用灸治。

（3）一般是患侧取穴，病程已久，可先针健侧而后针患侧，亦可配合梅花针疗法。

小儿瘫痪

为风热时邪消灼津液，致使津脉失养所致上下肢肌肉萎废，影响运动之症，属痿症中的肺痿。

一、病因病机

风热时邪所盛→消灼津液→气血耗损→筋脉失于濡养→症见：瘫痪。

二、治疗

立法：通经活络，宣通气血，以濡养筋骨。

求经取穴：按经局部取穴。

穴位与穴解：

（1）上肢：肩髃（大肠）、肩髎（三焦）、曲池（大肠）、手三里（大肠）、合谷（大肠）、外关（三焦）。

（2）下肢：环跳（胆）、阳陵泉（胆）、足三里（胃）、解溪（胃）、太冲（肝）。

扭　伤

一、病因病机

剧烈活动、用力过度→扭伤筋肉→局部气血瘀滞→证见：关节、肌肉酸、胀、疼痛或肿，重则不能移动。

二、治疗

立法：舒筋活络

求经选穴：按经局部或异经邻近取穴，兼用上病取下，下病取上之法。

穴位：

（1）颈部：天柱、肩并、肩中俞、风池、后溪、列缺、合谷。

（2）关节、肌肉：参照痹症与半身不遂诸穴，阿是穴也可。

落　枕

一、病因病机

风寒袭于项背→气血凝滞→经络不畅→发为疼痛→证见：颈项一侧转动不得，局部作痛，牵及肩背。

二、治疗

立法：疏散风寒、疏经活络。

求经选穴：主取手足太阳、足少阳诸经所过之穴，兼用祛风散寒解表之穴。

穴位与穴解：

（1）天柱（膀胱）：为治本病要穴。

（2）肩井（胆）、肩中俞（小肠）、肩外俞（小肠）。

（3）风池（胆）：祛风散寒。

（4）大椎（督）：解表。

（5）阿是穴。

（6）悬钟（胆）：经验穴。

痹　症

本证为风寒湿（致行痹、痛痹、着痹）热（致生痹、热痹）之邪侵袭，着于肢体关节，经络阻滞，以痛为主症。

1. 风寒湿痹（慢性发作）

（1）风痹（行痹）：感受风寒→痛无定处，恶风。

（2）寒痹（痛痹）：涉水感寒→痛有定处，恶寒。

（3）湿痹（着痹）：坐卧湿地→痛有定处，肌肤麻木，阴雨加重。

以上三因所侵→邪留关节皮肤→经络受阻→气血不通→不通则痛。

2. 热痹（急性发作）

素体热盛→复受风寒湿邪→郁而化热→症见关节部位红、肿、热、痛。关节屈伸不利，或痛在肌肤，或痛在筋骨。

治疗

1. 风寒湿痹

立法：祛风散寒、化湿通络。

求经取穴：以患部取穴，循经远道取穴疏通经络，又据三痹病因不同，并用相应之穴。以祛风散寒化湿而治其本。

穴位与穴解：

对肌肤痹症，按中风症所载穴位，局部远道配合使用，只就关节痹症用穴分述如下：

（1）患部取穴

肩部：肩髃（大肠）、肩井（胆）、肩髎（三焦）、肩贞（小肠）、曲池（大肠）、合谷（大肠）、天宗（小肠）、肩外俞（小肠）

肘部：曲池（大肠）、尺泽（肺）、少海（心）、天井（三焦）、外关（三焦）、合谷（大肠）。

腕部：阳池（三焦）、阳谷（小肠）、阳溪（大肠）、腕骨（小肠）、外关（三焦）。

手指部：后溪（小肠）、三间（大肠）、内关（心包）、中诸（小肠）。

髋部：环跳（胆）、秩边（膀胱）、委中（膀胱）、风市（胆）。

膝部：犊鼻（胃）、梁丘（胃）、阳陵泉（胆）、膝阳关（胆）、阴陵泉（脾）。

踝部：解溪（胃）、商丘（脾）、丘墟（胆）、昆仑（膀胱）、大溪（肾）。

足趾：公孙（脾）、解溪（胃）、行间（肝）。

项部：大椎（督）、天柱（膀胱）、风池（胆）。

背部：各俞穴及身柱、命门、腰俞、腰阳关。

（2）祛风：风池、风府、大椎、身柱、外关、风市等，有祛风散寒之功。

（3）化湿：足三里、商丘、阴陵泉、三阴交、丰隆，健脾化湿治本穴。

（4）另有膈俞、血海是活血要穴，取其血行风自灭之理以治行痹。

（5）又痛痹久，阳气必虚则配关元、肾俞灸之，以收益火之源，振阳祛寒之功。

2. 热痹

立法：清热解表、通络止痛。

选经取穴：除局部及循经取穴按前穴之外，重用清热之穴。

穴位与穴解：

大椎、曲池，为清热解表之常用穴。

风、寒、湿痹与热痹治法的不同

	热痹	痛痹	着痹	行痹
针法—	泻	留针		泻
针探—	浅	深刺		浅
皮肤针	+	+	+	+
灸—	⊖	+	-	±
	只针不灸	少针多灸	针灸兼用	以针为主

腰　痛

本病为外因寒湿、外伤，内因肾虚所生腰部疼痛之证。

一、病因病机

1. 寒湿腰痛及风寒水湿→邪客经络→腰部气血失调→症见：腰重痛酸麻拘急（强痛），痛连脊臀，遇阴雨寒气，发作剧重。

2. 肾虚腰痛：房劳伤肾→精气损耗→虚不能荣外腑所致→症见：腰软无力，隐隐作痛，精神倦怠。

3. 外伤腰痛：腰部扭伤→症见：腰脊强痛，转侧痛甚。

二、治疗

立法：舒筋活络，为治腰痛的总则，以下对三因腰痛，各就其因，分而治之。

穴位与穴解：局部与远道取穴之法主取督脉与膀胱经穴。

1. 局部及远道取穴：肾俞（膀胱）、腰俞（督）、腰阳关（督）、委中（膀胱），肾俞，腰俞亦有补阴益肾之功。

2. 寒湿腰痛：宜祛风、散寒、化湿，故兼取阴陵泉（脾）、阳陵泉（胆）。以收此功。

3. 肾虚腰痛：并用命门（督）、志室（膀胱）、太溪（肾），以收补肾益精之功。

4. 扭伤腰痛：取阳陵泉（胆）、支沟（三焦）：以行气疏络，刺委中（膀胱）出血以收散瘀通络之功。

5. 如腰强痛，刺人中而立散，乃下病取上之法，有立效之功。

针灸用法：

1. 寒湿腰痛，针灸并用。

2. 肾虚腰痛，针要补，并用灸法。

3. 外伤腰痛，刺用泻法或点刺委中，以出血散瘀。

喉 痹

一、病因病机

1. 实证（实热证）

（1）平素嗜酒，或多食辛热→肺胃积热→郁热上壅。

（2）外因风热→邪热熏肺系。

以上两项→咽为胃之门，喉为肺之户→咽喉为胃肺热熏→发为咽喉疼痛或喉蛾。

2. 阴虚证

肾阴亏耗→虚热上炎→致发咽喉肿痛。

二、辨证

1. 实热证：发病急骤，咽喉红肿疼痛，咽食痛剧，兼有头痛发热、咳嗽、痰涩、呼吸不利。

2. 阳虚证：发病较缓，咽喉肿痛不剧，时痛时止，无热或低热，饮食无妨，咽肿较轻，入夜痛重，或兼有肾阴虚证。

三、治疗

1. 实热证

（1）立法：清热（消肿）止痛。

（2）选经：肺胃、肺二经之证，主取手太阴及手足阳明经穴．针用泻法。

（3）穴位与穴解：

少商（肺井）：点刺出血,泄肺中之热,为治咽喉肿痛之穴。

尺泽（肺）：清肺实热。

鱼际（肺）：清肺热而止痛。

合谷（大肠）、内庭（胃）、陷谷（胃）：清阳明郁热。

扶突（少阳、三焦）：局部取穴，以利咽喉。

关冲（三焦）：点刺出血，以清上中二焦（肺、胃）之热，肺胃同治消肿定痛。

2. 阴虚证

（1）立法：滋阴降火

（2）选经：证属肾阴虚损，主取足少阴经穴，兼取肺经之穴。以清肺热，利咽喉。

（3）穴解：

太溪（肾原）、照海（肾），二穴肾经循喉咙，针用补法，滋肾阴以降虚火。

鱼际（肺）：针用泻法，清肺热以利咽喉。

列缺（肺）：头项寻列缺，以清上焦虚火。

照海、列缺：八脉交会穴，导虚火下行，通利咽喉。

感　冒

一、病因病机

1. 风寒

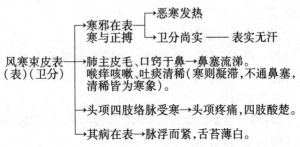

2. 风热

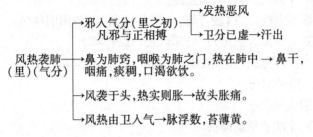

二、治疗

1. 风寒

立法：疏风散寒解表

选经：

（1）肺合皮毛，寒邪束表，故主取肺经络穴（列缺），宣肺止咳，并取其表里有关阳明经穴（合谷，曲池）祛邪解表。

（2）太阳主一身之表，故取风门散风解表，以治发热，恶寒、头痛肢楚。

（3）阳维主阳主表，故取足少阳阳维穴风池，以疏风解表。

穴解：

列缺：大阴络脉。合谷、曲池：阳明原穴合穴。风门：足太阳。风池：足少阳。

2. 风热

立法：宣散风热，清肃肺气。

选经：

（1）风热袭肺主取肺经，及其表里阳明之经，以清肺散风热，镇咳止咽痛。

（2）取督脉为诸阳之会（海），大椎穴，为退热要穴，用以散阳邪而解热。

（3）少阳经穴，外关通于阳维，用疏表阳之邪泄风解热。

穴解：

大椎（督）：退热。

合谷、曲池（阳明）；泄热清肺。

鱼际（肺）：清肺散风热，镇咳止咽痛。

外关（三焦）：络穴，散表邪，散风解热。

头　痛

本病为外因风寒或内因肝旺以及气（胃气）、血（心血）、精（肾阳）虚，致使头中风火所扰（实证），或脑空虚而生头痛之症。治应以固定位（脏），按虚实补泻。

一、病因病机

手足三阳皆会于头，不论外感内伤，皆致气血不和→经络阻滞→头痛。

1. 外感头痛：（见感冒）而经久不愈→发为头风。

2. 内伤头痛：

（1）实证（头痛如裂）：锥刺，兼有眩晕烦躁，口苦咽干，胁痛等症。

① 风邪头痛（风邪袭络）（头风）：风邪外袭→疏散失职→气血不和→经络受阻留瘀→不通则痛→证见：时发时止，痛无定所，如锥刺。兼有眩晕烦躁。

② 肝火头痛（肝阳上亢，肝火上炎）：肝性条达，郁则气结，如怒动肝火→肝胆风阳上扰→发为头痛。证见：头痛在两侧及头顶，兼有心烦易怒，口苦咽干，胁肋烦满且痛，苔腻脉弦或数。

（2）虚证

① 气虚头痛（胃气不足）：平素脾胃虚弱→胃阳不升→清阳不发→头脑空虚→发为头痛。证见：倦怠气短、不思饮食、肌肉消瘦，痛在前额，眉棱骨处，时作时止，脉细无力。

② 血虚头痛（心血不足）：心血不足→虚火上炎→发为头痛。证见：心悸怔忡，恶心呕吐、眩晕、脉细无力，痛多在眉棱骨处，舌淡苔白。

③ 肾虚头痛（肾阴不足，髓海空虚）：平素肾虚
$\left\{\begin{array}{l}\text{水不制火}\rightarrow\text{肾阳上犯}\\\text{髓海失养}\rightarrow\text{脑髓空虚}\end{array}\right\}$ 发为头痛。

证见：腰酸腿软、耳鸣等外，痛在后头头顶，午后痛甚。

二、治疗

1. 外风头痛

立法：祛风清头，疏经活络。

选经：风无定处，痛处各异，按痛处所在求经，按经取穴。

穴位与穴解：按局部与远道取穴，上病下取之法，参用祛风逐邪之穴。

（1）前头痛（眉棱骨痛，为阳明经与督脉所过之处）：头维（胃）、印堂（奇）、上星（督）、攒竹（膀胱）、合谷（大肠、面口合谷收）、列缺（头项寻列缺）。

（2）偏头痛（为少阳经所过之处）：太阳（奇）、率谷（胆）、外关（三焦）、侠溪（胆）、行间（肝）、列缺、合谷。

（3）后头痛（为足太阳或足少阳经所过处）：天柱（膀胱），风池（胆）、申脉（膀胱）、昆仑（膀胱）、后溪（小肠）、列缺、合谷。

（4）头顶痛（为督脉、膀胱经所过之处）：百会（督脉，泻诸阳以清头风）、昆仑（膀胱）、行间（肝脉上巅）。

（5）风池：有祛风祛邪之功，为治本之法。

2. 肝风头痛

立法：平肝熄风。

选经：病由肝生，痛在两侧，故应取肝胆之经。

穴位与穴解：除取前记偏头痛穴（治标）外，并取肝俞（由肝气所之所平泻肝火）、风池（由表以逐肝风熄火之法）以治其本。

3. 气虚头痛

立法：补中益气，兼疏经定痛。

选经：痛在前额眉棱骨处，为阳明经所行，且胃为水谷之海脉气所生之处，故应取阳明经。

穴位与穴解：主取阳明经有关穴位，调和胃气，兼取生发元气之穴，以收益气之功（皆为治本之法）。此外并按局部取穴治空虚之痛（为治标之法）。

（1）调和胃气：中脘、足三里。

（2）生发元气：气海（为诸气之海，气之所聚，以收生发元气之意）。

（3）局部取穴：见前述前头痛穴。

4. 血虚头痛

立法：滋脾养血

选经：脾统血，故取脾经之穴。

穴位与穴解：按经取穴，兼取具有滋阴养血之穴。

脾俞（膀胱）、三阴交（脾）、地机（脾）、血海（脾）、神门（心）、内关（心包）。

［注］由于血为气之母，气为血之帅，阴阳互根，故一般气血双亏，治用气血兼顾之则。

5. 肾俞头痛

立法：滋补肾阴。

选经：主取肾经。

穴位与穴解：按经取穴，以治其本之外，并用局部取穴之法以治其标（头痛）。

（1）按经取穴：肾俞（为肾气所散，补益肾水，以健脑髓）、太溪（肾）、三阴交（三阴经之交会）。

（2）局部取穴：见前述按痛部取穴之法。

针灸法：虚则补之，实则泻之，不虚不实平补平泻。

眩 晕

一、病因病机

1. 肝火眩晕（肝阳上亢），肾水不足→水不涵木→肝阳上扰清窍。

2. 虚损眩晕，（气血不足），心脾亏损→气血不足→髓海空虚→清窍失职。

3. 痰阻眩晕，（痰湿中阻），脾胃虚弱→运化失职→中阻生痰→上蒙清窍。

二、辨证

主证：头晕旋转，眼目昏黑，欲吐，起立欲倒。

1. 肝阳上亢：兼见面赤，耳鸣，头痛，易怒，舌质红，脉弦数。

2. 气血双亏，兼见神志颓靡，四肢无力，心悸失眠，脉细无力。

3. 痰湿内阻，兼见胃纳不佳，呕恶痰多，胸脘满闷，苔腻脉滑。

三、治疗

1. 肝阳上亢

立法：滋阴潜阳，益水平肝。

选经：取肝肾两经，以泻肝补肾为法。

穴位与穴解：

（1）肾俞（膀胱）、太溪（肾）、三阴交（脾），以滋补肾水。

（2）肝俞（膀胱）、行间（肝）、风池（胆）、侠溪（胆）、太冲（肝），平熄肝阳。

针法：泻肝补肾。

2. 气血双亏

立法汽血双补，但健脾培元，益气养血即可。

选经：主取脾胃之经，并用益气之法。

穴位与穴解：

（1）足三里（胃）、三阴交（脾）、脾俞（膀胱），加强气血生化之源，益气而养血。

（2）关元（任），三焦元气所发之处。气海（任）为气之聚，有生发元气之效。

针灸法：针灸兼用，针刺用补。

3. 痰湿内阻

立法：运（健）脾化痰。

选经：主取胃经，以治其本，兼取他经之穴以治其标。

穴位与穴解：

（1）补：脾俞（膀胱）、中脘（任）、足三里（胃），以治其本。

（2）泻：丰隆（胃，化痰）、头维（胃，头晕）、内关（心包，和胃止呕），以治其标。

针法：补脾泻痰之法

【附】头晕用印堂、太阳，上星也可用治此。

目赤肿痛兼夜盲昏花

一、病因病机

1. 目赤肿痛：（实证）（肝胆火旺之症）。

①外感风热→郁而不散→上扰
②肝胆火旺→肝主目→循经上扰
}→于目证见：目红肿痛，怕光，眼涩难开，生云流泪。

2. 昏花：（虚证）（肝肾亏虚之证）

精血久耗→肝肾两亏→证：眼目昏花，不红不肿，但目光散乱，视物不清或夜盲。

二、治疗

1. 目赤肿痛（实证）

立法：疏风散热，清泄肝胆。

求经取穴：由风热所盛者主取疏风散热局部之穴。由肝胆为因者，主取肝胆之经。

穴位与穴解：

（1）睛明（膀胱）、合谷（大肠）、风池（胆），疏风散热。

（2）上星、太阳，点刺出血，更增泻热之功。

（3）大冲（肝），光明（胆），侠溪（胆），行间（肝），清泄肝胆之火。

【附】经竹空（三焦），攒竹（膀胱），亦可用以清热上痛。

2. 目视昏花（虚证）

立法：补益肝肾，兼用局部穴疏经活络。

求经选穴：主取肝肾经之穴。

穴位与穴解：

（1）肝俞、肾俞：调补肝肾之阴以明目，并取行间、大冲、太溪、光明以助其功。

（2）丝竹空（三焦）：局部穴。

（3）养老（小肠）：为治本病经验要穴。

针法：针用补法。

耳鸣、耳聋

一、病因病机

1. 实证（肝火耳鸣、耳聋）

暴怒→肝胆之气（风火）上过→少阳经气闭阻→蒙闭耳窍→证见：耳鸣、鸣声不止，按之不止，或耳中觉胀，或骤然耳聋。兼见面赤口干，烦躁易怒，口苦目痛，脉弦。

2. 虚证（肾虚耳鸣耳聋）

肾气虚弱→肝肾阴亏→精气不能上达于目→耳窍空虚→证见：鸣聋时作时止，按之声减兼有头昏，腰痛、遗精、带下、脉虚细等。

二、治疗

立法：启闭开窍（疏开气闭之窍）治标，按病脏腑以治其本。

求经取穴：主取耳区诸穴，以开气闭，并补肝肾之经以治其本。

穴位与穴解（局部）：

（1）翳风（三焦）、耳门（三焦）、听会（胆）、听宫（小肠）为诸经所过于耳之穴，为本病常用之穴。

（2）实证：侠溪（胆）、太冲（肝）、足临泣（胆）以降肝胆之气。

（3）虚证：肾俞、命门、太溪以补肾气。

（4）三阴交、行间，并用，以益肝肾之阴而消虚火。

针灸：局部穴平补平泻，泻肝补肾之法。

鼻 渊

一、病因病机

1. 外感风寒袭肺→蕴而化热→肺气失宣→肺开窍于鼻。故邪客于上之清道→壅于鼻窍，→证见：鼻流腥涕，鼻闭不通，不闻香臭，兼有面额隐痛，时有咳嗽，脉数舌红，苔薄而腻。

2. 胆经湿热，蒸于脑部所致。

二、治疗

立法：清肺散热，疏经行气。

求经选穴：主取大阴与少阳之经。

穴位与穴解：

（1）合谷（大肠）、迎香（大肠）、上星（督）、印堂（奇），为治鼻常用穴。（局部）迎香为大肠经所过，且肺与大肠互为表里。故合谷、迎香，亦有疏调平阳明经气，以清肺泄热之功。

印堂虽为奇穴，但仍在督脉随经过鼻部，故亦能有宣鼻窍闭与清热之功。

（2）头临泣（胆），悬钟（胆）：清胆热治鼻渊。

（3）上星：治前额痛，与印堂有同功。

鼻 衄

一、病因病机

1. 内热郁壅，火热上扰：风热蕴肺→肺气通鼻→上迫鼻窍

2. 致使血热妄行→血衄：胃有火邪→阳明脉过寸→上迫鼻窍

二、治疗

立法：泻热止血。

求经选穴：主取肺与大肠之经。

穴位与穴解：

（1）合谷、迎香、列缺：迎香是大肠经所过的局部穴，治鼻病常用穴。

（2）上星、印堂：也是邻近鼻部治鼻常用穴。

（3）少商（肺）：热盛时取之以解热。

（4）三阴交（脾）、太溪（肾）：有养阴清热、防止鼻衄之效。

牙　痛

一、病因病机

1. 风热牙痛：过食辛辣酒饮→肠胃郁热，郁热化火→循胃及大肠经脉。复受风袭（牙为二经所过）上扰牙齿。证见：发热，口渴喜冷饮，舌红苔黄，脉数。

2. 肾虚牙痛：肾阴不足→虚火上炎→肾主骨，主牙→从而火潜于牙→证见：无热、不渴、不肿、时痛时止。

二、治疗

1. 风热牙痛

立法：泄热止痛。

选经取穴：主取胃与大肠经穴。

穴位与穴解：

（1）下关、颊车：为胃经所过局部之穴，有止痛之功，上牙取下关，下牙取颊车为佳。

（2）合谷、曲池：交叉取穴，祛风散热。

（3）内庭：泻火止痛。

针法：泻法或平补平泻。

【附】太阳为治牙经验穴。

2. 肾虚牙痛

立法：滋阴降火

求经选穴：主配肾经之穴。

穴位与穴解：

（1）太溪：滋阴而降虚火。

（2）颊车、合谷、下关、太阳：为治牙验穴。

针法：平补平泻。

月经不调

1. 先期经至→血热气实→证见：色深赤紫、有块，兼有烦热，口干喜饮冷水，脉数，舌赤苔黄。

2. 经迟（月经错后）（血寒为因）

寒邪留于宫内→血涩气虚，运行无力，加以湿浊交混→证见：经血迟至，色淡且晦，形寒喜暖，脉迟舌淡。

3. 经乱（超前错后不定）（肝脾肾病因错乱，气血虚损失调）。

生育过多（伤血伤肾），房劳过度（伤肾），失血（伤血），脾胃虚弱（气血不足，统血失职）怒气伤肝，（藏血失职）→肝肾脾三脏病因交错→冲任气血失调→证见：经期不准，经量或多或少，色紫或淡不定，体弱面黄，脉细涩，舌淡。

治疗

立法：理气和血，通调冲任，经期自复。

求经选穴：任脉以及与气血有关的脾、肝、肾经之穴。

穴位与穴解：

（1）气海（任）：任脉主胞胎（任脉气旺则月事调和），气海为任脉之经，可调全身之气，气为血帅，气定则能统血，而经自调。

（2）三阴交（脾）：脾胃为生血之本，脾气充则血有所统。

（3）血热经早：泻太冲（肝）以清肝热，补太溪（肾）以益肾水而调经，二穴合用，乃滋肾阴以潜肝火，水能涵木则肝血得藏，经血自有定时，而不妄行。

（4）血寒经迟：天枢（阳明）、归来（阳明）、阳明为多气多血经，灸之自可发挥温补气血之功。血海（脾），既能统血又能治血，则经自不涩滞而易行。

（5）经乱：因经期先后以脾、肾、肝三阴气血虚损错杂为因，故加用肾俞、交信，从先天以培本固元。配用脾俞、足三里从后天以培中焦而滋气血气化之源。

加减：

（1）心烦：泻雄，以清心热。

（2）易怒：泻行间，以平肝火。

（3）子宫：中极旁开三寸，（奇）可治月经不调，阴挺。

（4）腰眼：（4—5腰椎棘突两旁凹陷下大肠俞内），治月经不调、腰痛。

崩　漏

大量出血不止——血崩。下血淋漓不断——漏下。

一、病因病机

1. 思虑伤脾→统血失职 ⎫
2. 怒气伤肝→藏血失职 ⎬ 血运妄行。
3. 寒热邪气→内伤胞宫→冲任失调。

二、证候

一般头晕目眩，面色苍白，神倦畏冷，腰酸肢软乏力，但有寒热，以及瘀血之分。

1. 热证：色赤、秽气、脉数、苔黄。
2. 虚寒：色暗淡、少腹冷、脉沉迟。
3. 瘀血：色紫黑、腹痛拒按、或有癥瘕。

三、治疗

立法：调理冲任，清热化瘀，兼止血除邪。

求经选穴：主取任脉,肝脾二经,兼取清热,摄血、化瘀诸穴。

穴位与穴解：

（1）关元：调整冲任（关元为足三阴与冲任之会）之气，加强固摄，约血运妄行。

（2）三阴交：为足三阴之会，发挥补脾统血作用。

（3）隐白(脾井)、大敦(肝井)：有止漏之功,用灸为宜。

（4）肝俞、脾俞、肾俞：补益三俞治本之法。

以上为主穴。

（5）热证：行间、地机、然谷。清肝脾之热。

（6）虚寒：命门、百会，灸以调督阳而增冲任摄血之功。气海（任）、中极（任），固气以调冲任。

（6）瘀血：太冲、三阴交、血海：疏肝理气调血化瘀。

针灸：热证，瘀血宜泻，虚寒宜补并用灸。

经　闭

一、病因病机

1. 血枯经闭（虚证）

久病体弱，肝脾肾三经亏损

生育过多→大量失血 } 血源枯少。

证见：无经可下→经闭后延量少或无，兼有面黄肌瘦，皮干神靡、食少、便溏、苔白，脉细、涩。

2. 血滞经闭（实证）

经期受寒→邪客胞宫

经时情志郁抑→气机不畅 } 瘀血凝结→经脉阻滞→证见：月经忽停，量少、小腹痛且拒按，或有痞块，脉沉涩。

二、治疗

1. 血枯经闭（虚证）

立法：调肝健脾益肾

求经选穴：主取肝、脾、肾三经之穴。

取穴与穴解

（1）肝俞、脾俞、肾俞：调肝健脾益肾。为由先后天治本之法。

（2）石门（任，三焦募）、天枢（胃，大肠募），二穴都能调理气血以治经闭。

（3）足三里（胃）、三阴交（脾），为本经取穴，理脾胃以培气血生化之源。

针法：针补加灸。

2. 血滞经闭（实证）

立法：行血化瘀，疏血通滞。

求经取穴：主取任脉，肝脾经穴。

穴位、穴解：

（1）中极（任）：任脉与肝经、冲脉交会之处，理冲任以疏胞宫之血而行滞。

（2）归来（胃），次髎（膀胱）：为局部之穴，有疏通胞宫血流之功。

（3）三阴交（脾），血海（脾），行间（肝），调理肝脾之气，以奏行血化瘀之功。

（4）合谷（大肠）与三阴交并用，可使气血下行，通达经络。

针灸：针用泻法，并用灸治以行血化瘀。

痛　经

一、病因病机

1. 实证

行经冷饮受寒→血寒凝滞　　　
行经七情郁结→气滞不宣　　　}血瘀胞中→经血不通→不通则痛

→证见：行经不畅，行经或经前腹痛，拒按，经来痛稍减，色紫有块，脉沉濇为血瘀、脉弦为气瘀。

2. 虚证

平素体质虚弱，气血不足→血海渐虚→胞脉失养→证见：经后腹痛、隐痛不休、喜按、经少、色淡、头眩、心悸、脉细舌淡。

二、治疗

1. 实证

立法：活血通经（止痛）。

求经选穴：主取任脉脾经，兼用止痛穴。

穴位与穴解：

（1）中极：调冲任之气以行瘀。

（2）血海（脾）、地机（脾）、三阴交（脾）、行间（肝）：调肝脾之气以活血行瘀。

（3）合谷（大肠）、次髎（膀胱）：止痛要穴。

（4）大巨（胃）：能行瘀定痛。

针灸：针用泻法，对寒者酌用灸法。

2. 虚证

立法：补气养血，温调冲任。

求经选穴：主取任脉脾胃肾经益气养血穴。

穴位与穴解：

（1）关元：补下元理冲任。

（2）脾俞（膀胱）、足三里（胃）、归来、三阴交（脾）：补脾胃而益气血。

（3）命门（督）、肾俞（膀胱）、大赫（肾）：益肾以壮真阳。

（4）太冲（肝）：疏肝理气。

针灸：虚则补之，灸法为宜。

滞　产

一、病因病机

初产精神紧张或胞浆早破，下血过多，或因体弱气血不足→证见：胎儿不出，产后精神疲倦，脉沉细，甚或错乱。

二、治疗

立法：补气调血，引胎下行。

求经选穴：主取手阳明、足太阴、太阳三经穴。

穴位与穴解：

(1) 合谷（大肠，原）属气（用补）
(2) 三阴交（脾）属血（用泻）　｝补气调血以降胎体。
(3) 至阴（膀胱井）
(4) 独阴（奇，第二趾节下）　｝为催产验穴，灸之引胎下行。

胞衣不下

一、病因病机

1. 初产疲劳，或因产时感受风寒→气血凝滞→虚寒胞衣不下→证见：少腹隐痛，恶露减少，色淡，身无力，神靡不振，脉细。

2. 血入胞中→胞衣胀大→血瘀胞衣不下→证见：少腹刺痛，恶露不多，体胀、脉涩。

二、治疗

1. 血瘀胞衣不下：

立法：益气行血，以降胞衣。

求经选穴：经验取穴。

穴位与穴解：

(1) 肩井（胆）：有降堕之功。

(2) 昆仑（膀胱）：化气行血，以降胞衣。

(3) 独阴（奇）：结合合谷、三阴交，为胞衣不下与难产之验穴。

针用泻法。

2. 虚寒胞衣不下：

立法：大行冲任之气，缩胞降衣。

求经选穴：经验取穴。

穴位与穴解：

（1）上穴。

（2）关元、气海：行冲任之气以收缩胞宫之功。

针用补法

子　痫

一、病因病机

孕期感受风邪→血虚生热→热极生风→重则火扰清窍→证见：妊娠后期或分娩时全身搐搦，角弓反张，重者牙关紧闭，人事不省，时发时止。

二、治疗

立法：发作时开窍醒脑，平时清热熄风，兼以清心安神。

求经选穴：主取开窍诸穴，兼取心肝经穴。

穴位与穴解：

（1）百会、印堂，人中等开窍醒脑。

（2）行间：平肝降逆。

（3）内关：清心安神止痉。

针灸：只针不灸，针用泻法或平补平泻。

产后腹痛

一、病因病机

1. 失血过多→风寒侵入产门→证见：腹痛（虚证）喜按，

得温则减，四肢清冷，面白脉沉迟。

2. 恶露停滞或食伤积滞→证见：腹痛（实证）拒按，触之有块，有时发烧，嗳腐吐酸，舌黄，脉弦数。

二、治疗

1. 虚证

立法：补气血以散寒。

求经选穴：主取任脉脾胃经穴，以补气血。

穴位与穴解：

（1）关元、气海：调理冲任而益气。

（2）中脘、足三里：和中，调补气血。

（3）肾俞：补先天真气，以补元气。

针灸：补灸兼施。

2. 实证

立法：化瘀导滞

求经选穴：主取任脉胃经之穴。

穴位与穴解：

（1）关元、气海、三阴交：行气消瘀。

（2）天枢、归来、足三里：降气消导，调理胃肠。

针法：泻而不灸。

妊娠恶阻

一、病因病机

平素胃气虚弱→痰饮内停→加以胎气上逆犯胃→证见：恶心、呕吐。如胃有湿热则兼见心胸烦满、目眩头晕诸证。

二、治疗

立法：调中健脾，化痰止呕，或兼清胃热。

求经选穴：主取脾胃经穴。

穴位与穴解：

（1）上脘、中脘：健脾和中，上脘可解烦闷。

（2）足三里：健脾和中，兼降胃气。

（3）内关：宽胸、安胎、止呕，清除胃热。

（4）阴陵泉（脾）、丰隆（胃）：和胃祛湿化痰。

（5）太冲：疏肝降逆气。

针灸：健脾止呕用补，化痰清热用泻。

带　下

一、病因病机

饮食劳倦→损伤脾胃→运化失职→津湿存留→冲任失调，带脉失职→固摄失约→混浊下注→带下→湿热的证见：带下，黏腻色黄，或淡红并有秽臭→黄带。寒湿的证见：久病带下，色白稀薄，腥而不秽→白带。

一般均有腰酸腿软，肢体倦怠请证。

二、治疗

立法：健脾化湿，凋和冲任。

求经选穴：主取任、带、脾之穴。

穴位与穴解：

（1）关元、气海：补益下元之气，调冲任。

（2）带脉：带脉胆经交会穴，固摄带脉。

（3）三阴交：健脾清热祛湿。

（4）次髎，白环俞、曲骨：邻近胞宫，止带。

（5）湿热：行间泻肝热。阴陵泉利湿热。

（6）寒湿：灸关元、足三里；固下元、安胎。

针灸：健脾安胎止带，针法用补。兼用艾灸。清热化湿用泻，平补平泻为宜。

子宫脱垂（阴挺）

一、病因病机

1. 平素体虚，中气不足

2. 产后气血未复，强劳太过，气虚下陷。}冲任不摄→证见：子宫脱垂（但会阴不易破裂）。

二、治疗

立法：升阳举气，并调冲任，固摄脱宫。

求经选穴：主取任督、带，兼用三阴经穴。

穴位与穴解：

（1）百会：诸阳之会，取百会升举陷阳。

（2）气海：益气固脱。

（3）关元、中极、带脉：调补冲任，充实胞宫之气。

（4）中脘、足三里：健脾益胃，以提中气。

（5）太冲、照海、大赫：肝肾两经、均循少腹联系冲任胞宫，借调肝肾、益胞宫。

【附】凡此诸法，亦可供安胎之用。

乳 汁 少

一、病因病机

1. 虚证：乳房属胃经，为胃经所过，素体虚，胃气不足→乳汁不行。

平素气血虚弱

产后失血过多 } 不能生化乳汁

2. 实证：乳头属肝，情志不畅→肝气抑郁→经过壅滞→乳汁不行。

二、辨证

1. 虚证：乳房不胀，乳汁不足或全无，或兼有脾胃虚弱，气血不足之证。如心悸神疲，食纳不振，面白、气短，溏泄，唇爪无华，脉细，舌淡等证，乳汁清稀。

2. 实证：乳房胀痛，胸闷用办痛，便秘，精神不畅，小便短赤，甚或发热等症。

三、治疗

不论虚实：乳根、膻中、少泽三穴合奏有催乳之功。

1. 虚证

立法：补益气血，针用补法，亦可施灸。

选经：亦取肝胃二经之穴。

穴位与穴解：

（1）肝俞：失血过多者用以补血。

（2）脾俞、足三里：健脾补中。

（3）乳根、膻中：通络行气。

（4）少泽：通乳经验穴。

2. **实证**

立法：调气化郁通乳，针用泻法，亦施灸。

选经：乳房属胃，乳头属肝，故取肝胃经之穴。

穴位与穴解：

（1）乳根：局部取穴，宣通胃络行气通乳。

（2）少泽：为通乳之经验穴。

遗 尿

一、病因病机

肾气（阳）不足
三焦气化失常 ｝下元下能固摄→膀胱失约→以致遗尿。

二、治疗

立法：补肾固气，振奋膀胱。

选取经穴：主取膀胱，三焦经有关之穴，兼选补元益肾之穴。

穴位与穴解：

（1）肾俞、膀胱俞，调整脏腑功能。

（2）关元：为元气之根，三焦元气所出之处，有补气之功。

（3）中脘：与膀胱俞相配为俞募配穴可振奋膀胱之气。

（4）三焦俞：促进气化，调气固摄。

（5）三阴交：足三阴经之会，补元益肾。

（6）大敦：肝经环阴器，艾灸温通经气。

（7）神门：安心定神，以消梦中遗尿。

针灸：虚证宜外。

尿 闭

一、病因病机

1. 肾气不足：

三焦气化不足

肾气受损→精血亏耗→命门火衰 } 膀胱气化失常→证见：淋沥不爽，排尿无力，面白神怯，腰酸腿软，舌质淡嫩，脉沉细而尺弱。

2. 湿热下注：

中焦湿热不化→移注膀胱→膀胱气机阻滞→证见：尿少赤热，甚则闭而不通，小腹作胀。口渴，舌淡苔黄，脉数。

3. 外伤：

跌仆、手术→膀胱气机受损→证见：尿不利，小腹胀满、外伤手术史。

二、治疗

1. 肾气不足

立法：培补肾气，调理三焦。

选经取穴：主取肾、膀胱、三焦经穴。

穴位与穴解：

（1）膀胱俞，中极：俞募配合，培补肾气，疏通下焦之气，以利小便。

（2）肾俞、阴谷：振奋肾气。

（3）三焦俞、委阳：调三焦气机，以利小便。

（4）气海：温补下焦。

（5）关元：补气益气。

针灸：虚证用补及灸法。

2. 湿热下注

立法：运脾利湿，疏调小元。

选经取穴：主取太阴脾经。

穴位，穴解

（1）三阴交、阴陵泉：疏通经气，健脾利水，分利湿热。

（2）膀胱俞、中极：俞募配穴，疏通下焦。

针灸：湿热宜泻。

3. 外伤

立法：疏调膀胱气机。

选经取穴：主取通调下焦之穴。

（1）中极：膀胱募，通调下焦膀胱气机。

（2）三阴穴：通下焦，利小便。

针灸：虚则补之。

遗　精

一、病因病机

1. 梦遗：肾阴亏损，相火内炽，心火妄动。

劳神过度，心血亏耗，恣情纵欲→肾阴亏损→心火不得下通

于肾，肾水不能上济于心→心肾不交 $\begin{cases} 心火妄动 \\ 水亏→相火内炽→ \\ 扰动精室（心）→ \\ 梦中遗精。 \end{cases}$

证见：梦中所感，精液自遗，兼有头昏耳鸣，腰痠腿软，精神不振，脉虚数。

2. 滑精：肾阳虚损，精关不固。

房室过度→肾气虚弱→精关不固→证见：精液自溢，不分昼夜，腰酸腿软，神靡头眩，心悸阳痿，记忆减退，脉沉濇。

二、治疗

1. 梦遗
立法：清心益肾
选经取穴：主取心肾之经穴。
穴位与穴解
（1）心俞、巨闭、神门、内关：安神清心降火。
（2）志室、太溪、三阴交：固肾治本。
针法：补泻兼施，交通心肾用平补平泻。
2. 滑精
立法：补肾固精，益气壮阳。
选经取穴：主取肾经，并取益气壮阳之穴。
穴位与穴解：
（1）肾俞、大赫、三阴交、太溪：补肾同精。
（2）关元、气海、中极：补益下元（壮阳）。
（3）足三里：补后天之本。
针灸：针用补法，并用灸治。

阳　痿

一、病因病机

早婚纵欲→肾阳亏损→命门火衰 ⎫
恐惧→心肾两伤　　　　　　　 ⎬ 阳痿
　　　　　　　　　　　　　　 ⎭

证见：阴弱不起，头眩，腰酸神靡不振，尿频，心悸，夜不安眠，脉沉细。

二、治疗

立法：补肾壮阳，兼以宁心安神。

求经选穴：主取肾心之经，兼用壮元之穴。

穴位与穴解：

（1）关元、肾俞、命门、三阴交、然谷：大补元气，益肾壮阳。

（2）心俞：补养心气、神门：宁心安神。

针灸：针用补法，并用灸治。

胃脘痛

一、病因病机

1. 肝气犯胃：

忧怒气郁→肝失条达→横逆犯胃→气机阻塞→证见：胃脘突然疼痛连胁，嗳气频频，呕逆吐酸，苔白，脉迟弦。

2. 脾胃虚寒：

中阳素弱→寒从内生→每当饮食不节，触犯寒邪→证见：胃脘隐痛，呕吐清水，喜暖喜按，得热则安，苔薄白，脉沉细。

3. 饮食积滞：

暴饮暴食，黏腻生冷，或胃虚受寒→饮食积滞→证见：胃脘胀痛，拒按嗳腐，纳食则痛甚，苔厚腻，脉沉实。

二、治疗

1. 肝气犯胃

立法：疏肝理气。

求经选穴：肝脾阳明之经。

穴位与穴解：

（1）中脘、足三里：疏通胃气，以升清阳，和胃之痛。

（2）期门、太冲、阳陵泉：疏肝理气，胃得和而痛自止。

（3）内关：开胸脘之郁结而定痛止呕。

（4）内庭、间使：行气止痛。

针用泻法或平补平泻。

2. 脾胃虚寒

立法：健脾和胃。

求经选穴：主取脾胃经穴。

穴位与穴解：

（1）胃俞与中脘，脾俞与章门：乃俞募并用，以健脾和胃，振脾胃之阳。

（2）气海：益中焦之气。

（3）公孙：健脾和胃，祛寒定痛。

针灸并用，温补兼施，平补平泻为宜。

3. 饮食积滞：

立法：健脾和胃，消食定痛。

求经取穴：主取脾胃之经，兼开胸止呕。

穴位与穴解：

（1）中脘、足三里：健脾和胃。

（2）章门、内庭：消食除胀。

（3）内关：宽胸止呕。

针灸：平补平泻或泻法。

呕　吐

一、病因病机

1. 寒呕

寒客胃脘，气逆而上→证见：呕吐清水，喜热，口不渴，四肢冷，脉沉细。

2. 热吐

暑热客胃脘→证见：吐物热臭酸苦，喜冷饮，口渴，脉滑数，苔黄。

3. 肝气犯胃（肝气横逆）：

怒伤肝气→肝气犯胃→证：食入即吐，胸闷腹痛，脉弦。

4. 停食停饮

暴饮暴食→胃气阻遏→证见：胃脘胀痛，饮食无味，大便不畅，气滞呃逆。

5. 脾胃虚弱

脾虚胃弱，运化无力，中气不足，水谷不消→上逆为呕→证见：呕吐时作，食谷不香，纳少便溏，神疲肢软，脉象无力。

二、治疗

立法：通降胃气为主，兼以随症取穴之法。

求经选穴：主取阳明经穴，并随症加减。

穴位、穴解：

（1）中脘、胃俞：俞募相配，加用足三里，通降胃气而止呕。

（2）内关（心包）：有宽胸止呕之效。

（3）公孙（脾）：健脾止痛。 ⎫二者并用为八脉交会

配法，治胸、心、胃疾患。

以上为主穴。

1. 胃寒吐

立法：温中散寒止呕。

穴位：脾俞、章门为俞募配穴，有温中散寒之功。灸胃俞、中脘亦可温中。

2. 热吐

立法：清热降逆。

穴位：曲池、曲泽、委中：（后二穴点刺放血清热）。

3. 肝气横逆

立法：平肝降逆。

穴位：阳陵泉、大冲，泻肝胆之气以平逆止呕。

4. 食积停饮呕吐

立法：消导化食。

穴位：下脘：可导气下行而化宿食。

5. 脾胃虚弱呕吐（中虚呕吐）

立法：调补脾气，消导化食。

穴位：章门、脾俞，俞募配穴，中气得复，运化恢复，升降正常不吐。

针灸：虚补，实泻，虚寒加灸。

腹　痛

一、病因病机

腹痛原因多，分见妇科、痢疾、泄泻，各节述之，此处只就脾胃之病痛而论。

1. 寒邪腹痛：

饮食生冷→寒自内生 ⎫
腹脐受寒→寒盛收引 ⎬ 腹痛→证见：痛势急，喜温，便溏，苔白，脉沉紧。

2. 脾阳不振：

脾阳素虚→运化无能，略受风寒或饱饥劳累→即感腹痛→证见：腹痛绵绵，时作时止，喜按便溏，神疲怯寒，泄后痛减，苔腻脉滑。

3. 饮食积滞：

脾运失职，肠失传导，升降不分→清浊相干，气机阻滞→痛生。证见：脘腹胀满，痛处拒按，恶食，嗳腐吞酸，或痛而泻，泄后痛减，苔腻，脉滑。

二、治疗

1. 寒邪腹痛：

立法：温中散寒。

求经选穴：主用脾胃经穴。

穴位与穴解：

（1）中脘、天枢：可温中焦散寒邪，加用足三里能温通脾胃，升清降逆，和胃导滞止痛。

（2）公孙：健运止痛。

（3）灸神阙、关元：以温下元则痛自止。

针灸：补泻兼施。

2. 脾阳不振（参照前记胃脘痛之脾胃虚寒）：

立法：健脾振阳。

求经选穴：主取脾胃之经。

穴位与穴解：

（1）胃俞与中脘、脾俞与章门，俞募并用，健脾和胃以振脾阳。

（2）气海：补中益气。

（3）足三里：健脾和胃止痛。

针灸兼用，温补最宜。

3. 饮食停滞

立法：健运消导。

求经选穴：主取脾胃经穴。

穴位、穴解：

（1）中脘、天枢、足三里，通调脾胃。

（2）气海：振发气机，以起消导之功。

（3）里内庭：为治伤食停滞经验效穴。

泄　泻

一、病因病机

1. 急性泄泻（外因病急）：

（1）寒湿泄泻：内伤饮食，外受寒湿→肠道失调（邪客肠胃，邪滞交阻，运化消导失职）→证见：腹部绵绵作痛，大便清稀，神疲肢怠，身寒喜热，不渴，溲清，苔薄白，脉沉细。

（2）湿热泄泻：内伤饮食，外受湿热（夏秋间）→肠道失调，证见：腹痛较剧，痛发即泄，肛门灼热，大便臭热，身热口渴喜冷，小便短赤，苔黄，脉洪数。

2. 慢性泄泻（内伤病缓）

（1）脾虚泄泻：平素脾胃虚阳，或久病体虚，中气不足→健运无力，脾气不能散精→清浊相混→食物难化→证见：久泻不愈，脘腹胀满，胃纳不佳，不思饮食，肢体疲倦，便清，甚至完谷不化。舌淡苔白，脉细无力。

（2）肾虚泄泻：肾阳不振→命门火衰→真阳不发→后天无源→运化不佳，水谷不化→证见：鸡鸣泄泻，腹不痛或有微痛，腹冷腰痛，畏寒，质淡苔白，脉沉迟无力。

二、治疗

1. 寒湿泄泻：

立法：温中散寒，渗湿止泻。

求经选穴：主取脾胃经穴。

穴位与穴解

（1）中脘、天枢；调理胃肠，健运化湿。

（2）中脘、气海：温中散寒。

（3）足三里：通调胃机，上、下巨虚亦可用。

（4）阴陵泉：祛湿止泄。

针灸：针用补，灸治最宜。

2. 湿热泄泻

立法：清利大肠湿热。

求经选穴：主取脾胃大肠有关之穴。

穴位与穴解：

（1）天枢、大肠俞：俞募相配以调大肠气机。

（2）阴陵泉、内庭、合谷：主清脾胃大肠之湿热

3. 脾虚泄泻

立法：温运脾阳。

求经取穴：主取脾胃经以及与其有关之穴。

穴位与穴解：

（1）脾俞、章门：俞募配穴，健运脾阳。

（2）中脘：温中健脾胃。

（3）太白、阴陵泉：健脾除胀，祛湿止泻。

针灸并用，温补兼施。

4. 肾虚泄泻

立法：温补肾阳。

求经选穴：主取肾经之穴。

穴位与穴解：

（1）肾俞、关元，俞募配合以壮肾阳。

（2）命门：壮真阳之气。

（3）太溪：壮阳利湿止泻。

（4）足三里：益脾胃振中气，从后天补先天。

（5）百会：升提下陷之阳气，收止泻之功。

针灸并用，以补为功。

痢　疾

一、病因病机

1. 湿热痢

外受暑湿，内伤生冷→滞凝肠胃→积湿蕴热→邪积交阻→气血损伤→热胜→伤血：赤多白少。伤气：赤少白多→证见：恶寒发热，腰痛，里急后重，赤白粘冻，兼有呕吐恶心，溲赤，肛门灼热，苔黄脉滑数。

2. 寒湿痢

暑季贪凉受寒，内伤生冷→寒湿不化→滞积伤府→证见：腹痛，里急后重，下痢不畅，白腻黏冻或略带红，兼有胸闷腹胀，舌淡苔白腻，脉沉迟。

3. 久痢（休息痢）

痢疾日久→邪久不净→中气虚弱→脾运失职→损伤本元→胃气亦衰→证见：屡发屡止，倦怠嗜卧，面黄肌瘦→临厕里急，舌淡苔腻，脉濡细或虚大无力。

4. 噤口痢

湿热留中→浊阻肠胃→脾胃失降→邪壅气逆→证见：痢下赤白，饮食不进，甚则粒米不入。

二、治疗

立法：以清肠通滞为主，兼用随症取穴。

求经选穴：主取胃肠经穴兼以随症选穴。

穴位与穴解：天枢、合谷、上巨虚三穴并用，调整大肠经气以收清肠通滞之功，为治本之法。以上是主穴。

1. 湿热痢：清胃及大肠湿热。

内庭、曲池：清其湿热。

小肠俞、下巨虚：清小肠湿热。

2. 寒湿痢：温中调气，祛寒化湿。

中脘：温中散寒。

气海：调气化湿行滞。

3. 久痢，补益脾胃，清肠祛滞。

脾俞、胃俞、天枢、足三里：温补脾胃。

合谷、上巨虚：清湿祛滞。

肾俞、关元、壮肾阳：补益正气。

4. 噤口痢：温中降浊。

中脘：温建中气

内关：心包经。散壅降浊。

内庭：胃经。

兼有脱肛，加灸百会，为提升刺中膂俞以固脱。

小儿腹泻（吐泻）

一、病因病机

1. 伤食内热（急性）：

饮食不节→耗伤脾胃→积湿蕴热→证见：急发吐泻，频频不止，色黄绿而腐臭，身热口渴，烦躁不安，脉数，苔黄，指纹色紫。

2. 脾胃虚寒（慢性）：

平素脾虚而又饮食不节→脾运失职→不能散精→饮食难消→泄泻日渐加重，甚或兼吐，腹胀肠鸣，完谷不化，神倦脉虚，苔白。

二、治疗

1. 伤食内热

立法：清热和中，渗湿止泻。

求经选穴：主取脾胃经穴，并用清热止泻之穴。

穴位与穴解：

（1）天枢，中脘：平补平泻，健运和中。

（2）商阳、中冲、隐白：刺血清热。

（3）四缝：为治急性吐泻要穴。

（4）阴陵泉、内庭：清热渗湿。

针灸：清热渗湿用泻，和中平补平泻。

2. 脾胃虚寒（参见前记泄泻）：

立法：调补脾胃，温运脾阳。

求经选穴：主取脾胃以及有关经穴。

（1）脾俞、章门、俞募配穴：健运脾阳。

（2）神阙、天枢、中脘、足三里、灸之温运脾阳：兼以散寒。

针灸：针用补法，重用灸治。

脱　肛

一、病因病机

久泻久痢
病后体虚
劳倦内伤
努力太过
＼下元虚弱→中气不足→收摄无力→脱肛。

二、治疗

立法：壮元收摄。

求经选穴：主取督脉。

穴位与穴解：

（1）大肠俞：从本以固阳。

（2）百会：诸阳之会，统全身之阳，壮诸阳以收升举收摄之功。

（3）长强：为督脉别络，近于大肠，能固脱。

（4）气海：振奋下焦以升阳。

（5）肾俞、脾俞、足三里：壮先后天之阳。

气 喘

包括哮喘。

一、病因病机

1. 实喘：

（1）风寒气喘：外感风寒→风寒袭肺→肺气壅塞，不得宣降→证见：发热恶寒，无汗，咳嗽，痰鸣，气急，脉浮，苔白。

（2）痰热气喘：素体痰湿偏盛→久蕴化热→上扰于肺→肺气壅塞→证见：痰黄黏腻，色黄，咳痰不爽，胸中烦满，咳引胸痛或身热口渴，便结，脉滑数，苔黄。

2. 痰喘：

（1）肺虚气喘：久病肺热→肺津枯竭→肺气虚怯→气失所主→证见：气短自汗，咳声不响，音语无力，舌淡微红，脉短无力。

（2）肾虚气喘：喘促日久→肾气虚弱→证见：身动即喘，

足冷面赤，形瘦神疲，腰酸肢软或有遗精阳痿等证，脉沉细无力。

二、治疗

1. 风寒气喘

立法：宣通肺气，疏风散寒。

求经选穴：主用肺经之穴。

穴位与穴解：

(1) 肺俞：通利肺气以治其本。

(2) 列缺、合谷：疏散风寒。

(3) 门风，祛风散寒。

2. 痰热气喘

立法：化痰清热（胃经为主）。

求经选穴：主取胃经

穴位与穴解：

(1) 天突：局部取穴以收顺气之功。

(2) 丰隆：顺气化痰。

(3) 太渊、尺泽：清肺热定喘。

3. 肺虚气喘

立法：益肺定喘

求经选穴：主取肺经穴。

穴位与穴解

(1) 肺俞：益肺以治其本。

(2) 足三里：培土生金。

(3) 膻中：气会穴，强气定喘。

4. 肾虚气喘

立法：补肾定喘。

求经选穴：主取肾经，壮真阳之穴。

穴位与穴解

(1) 肾俞：从俞以治本。

(2) 命门：治本补肾。

(3) 气海：壮下元之气。

经验穴：身柱、膏肓，隔蒜灸以治久喘不愈。灸中脘、脾俞：可健脾化痰。

疟　疾

一、病因病机

感受风寒暑湿疫疠之邪→邪客半表半里→营卫连合→正邪相争→寒热交作→发病。

二、治疗

立法：宣通阳气，和解少阳，祛邪解表。

求经选穴：主用督脉少阳经穴。

穴位与穴解

(1) 大椎：宣诸阳气，通调督脉，祛除外邪。

(2) 陶道：通督除邪。

(3) 足临泣：和解少阳经气。

(4) 后溪：以解表热

(5) 间使：以清里热⎫表里双解。

【附】①热重：可用曲池，泻之解热。②发作重，谵语，神志不清：点刺十二井以济之。③疟门穴。

针灸：针用泻法，发作前二小时针之，疟门穴随时可用。

不　寐

阴虚阳亢，上扰心神

一、病因病机

1. 脾虚血少（脾阴虚，则血少）

思虑劳倦→脾阴受损→生化不足→不能生血→心血亏损→证见：入睡难而易惊醒，兼有心悸，健忘，神疲力乏，纳呆，面黄，脉细。

2. 心肾不交（肾阴虚，则水少）

房劳伤肾→肾水不足→水亏不能制心火→心火上炎→心肾不交→证见：心悸不眠，心烦不寐，兼有头昏耳鸣，腰酸，遗精，白带，脉多虚数。

3. 胃气不和：

饮食不节→食积停滞→湿气留存→痰火壅遏→证见→胸脘满闷，不得安寐，腹胀嗳酸，时有微呕，大便不调，脉滑或左关弦数。

4. 伤肝火旺：

郁怒伤肝→肝阳上扰→证见：失眠多梦，兼有头痛，胁肋胀痛，日苦，脉弦。

二、治疗

立法：宁心安神为主外，随症取经，按经取穴。

求经选穴：主取心经。

穴位与穴解：

（1）神门、内关、三阴交、三穴合用：有宁心安神之效。

（2）通里：宁心安神之功。

随证取经，按经取穴：

（1）脾虚血少（养血安神）：针灸并用，针用补法。

脾俞、心俞：养血安神。

隐白、历兑：灸之治梦多易惊。

（2）心肾不交（交通心肾）：平补平泻针法。

心俞、肾俞、水火既济，交通心肾。

巨阙、肾俞：交通心肾。

照海、申脉：调整阴阳二跷脉，解除嗜睡与失眠之偏盛，阴平阳秘，不寐自行。

太溪、肾俞、一补一泻，滋阴降火。

（3）胃气不和（调理脾胃）：针灸并用。

胃俞、足三里：调和胃气。

中脘、内关：和中宽胸，安神。

阴陵泉：清浊痰火。

（4）肝旺火旺：清泄肝胆之火，针用泻法。

肝俞、胆俞：泻火安神。

行间、太冲、阳陵泉、悬针：清泻肝胆火。

急 惊 风

一、病因病机

1. 平素体弱，内伤饮食，复感风邪→血郁有疾→痰积化热→热极生风。

2. 或由急性热病→邪热内陷，热极生风。

1、2 见证：壮热昏迷，两目上视，口噤不开，痰证壅盛，四肢抽搐，角弓反张，面赤或青，二便失禁，脉数苔黄，病情暴发，称急惊风。

二、治疗

立法：泻热开窍除痰熄风。

求经选穴：主取开窍之穴，兼用清热熄风除痰之穴。

穴位与穴解

（1）闭窍：百会、印堂：泄热镇静。人中、十宣：开窍醒脑。如昏迷不醒，可加劳宫，涌泉。

（2）清热：曲池，清胃肠之热。合谷：清肺热。外关：通络透表，以助清热。内关：清心热而除痰。

（3）熄风：太冲、行间：平肝熄风止痉，阳陵泉：舒筋止搐。

（4）化痰：丰隆：降浊化痰。

【附】发烧不退：可用大椎来宣阳解表。涌泉以水制火而降之。

针灸：针用泻法，不灸。

慢 惊 风

一、病因病机

（脾胃虚弱，虚风内动，致生抽风，形瘦腹泻），久病中虚→脾阳虚衰→土虚木克→虚风内动→证见：面黄肌瘦，神靡体倦，昏睡露睛，四肢厥冷，便清不化，时有抽搐，舌淡，脉沉。

二、治疗

立法：调补脾胃。

求经选穴：主取脾胃之经以及培补元气诸穴。

穴位与穴解：

（1）调理脾胃：脾俞、胃俞、中脘、章门、天枢、足三里。

（2）培补元气：关元、气海。

（3）镇痉：阳陵泉：舒筋止搐。曲池：止四肢搐搦。

（4）平肝熄风：行间、太冲。

针灸：以补为主，针灸并用。

疳　积

一、病因病机

为脾胃气血不足，津液干涸，腹大肌瘦之症。

饮食不节
断乳过早｝脾胃损伤→运化失职，水谷难消→津液枯涸→久
病后失调

滞（积）生热→因热成疳→证见：腹大肌瘦。毛发焦稀，肌肤甲错，口干腹胀，便泻秽臭，不嗜饮食，烦躁啼哭，神疲肢倦，面㿠气乏，色降苔黄，脉弦数或虚软无力。

二、治疗

立法：健脾和中，消滞化积。

求经选穴：主取脾胃经穴。

穴位与穴解：

（1）脾俞、胃俞：培土和中。

（2）足三里：补中益气。

（3）中脘、下脘：和胃清肠化滞。

（4）章门：消胀除满。

（5）四缝：治疳要穴。

（6）商丘：能健脾化积消滞。

针灸：培土和中，用补或灸。消痞化滞用泻。

丹 毒

一、病因病机

丹毒是外科病，其状为皮肤红肿，状如云片，边界分明，色红如丹，故名丹毒。

$$\left.\begin{array}{l}\text{风热→上部}\\\text{湿热→下部}\end{array}\right\}\text{阳明热→火毒→血→郁肌肤。}$$

二、治疗

立法：清泄血热，阳明经热为主点刺出血。

求经取穴：以阳明经为主，兼清血热火郁的经穴。

穴位、穴解：

（1）曲池、合谷：泄阳明热。

（2）委中、曲泽：除血中火毒。

（3）上部红肿重，多风热，加风池，太阳，宣散在上的风热。

（4）下部红肿重，多湿热，加承山，阴陵泉，清利在下的湿热。

（5）患处严格消毒，三棱针点刺，或梅花针叩打局部。也是较好的治疗方法。

第 四 部 分

灸、火罐、放血治疗有效证穴

常用有效灸穴

1. 妇女痛经：灸气海。
2. 胎位不正：灸至阴。
3. 功能性子宫出血：灸隐白。
4. 腓肠肌痉挛：灸承山。
5. 心动过速：灸足三里。
6. 气血不足，低血压头晕：灸百会。
7. 支气管哮喘：灸天突。
8. 网球肘：灸肘骨端压痛点。
9. 腱鞘炎：灸腕部桡骨痛点。
10. 单纯性腹胀：灸天枢。
11. 膝部半月板损伤，胸腰脊椎疼痛：均灸局部痛点。
12. 坐骨神经痛：灸秩边。
13. 牙痛：灸肩髃。
14. 胃溃疡及十二指肠溃疡：灸中脘、天枢。
15. 睡眠多梦：灸大敦、隐白。

常见病拔火罐疗法

一、适应证

1. 感冒风寒所引起的头痛、头晕、眼红肿痛。

2. 咳嗽、痰喘、百日咳。

3. 风湿痛、筋骨酸楚、腰腿疼痛。

4. 胃肠消化不良，腹痛、胃痛、肠鸣、泄泻。

5. 因痹症所致小腿转筋、上吐下泻。

二、禁忌证

1. 局部皮肤病，或身体极端枯瘦，肌肉失去弹力。

2. 突然昏迷不醒，或四肢剧烈抽搐。

3. 皮肤有严重过敏反应，或有严重水肿。

4. 肿瘤、淋巴局部结核，或有热毒，斑疹的病人。

另外，妇女妊娠期下腹部、乳头部、及心脏部位都不能
拔罐。

三、常见病证的拔罐疗法

1. 感冒：太阳、印堂、合谷。

2. 头痛：大椎、太阳。

3. 百日咳：身柱。

4. 疟疾：大椎、陶道。

5. 风疹块：大椎、命门、曲池、委中。

6. 哮喘：大杼、肺俞、身柱、中脘、气海。

7. 胃痛：中脘、足三里、内关、脾俞、胃俞。

8. 呃逆：大杼、肺俞、中脘。

9. 呕吐、泄泻：天枢、气海、关元、三阴交、脾俞。

10. 痢疾：天枢（左）、中极。

11. 腹痛：天枢、中脘、气海。

12. 胁痛：疼痛部。

13. 腰痛：肾俞、腰俞。

14. 肩背痛：大椎、身柱、大杼、肺俞。

15. 腿股痛：肾俞、环跳、血海。

16. 股难屈伸：环跳、委中、肾俞、足三里。

17. 手不能举：大杼、肩髃、曲池。

18. 风寒痛：

（1）上肢部：肩髃、曲池、外关、合谷。

（2）下肢部：环跳、足三里、悬钟、局部。

（3）腰背部：大椎、环跳、肾俞、命门、委中。

19. 小腿抽筋：承山、委中、三阴交。

20. 痛经：血海、中极、关元、天枢、肾俞。

21. 白带：关元、气海、三阴交。

22. 眼赤肿痛：太阳。

23. 外伤腰痛：腰俞、肾俞、环跳、委中。

24. 关节扭伤及跌仆损伤：局部。

常见放血疗法主治病症表一
（以病为主）

病症	放血部位	刺法	备　注
1.发热	大椎、十宣、委中、曲泽	速刺	
2.中暑	水沟、十宣、委中		
3.吐泻	十宣、曲泽、委中		
4.中风闭证	十宣、水沟		
5.头痛	太阳		可用毫针
6.疟疾	大椎、陶道、后溪		可用毫针
7.癫、狂、痫	水沟、大陵、少商、涌泉、长强	速刺、散刺	长强周围用三棱针散刺,余毫针速刺
8.腰痛	委中、攒竹	缓刺	
9.热痹	委中、曲泽	缓刺	
10.肢端麻木	十宣	速刺	可用毫针
11.丹毒	局部周围、尺泽、委中	散刺、缓刺	局部用散刺,尺泽、委中用缓刺
12.风疹	耳后静脉、局部	速刺、密刺	耳后静脉用速刺,局部梅花针密刺
13.酒渣鼻	素髎及两侧变赤处、尺泽	速刺、散刺	
14.湿疹	委中	缓刺	可配毫针针曲池、足三里
15.痔疮	上唇内侧及与上齿龈交界处	挑刺	挑刺唇内,出现粟粒样小疙瘩
16.急惊风	攒竹、水沟、十宣、督脉沿线	速刺	也可用毫针
17.疳积	四缝		也可毫针放出黄黏液
18.暴发火眼	耳尖静脉		
19.喉痹	少商、商阳		
20.口疮	患处周围	围刺	
21.发疮际	背部小红疙瘩、委中	挑刺、速刺	背部挑

常用放血疗法主治病症表二
（以穴为主）

穴位	刺法	病　症
1. 十宣	点刺出血	发热、昏迷、中暑、昏厥、肢端麻木
2. 十二井(手)	点刺出血	发热、昏迷、咽痛、扁桃体炎
3. 四缝	点刺挤出黄白液体	疳积、消化不良、百日咳
4. 鱼际	点刺或散刺出血	发热、咽痛、扁桃体炎
5. 尺泽	点刺出血	中暑、急性吐泻
6. 曲泽	点刺出血	中暑、胸闷、心烦
7. 委中	点刺出血	中暑,急性吐泻,腓肠肌痉挛,急性腰扭伤
8. 八风	点刺出血	足背肿痛、麻木（蛇咬伤）
9. 八邪	点刺出血	手背肿痛、麻木（蛇咬伤）
10. 印堂	点刺出血	头痛、眩晕、目赤痛、鼻炎
11. 太阳	点刺、散刺	头痛、目赤痛
12. 百会	点刺出血	头痛、眩晕、昏迷、高血压
13. 耳尖	点刺出血	发热、扁桃体炎、目赤痛、高血压
耳屏尖	点刺出血	发热、扁桃体炎、目赤痛、高血压
耳背	点刺出血	发热、扁桃体炎、目赤痛、高血压
14. 金津	点刺出血	中风、舌强语謇、舌歪
玉液	点刺出血	中风、舌强语謇、舌歪
15. 局部	点刺出血	疼痛关节处脉络放血

注: 1. 消毒严密，无菌操作，防止感染。

2. 点刺、散刺，手法宜轻、浅、快；泻血不宜多，勿刺伤大动脉。

3. 虚人、产妇有自发出血倾向的，出血不易止，不宜使用或慎用。

第 五 部 分

其他配合针灸治疗的方法心传

　　针灸疗法，是祖国医学一个很重要的组成部分，且已形成一门独立的学科——中医针灸学，供人们学习和指导临床治疗。祖国医学的整体观念也贯穿于针灸疗法之中，不仅反映在对人体生理、病理的认识上，也反映在临床的治疗中。如针灸治其外，药物攻其内；又如一针二灸三吃药。诸如此类，都说明在治疗中各种疗法都有自己的作用，但又要互相配合，互相补充，才能提高疗效，这也是治疗上整体观念的体现。如我治疗牙痛，吹耳即止，更用针药巩固效果；鼻塞头痛，针后立即鼻通痛止，再用八段锦中干沐浴的浴鼻一节巩固效果；腰痛针后即轻，再配搓腰眼以巩固效果。因为配合简便，疗效又高，我把常用的"自我按摩"、"铁裆疗法"、"刮背疗法"、"割食管癌"（保留方法)、"吹耳"、"放火"、"水罐"、"拔筋"、"划耳"等方法，有的系统介绍，有的简单说明。既可保健强身，又可配合针灸，供同道参考。

自我按摩

　　自我按摩，是在原"保健按摩"的基础上，经过我多年习练，临床防治疾病应用，亦用中医理论进行充实而成。为便于学习，又起了名称，突出重点，编成新歌，便于背记，又加气功小周天。其内容图文并茂，是一套适合于青、壮、老年保健养生，防治小伤小病的好方法。它的特点是简单易行，人人可练，小伤小病，早防早治。这些功法随时随地可练，而且费时不多，有的三~五分钟，有的一刻钟，全套练完也只需二十分钟左右。其中有按摩，有气功。有的适宜白天空暇时练，有的适于早晚练，有的可在床上练，有的可下床练，有坐着练，有的站着练。可以因时、因地制宜，抓住要领，长久习练。坚持不断，自会收到益处。

本人练习前，曾患肺结核、肝炎、胃下垂、脾大、支气管扩张、血小板减少、血压低等。练习后，二十多年来，精力充沛，很少感冒，食睡俱佳，慢性病已逐渐康复。如今年过半百，坚持长年上班，从无病痛，受益不少。将其教给我国内、外之学生，习练后都有以上感觉，自觉精力充沛，不易疲劳，体质得到不同程度改善。为使更多人受益，今整理如下，愿君能认真不断地坚持习练，使气血旺盛，精神倍增，青春常在，延年益寿。

一、床上八段锦（坐练功）心传

准备功：深长呼吸。

在作八段锦之前，先静坐床上作几次深长呼吸，来调整气息，使精神进入安静，全身放松。

【歌诀】

　　　　静坐练功心境安，鼻吸口呼作九遍，
　　　　但求姿势要舒适，坐床坐凳都一样。

【方法】

1. 排除杂念，意守丹田。
2. 腹式呼吸，鼻吸口呼。
3. 吸时舌上，呼时舌下。
4. 悠缓细匀，津液咽下。

【作用】

1. 养心益肺，调理肠胃。

2. 滋阴清热，补益肝肾。

【分析】

1. 深长呼吸。

（1）能使心神安静。

心息相依：调理心肺。

耳不旁听：养肾。　静可养神。

目不远视：益肝。

（2）作深长呼吸。

呼出：心与肺。

吸入：肝与肾。　息调五脏。

升降出入：脾与胃。

2. 咽津液。

（1）阳常有余，阴常不足。

（2）导热下行，滋阴清热。　调整阴阳。

【防治】

1. 静可养神，息调五脏。可防治五脏气乱，气血虚弱，神经衰弱，失眠多梦。

2. 增强肠胃蠕动，改善消化吸收功能。可防治胃肠病、消化不良，及便秘、吐泻。

3. 导热下行，滋阴清热，调整阳常有余、阴常不足。可防治目眩、头晕、失眠、心悸等。

第一段　无水干洗（干沐浴）

【歌诀】

　　　　无水干洗求发热，从手向臂头眼鼻，

　　　　按胸摩腿再揉膝，各部九次就可以。

（一）浴手（见图1）

【方法】

1. 两手手掌和手背互相摩擦。

2. 不论掌心、掌背、擦热为度。

3. 一般至少摩擦九次。

4. 掐手十指端各九次。

【作用】

1. 调和气血，疏通经络。

2. 泻热清脑，强壮十指。

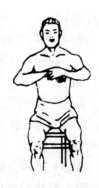

图1

【分析】

1. 手三阳、手三阴循行于手，交接于手指，擦热则气行血行。

2. 掐手指端，可泻热清神志，醒脑又明目。

【防治】

1. 调和气血，疏通经络，可防治手指关节肌肉肿痛。

2. 泻热清头，可治失眠、头晕、多梦、心悸等。

3. 防治因弹琴、按计算机、打字等用指端过多，而致指端麻木、疼痛。

（二）浴臂（见图2）

【方法】

1. 先用右手掌紧按左手腕内侧，用力沿臂内侧向上擦到肩膀；翻过肩膀，由臂外侧向下擦到右手腕外面。共擦九次。

2. 再用左手掌紧按右手腕内侧，如上法擦右臂。共九次。

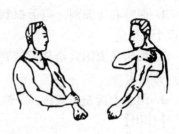

图2

【作用】

1. 疏通经络，通利关节。

2. 清心调肺，开通鼻窍。

【分析】

1. 上肢为手三阴、手三阳循行之处，热擦可行气血，通经络。

2. 肘窝为心、肺之气聚结之处，热擦可清肺与心胸之热。

【防治】

1. 防治上肢肩、肘、腕关节、肌肉疼痛。

2. 清心胸热治胸闷、心烦，亦可清肺开鼻窍治鼻塞不通、前额疼痛。

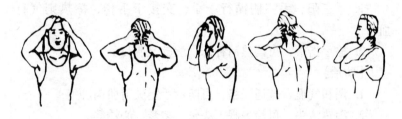

图3

（三）浴头（见图3）

【方法】

1. 两掌心按前额，向下擦到下颌，再翻向头后耳旁，轻擦头顶十次。

2. 拇指从太阳穴沿耳后捋到耳后陷中，其余四指随捋至项部。共九次。

3. 两手十指左右旋转，轻揉发根九次。

【作用】

1. 清头明目。

2. 降低血压。

【分析】

1. 头为诸阳之会，擦可助阳泻热，通畅血脉，以清头明目。

2. 发为血余，揉发根可激发血液生成。

【防治】

1. 防治眩晕、失眠、贫血。

2. 降低血压。

3. 红润面色，发长不白，健美抗老。

（四）浴眼（见图4）

【方法】

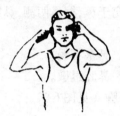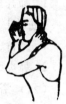

1. 先用两手拇指背分擦两眼皮各九次。

2. 两用两拇指按太阳穴，向前、向后各揉动九次。

3. 再用右手拇、示指揪印堂穴九次。

图4

【作用】

1. 清头明目，调理肝肾。

2. 调治五脏，睫毛不倒。

【分析】

1. 肝开窍于目，揉眼可调理肝气。

2. 五脏六腑之精气皆上注于目，故浴目可调五脏之气。

【防治】

1. 浴眼可调肝肾，治目暗昏花。

2. 揪印堂、揉太阳，可泻热通经络，防治感冒、目疾。

3. 可治眩晕、心悸。

（五）浴鼻（见图5）

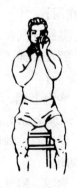

图5

【方法】

1. 两手拇指背在鼻骨两侧上下擦动。

2. 一般擦九次,天冷可至三十六次。

【作用】

1. 宣肺开窍。

2. 防治感冒。

【分析】

1. 肺开窍于鼻,擦鼻两侧,鼻腔发热,出气通畅,可助肺气。

【防治】

1. 感冒,鼻塞不畅。

2. 鼻炎、鼻腔过敏。

（六）浴胸（见图6）

【方法】

1. 先右手按左乳上方,用力拉推到右大腿根部。做九次。

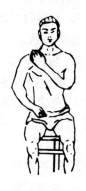

2. 再左手按右乳上方,用力拉推到左大腿根部。做九次。

3. 先右手,后左手,交叉拉推各九次。

图6

【作用】

1. 宽胸理气。

2. 调理心肺。

【分析】

1. 胸为上焦,上焦如雾,内藏心、肺。心主血,肺主气,浴胸可调理全身气血。

2. 促进心、肺功能。

【防治】

1. 胸闷、憋气、咳嗽。

2. 气喘、水肿、腹胀。

（七）浴腹（见图7）

【方法】

1. 先左手叉腰，右手从心窝左下方揉起，经脐下小腹，向右擦揉，再回原处为一次。共揉三十六次。

2. 右手叉腰，左手再揉三十六次，揉法相同，方向相反。

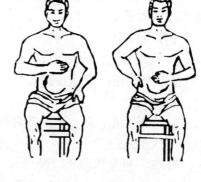

图7

【作用】

1. 升降膈肌，增强肠胃蠕动。

2. 浴胸、浴腹、可改善脏腑功能，增强新陈代谢。

【分析】

1. 腹部为六腑所居，揉按可促进肠胃功能。升降膈肌，可调理脏腑气机。

2. 可改善肝、脾、胃、膀胱的功能，调治腹胀、便秘等疾患。

【防治】

1. 心、肺疾患。

2. 防治肠胃病。

3. 调理肝胆疾患。

（八）浴腿（见图8）

【方法】

1. 两手紧抱左腿根部，用力向下擦到足踝，然后回擦到腿根为一次，这样做九次。

2. 再擦右腿九次，方法同前。

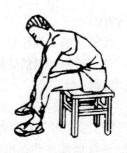

图8

3. 来回擦时，稍用点力，使自己感到下肢气血的运行随擦而有加快的感觉。

【作用】

1. 疏通经络，通调气血。

2. 调和阴阳，促进脏腑。

【分析】

1. 下肢为足三阳、足三阴经络循行部位。来回擦腿，可促进经络气血通畅。

2. 足三里是胃经穴，治胃病；三阴交是脾经穴，治脾病。配合掐、按、揉上二穴可调理后天之本。

【防治】

1. 下肢肌肉、关节、筋骨疼痛、麻木。

2. 可防治肠胃病、腰痛、头痛等。

（九）浴膝（见图9）

【方法】

1. 两手掌心紧按两膝。

2. 先齐向左旋转九次，再向右旋转九次。

3. 做时两膝放松，浴膝有热感为佳。

【作用】

1. 柔筋利节，强壮筋骨。

2. 热可散寒、通筋活络。

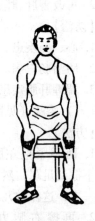

【分析】

1. 左右揉按关节，能舒筋活血，使疲劳易恢复，可强壮筋骨。

2. 擦揉局部发热，可散寒通经络，能祛寒湿，宣痹止痛。

图9

【防治】

1. 寒湿痹证、膝关节炎。

2. 腰腿疼痛、胃痛。

第二段　鸣敲天鼓（鸣天鼓）

【歌诀】

> 按耳两手根向前，手指轻叩头后边，
>
> 耳内震隆如敲鼓，功毕耳鸣头乱安。

【方法】（见图 10）

1. 两手掌紧按两耳，两手中三指交替轻击后头枕骨部十二次。

2. 两手指紧按枕骨部不动，两手心急按两耳孔，再急离开。这样做九次。

3. 中（或示）指插入耳内向里转动三次，突然拔出。如此进行三次。

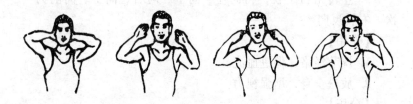

图 10

【作用】

1. 益肾聪耳，加强听力。

2. 健脑提神，增强记忆。

【分析】

1. 头为诸阳之会，脑为髓海。轻击枕骨部，通阳益脑，健脑提神，消除疲劳。

耳为肾窍，抽吸耳窍，鼓舞肾气，增强听力。

【防治】

1. 防治耳鸣、耳聋、增强听力。

2. 治健忘、头晕、失眠。

3. 消除疲劳。

第三段　旋转眼睛（旋眼睛）

【歌诀】

眼功静坐目视前，上左下右眼球旋，

稍停片刻向右转，功效显时在老年。

【方法】

1. 端坐凝神于目，要头正腰直，全身放松。

2. 两眼向左旋转三次之后，向前注视片刻，再向右旋转三次，前视片刻。

3. 左转指目上视，再向左、向下、向右、向上、向前为一次。右转反向。

【作用】

1. 调节经络，促进血流。

2. 放松全身，增强视力。

【分析】

1. 五脏六腑之精气皆上注于目，旋转眼睛，调节脏腑经气，增强视力。

2. 旋转眼睛，调节脏腑，促进血流，放松全身，能消疲劳。

【防治】

1. 防治目疾、头痛。

2. 消除脑部疲劳。

第四段 叩上下齿（叩齿）

【歌诀】

> 心静神安来叩齿，上牙下牙互轻击，
>
> 数数作到三十六，助肾且能固牙齿。

【方法】

1. 心静神凝，全身放松，口唇轻闭，然后上下齿互相叩击三十六次。

2. 轻叩即可，不可过强咬叩。

【作用】

1. 益肾固齿。

2. 增强消化。

【分析】

1. 肾主骨，齿为骨之余，叩齿可益肾固齿。

2. 牙齿紧固,咀嚼食物有力,消磨食物精细,有利消化吸收。

【防治】

1. 防治牙病，牙齿松动。

2. 防治肠胃病，消化不良。

第五段 鼓漱口水（鼓漱）

【歌诀】

> 闭口鼓漱为生津，三十六次方可停，
>
> 津液慢慢咽丹田，养阴清热增精神。

【方法】

1. 闭口咬牙，用两胁及舌做漱口动作，漱三十六次。

2. 漱时口水增多，分三次慢慢咽下，送至丹田。

3. 漱时动作自然，久练津液自多，不必过急。

【作用】

1. 清心开窍。

2. 养阴清热。

3. 帮助消化。

【分析】

1. 舌为心苗，鼓漱使舌灵活，可开心窍，增精神。

2. 口内津液增多，津多可以润下。胃以下降为顺，此可增加胃之消化。生津助运化。

3. 吞咽津液于丹田，可引热下行，养阴清热。

4. "活"为舌旁有水，有水就有活力。口中津多下咽丹田，调整阴阳，增强精力。

【防治】

1. 防治胃肠病，消化不良。

2. 养阴清热可治心烦、失眠。

3. 防治咽喉不利，梅核气。

4. 增强精力、强壮身体。

第六段　搓热腰眼（搓腰眼）

【歌诀】

　　　　两手用力搓腰眼，越搓越觉火一团，

　　　　热由腰传到腿足，腰酸腿疼立见消。

【方法】（见图 11）

1. 先两手对搓发热。

2. 两手紧贴腰眼部位，用力上下搓三十六次，以热为度。

3. 腰骶搓热，热感传至腿足效果更好。

【作用】

1. 补肾阴，壮肾阳。

2. 散寒，通络，止痛。

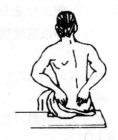

图 11

【分析】

1. 腰为肾之府。搓热腰部，既补肾阴，又壮肾阳。

2. 搓热腰部，可散寒通络止痛。

【防治】

1. 腰腿痛、头晕、耳鸣。

2. 男子阳痿、遗精，女子经病、白带。

第七段 兜肾擦腹（兜肾囊）

【歌诀】

　　　　　一兜肾囊一擦腹，作上九次再换手；

　　　　　妇女只把丹田揉，百遍换手反向揉。

【方法】

男性：

1. 两手搓热，一手兜肾囊，另手擦小腹。

2. 两手用力向上兜擦八十一次。

3. 换手再兜擦八十一次。

女性：

1. 两手搓热。

2. 左手叉腰，右手掌自心窝处，向左下方旋转经脐上，再向右回原处为一次。共揉转一百次。

3. 右手叉腰，左掌心自肚脐向右下旋转，经过小腹（耻骨边缘），回到原处为一次。做一百次。

【作用】

1. 调整肠胃，强肾固精。

2. 改善脏腑，调经止带。

【分析】

1. 男性揉摩处为中焦、下焦，内为脾、胃、肝、肾，故能调整肠胃，强肾固精。

2. 女性练此功，改善脏腑功能，通调
冲任及带脉，可调经止带。

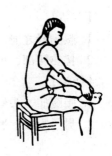

【防治】

1. 肠胃病，消化不良，胃痛。

2. 妇科病，月经不调，带下。

3. 早泄、阳痿、遗精等。

第八段　搓热脚心（搓脚心）

图 12

【歌诀】

　　　　两手用力搓脚心，搓热可防虚火升，

　　　　目眩头晕血压增，搓久方知有奇功。

【方法】（见图 12）

1. 先搓热两手。

2. 再搓脚心各八十一次。

【作用】

1. 滋阴降火。

2. 益肾明目。

【分析】

1. 足心为肾经起始，搓之导热下行，舒肝，清火，明目。

2. 能资助肾气，补益肾阴，上交于心。

【防治】

1. 虚火上炎的眩晕、头痛，盗汗。

2. 交通心肾，治心悸、失眠、健忘。

二、床下六段功（站练功）心传

【总歌诀】

　　　　伸手便把大门关，两手分开再耸肩，

　　　　手臂往下轻轻按，两手下摸腰前弯，

双手翻起千斤重，左右抓后回胸前。

【站练功的要求】

1. 心静神凝，意守丹田。
2. 一部运动，全身都动。
3. 鼻吸口呼，津咽丹田。
4. 随动呼吸，保持自然。
5. 腰腿挺直，足成八字；前窄后宽，足距同肩。

第一段　关门

【歌诀】

足站八字跟同肩，腿腰挺直目视前，
意守丹田手齐胸，手向前推把门关。

【方法】（见图 13）

1. 两臂沿上身慢提齐胸。
2. 两掌竖立，五指并拢，掌心向前，状如关门。
3. 两腕用力前推，伸长两臂之筋，共推伸九次。

【作用】

1. 舒筋利节，增强臂力。
2. 通经活络，补肾强腰。

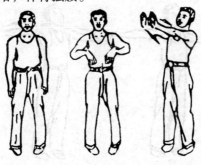

图 13

【分析】

1. 上肢用力推伸，舒筋利节，久练增强臂力。

2. 用力前伸，腰腿自然挺立，常练强腰固肾。

3. 练时配合呼吸，可改善呼吸、消化功能，增食进欲。

【防治】

1. 上肢肌肉、筋骨、关节的疼痛、麻木。

2. 防治消化不良，增加食欲。

3. 腰背酸胀、疼痛、无力。

4. 调整呼吸，改善循环。

第二段　耸肩

【歌诀】

> 两手平举在肩前，旋转两侧仍平肩，
>
> 手心向上把肩耸，通经活络头脑安。

【方法】（见图14）

1. 两肩由前势（指"关门"），转为侧平举，手心向上。

2. 两臂齐动，耸肩九次。

【作用】

1. 通经活络。

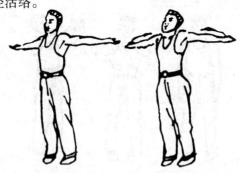

图14

2. 清头明目。

【分析】

1. 此功活动颈部，疏通颈部气血上注于脑，可清头明目。

2. 耸肩动臂，疏通上肢经络，通调上肢气血。

【防治】

1. 防治头晕、目眩。

2. 防治上肢麻痛。

3. 防治颈部疾患，可治落枕项强。

第三段　按压

【歌诀】

两手落下放两边，掌心向下指向外，

手臂用力向下按，能够明目又舒肝。

【方法】（见图15）

1. 两手由前势收回胸前，然后由身体两侧自然下垂在腰两侧。

2. 掌心向下，手指指向两侧，用力向下按压手臂，反复按压九次。

【作用】

1. 柔筋利节。

2. 舒肝明目。

【分析】

1. 用力下按手臂，再向上提，如此可柔筋利节。

2. 作此功自然目睁、胁伸，可达舒肝明目之功。

3. 用力按压，腰背伸缩，久练可强腰固肾。

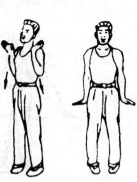

图15

【防治】

1. 防治肝病、目疾。

2. 防治腰背四肢酸痛。

第四段　手摸

【歌诀】

两腿直立身前弯，掌心向下交叉摸，

顺其自然莫伤气，强腰益肾久可尝。

【方法】（见图16）

1. 腿要直立，腰向前弯，尽量下屈。

2. 两手掌心向下。

3. 左右手交叉，相互向下摸九次。

【作用】

1. 强腰助肾。

2. 健脑增神。

【分析】

1. 弯腰摸地，活动腰背、四肢筋骨，自可强腰助肾。

2. 弯腰活动，疏通督脉，气血上注，自可健脑增神。

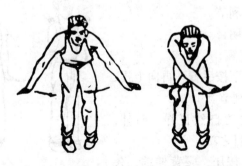

图16

【防治】

1. 腰背、下肢酸痛。

2. 头晕，耳聋，耳鸣。

3. 调理神经衰弱，治失眠、健忘。

第五段　上托

【歌诀】

> 弯腰两手心向上，如捞物状抬胸前，
> 直腰翻手向上举，双手上托理三焦。

【方法】（见图 17）

1. 两手由前势变成手心向上，如捞物状。

2. 将手指伸开，掌心外翻，举过头顶，两臂间距如同肩宽，如此反复上托九次。

【作用】

1. 调理三焦，增进饮食。

2. 疏理胸胁，调气止痛。

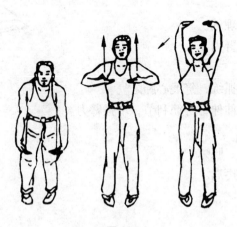

图 17

【分析】

1. 反复练此，使胸胁伸展，可调理三焦。

2. 伸展两胁，可调理肝气。

【防治】

1. 防治胸胁疼痛、消化不良。

2. 防治四肢麻痛、腰背酸胀。

第六段　抓物

【歌诀】

空握双手放胸前，左手抓向右前方，
右手再抓左前方，如此宽胸臂力强。

【方法】（见图 18）

1. 两手由前势变成空拳，放回两胁下。

2. 先左手向右前方抓，后右手向左前方抓，抓后收回原处。此如反复交替，各抓九次。

【作用】

1. 宽胸理气。

2. 增强臂力。

【分析】

1. 反复抓练，舒展心肺之气。

2. 屈屈伸伸，舒筋利节，增强臂力。

【防治】

1. 感冒、咳嗽。

2. 肩背疼痛。

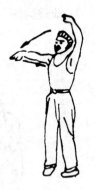

图 18

三、周天休息法

（一）大周天

【歌诀】

坐站不限舒为度，两目微闭口自然，
心平气和身放松，舌绕满口津液生，
以意领气向下行，将津送至小腹尽，
用意把气左右分，沿腿前面下足跟，
再由足跟腿后上，会于尾闾顺脊行，
行至两肩分两路，越肩外侧行中指，
转向手心臂内行，上行再回两肩间，
沿脊上行颈之中，再分两股绕耳行，
返回颈中合而一，上头过顶至额中，
向下印堂至口内，口津舌接咽丹田，
每做一周三或五，此即大周天之名，
练此慢慢气血通，谨防急躁偏差成。

【作法】

1. 姿势不限，端坐或仰卧，以身体轻松舒适为度。

2. 两目微闭，口自然闭合，心平气和，身体放松。

3. 舌尖在口内，沿牙床自左至右绕满口。共绕九次。

绕后口内多生津液（初练时津液不生或很少，久练必增），用意把津液同内气一起送至肚脐下小腹将尽处（耻骨毛际处）。

4. 用意把气左右分开，各沿大腿根的正中线（即正前面）；经过膝部等向下行，至两足大趾尖处（图19a），再传至足心、足根（踵）（图19b），由此再向上沿两大腿里正中（即正后面），经过腘窝，行至尾闾（图19c），两股气再合而为一（尾闾部尾椎骨一节）。

5. 气由尾闾沿脊柱（即督脉）向上行至两肩中间，再用意

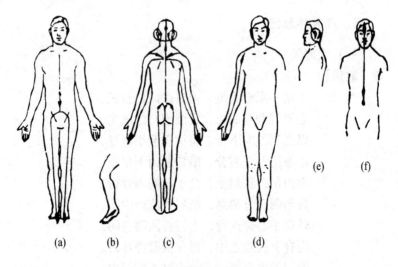

(a)   (b)   (c)   (d)   (e)   (f)

图 19

把气分成左右两股，各越肩膀，沿着两臂外侧正中（即手背的一侧）直下中指尖（图 319c）。

6. 由中指尖翻转向上，经过掌心到两腕，再沿两臂里侧正中（即手掌的一侧），仍回到两肩中间，复合二为一（图 19c 与 19d）。

7. 由此再向上行，至项中，与耳轮下端平齐时，再用意把气分成两股，各沿左右耳轮边缘，向后向前向上转一周，仍回原处会合（图 19e）。

8. 气会合后，由此向上越过头顶正中到前额，再向下至两眼中间（即印堂穴或叫山根穴），从此透入口内，化为口水，以舌承接，咽送至丹田即可收功（图 19c 与 19f）。

9. 这样从脚到头绕一大周，叫作"大周天"，需 3~5 分钟。每作一回，可转 1~3 次。最多不超过九次，依个人身体情况而定。

10. 做完此功，应以感到全身舒适为度；反之，如有不适之感，即应停练。

11. 以意行气时，务必做到轻松自然。不可过于用意，更不可追求某种现象，以免发生偏差。

【作用】

通调任督，平衡阴阳，健脑益肾，增进精神，气血通畅，消除疲劳。久久练此，增强体质。

【要求】

做此功时一定要求心平气和，消除杂念；全身放松，动作自然；环境安静，空气新鲜。

气：本功要求以意领气，气运全身。这里所说之气，并不是口鼻呼吸的空气，而是中医所说之"元气"、"先天之气"；武术家所谓"中气"、"内气"等。关于这种气，可以进一步研究其实质。这里的气，只要意想有气按规定路线运行就可以了。这样久想久练，日后必有一种特殊的感觉发生，有益于身体健康。

【禁练】

在不能心静神凝的情况下不要练，如大怒大闹，情绪激动，环境杂乱，空气不洁，空腹大饮等，均不宜练，以免发生偏差。这点必须注意，否则反会有害。总之，要心静神凝，顺其自然，不能过于追求气感。练到一定时间，自会出现，各人不一，迟早有别。

（二）小周天

【歌诀】

小周天即通任督，心安神静使可行，
口内舌转多生津，将尽送至小腹尽，
以意领气由承浆，下行膻中与中脘。
再连气海与会阴，转向督脉腰阳关，
向上命门与大椎，风府百会和印堂，

下达素髎与龈交，口内生津乐洋洋，

行此一周小周天，津液再送至丹田，

行功自然与轻松，通行任督调阴阳。

【作法】（见图20）

1. 先心静神凝，平心静气，舌在口内转动，生津液沿任脉下送至耻骨处。

2. 以意领气，由承浆——→膻中——→中脘——→气海——→会阴（均任脉穴）。

3. 以意领气，再由会阴——→腰阳关——→命门——→大椎——→风府——→百会——→印堂——→素髎——→龈交（均督脉穴）。

4. 以意领气一圈为一周，为一小周天。如此做九圈，为九次。

5. 做时觉轻松自然，不要过于用意，过于追求某种现象，以免偏差。如有不适，即应停练，求师指导。万勿只看书本，一意孤行，效果不好。其他情况同大周天。

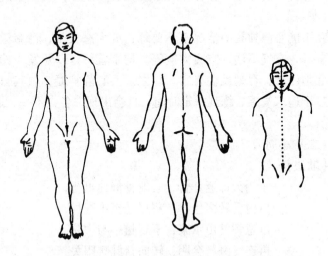

图20

床上八段锦，调脏腑之气；床下六段功，练肌肉筋骨；大小周天，调整人身阴阳，沟通上下、内外、表里。如此内外合拍，精气充足，形神共练，气血通调，身体自然强健，故可保持青春，延年益寿。

铁裆疗法

一、命名与简介

（一）命名

本疗法主要是通过练功，达到治疗男性生殖系统慢性疾患的目的，尤其对于男子的外肾有强壮作用。原在武术界认为，练此功能使睾丸不怕拳打脚踢，犹有铁裆之意。今用于治疗疾病，故取名铁裆疗法。

（二）简介

铁裆疗法，原出于《易筋经》（梁武帝时达摩所著），以往流行于武术界。铁裆疗法，在《易筋经》内名曰"下部行功法"。其中记载：其诊在两处，其目有十段。两处者一在睾丸，一在玉茎。一在睾丸，在睾丸曰攒、曰搓、曰拍。在玉茎曰咽、曰束、曰摔、曰握、曰洗、曰养……。对具体操作方法阐述颇详，并说凡练此功者，"弱者强，柔者刚，缩者长，病者康"故当为古人所乐采用的健身方法之一。

1959年5月到1960年5月，一年零一个月期间，西安市中医医院用此疗法治疗附睾结核37例，急性附睾炎及睾丸炎26例，阳痿47例，早泄9例，均获痊愈。附睾结核之诊断，系依据临床症状与检查而定。在附睾头及尾部摸到硬核，经治疗后硬结消失。所惜者，由于对输精管、前列腺病变，及治疗前后精子的检查无详细记载，故不能做出完善的对比统计。47 例阳痿者，均系阴茎完全不能勃起或勃起无力而不能进行正常性行为。其中 4 例合并睾丸萎缩，1 例阳痿病史长达十年，经治疗后均获痊愈。

二、适应证

附睾丸结核、急性附睾丸炎、阳痿、早泄等一些男性生殖系统疾患。

三、具体操作步骤

1. 推活法

患者解开衣襟，仰卧而腰平伸。两手置心窝处，左手压右手，推至小腹。左推、右推、中推 36 掌，然后分开，再推左右下至两胁梢，亦 36 掌。使气下行充实根底，推揉之际，患者须冥心内观，着意守中，勿忘勿动，意不外驰，忌邪思恶念，精气神注于掌下。推揉之际若能熟睡，收效更大。

2. 拿法

两手置腹部，依次提拿腹部皮肤。初提时手法宜轻，后逐渐加重。

3. 点气冲（又名放火法）

用两手拇指，重按气冲穴（股动脉）半分钟（约跳 30 下），隔半分钟再按，共三次，即觉有一股热气直冲脚上，如遇上实下虚者，虽不能一下生热，但日久功深自能生热。此法使气血下降，令根底固密，有醒脑、明目、宁神之效。

4. 归原

放火后，一手按两乳间，一手按腹部，由上向下徐徐往来揉摩。揉摩时要均匀，勿轻而离皮，勿重而着骨，勿乱动，令气还原。

上述四个步骤，由术者操作。以下经术者指导后，患者可自行操作。

推背：沿膀胱经用大拇指上下推之；以红润有度，由大椎下达腰俞部位，以后可用刮背疗法和捏脊疗法配合。

5. 捏肾根

以左右手各执一侧肾根（精索），中指、无名指及示指在下，大拇指在上，各捏肾根五十下，使肾根诸窍活络，门路紧闭，精气内固。

6. 搓睾丸

左右手各捏睾丸一枚，用大拇指揉捻（着重捻附睾），各五十次。以病灶为重点，使气血充实。

7. 揉肾囊

先以左手握肾囊（阴囊）上部，在拇指、示指之间，露出两睾丸。再用右手掌自下而上反复揉搓 25 下，如揉物状。再换右手如前法，亦 25 下。此法正如古人所说"一搓一兜，左右换手，九九之数，真阳不走"，实有固精益肾之作用。

8. 点会阴

左右手用指尖摄住睾丸，点会阴穴三下，使精门牢固，阴精不漏。

9. 束挂甩（又名挂沙袋）

以三尺长短之纱布一条，束于阴囊及阴茎根部，松紧适宜，在下系挂沙袋，距地面约五寸。两手自然下垂，两足直立分开，等于肩宽。胸微前屈，以腰力带动沙袋，袋来回共甩五十下，似钟摆状。沙袋重量，凡睾丸有病者，初以四两为度，其他患者以二斤半为限。每十五天增加一倍，一般增至十五斤即可。沙袋重量须视患者体质而定，不可一概而论，过重则易致内伤。

10. 咽气法

挂毕沙袋，两足相距尺许而立，两手自然下垂。吸清气一口，以意咽下，先送至胸，再吸一口送至脐间，又吸一口送至下部（咽气入裆）。以气提肚十四下压气入裆，以口念"合意"三下，再以鼻醒气三下，提活内脏，周身自然，以合肾气。

11. 拍打睾丸

患者站立，两足相距等于肩宽。一手握拳贴于后脊（命门处），一手以虚拳捶击睾丸25下，再互换两手操作同前。捶击睾丸，可振动肾系，使循环加速，以改善局部病变。先以手掌拍打睾丸，待不痛。后再改用拳击之。

12. 固肾腰

两手自然握拳，同时捶击后腰部第二腰椎旁五十下，以振动内肾，促进循环加快。

13. 捶肋

两手握拳左右摆动，捶击左右两肋梢、胁下、腰背间。肋胁下为肝所主，拍捶此处，可以平肝解郁散火。

14. 活动膝关节

两足并立，两手按膝上。膝关节向左、右各转动25下，以疏通血脉，柔软筋骨。有强筋壮骨之效。

15. 滚棍（又名摩涌泉）

患者取坐位，脚下蹬一约三寸长、寸许粗之圆棍，来回滚动，不拘次数，以足下（涌泉穴）发热为度。足为人身之根，运动此处，可以致气血下行，根底坚固。

四、操作注意事项及术后禁忌

（一）注意事项

1. 行功时要由轻而重，不得鲁莽。

2. 行功时轻不能离皮，重不能着骨。

3. 悬挂沙袋由轻到重，以防内伤。

4. 医患必须很好合作，不能急于求成。

5. 患者自行操作，必须有术者指导，不能随意增改动作。

（二）术后禁忌

铁裆疗法适用于阳痿、生殖系结核、急慢性睾丸炎、早泄等证。对无病者，本法亦有延年益寿之效。凡附睾结核已有瘘管形成者忌用。用此方法治疗时，忌房事百日，清心寡欲，屏去邪念。《易筋经》云："百日功毕后，方可进内一次，以疏通留泄。多不过两次，切不可三次。嗣后每隔五十日可行房事一次，以去其旧令其新。"

因为精乃作壮之本，万勿浪用，俟功成气坚，收放在我。顺施则人，逆之则仙，非凡宝可喻价也。

男性外阴疾患的产生，不外房劳过度、手淫等原因；或久坐湿地，寒月涉水，冒风雪，坐卧砖石及风冷处，以致内劳和外伤。铁裆疗法各步骤，主要是提活内脏活动内肾，运动气血，以却病灶。

行此疗法之患者，必须具有信心和恒心，早晚各练功一次，动作次数不得任意添减。过多过重易致疲劳内伤，切忌粗暴孟浪，好奇贪多，否则有损无益。但次数不够，亦不能达到预期之疗效。用本法治疗期间，无须进行打针、吃药等其他疗法；且得在专门大夫指导下进行，方能达到治疗目的。

五、学习的体会与心得

铁裆疗法原属武术界强身方法之一，后经西安市中医院气功室刘平定大夫访问各地名医，又拜访西安武术界老前辈后，整理出此方法。用于临床治疗疾病，对于男性生殖系统的一些慢性疾患疗效颇为显著。我们亲自访问了刘大夫，学习了刘大夫的临床操作法。通过病人介绍，以及对一些疾病治疗前后照片的对比，知其疗效是肯定的。除上述外，又如一上肢肌肉萎缩的患者，连写字都不能，经过此疗法后，今能剪采桑枝。又如一位由于内分泌失调而失去男性特征的患者，同时发展了某些女性特征（如不长胡须，呈现女性面孔，乳房增大，腹部脂肪增多而致腹部膨大），用此疗法后逐渐又消失了女性特征，开始长出了胡须。这些都说明了本疗法对某些疾病，有显著的疗效。本法符合多快好省的精神，它有不吃药、不打针、易掌握、疗效高、无痛苦、花钱少等许多优点。通过学习感到：

（1）本疗法所以有显著疗效，在于通过行功直接作用内脏，不断地加强内脏的活动，增强内脏的功能，促进新陈代谢，使人体气血旺盛，这正符合了扶正祛邪、缓则治其本的道理。

（2）对于其中推背一节，原文并无记载，只是刘大夫在临床操作中作了示范。我认为，人体之疾病所成，就是因为阴阳失调，男子背为阳腹为阴，十五节之功皆作用于阴，作用于阳的只有一节，这是值得进一步研究的。目前的捏脊疗法、刮背疗法、针灸背部俞穴，都对内脏起一定作用。因此进一步加强背部作用，对治疗会更有帮助的。

（3）刘大夫在谈话中提到了精、气、神问题。我考虑到许多动作作用多在中、下焦，又有命门等处，故文中又提到固精益肾，阴精不漏等。精气神乃人身三宝，本法可积精化气，积气成神，起到培补人先天之本肾的作用。同时动作又涉及肠胃等消化系统等中医所说之后天之本。这样一种既培先天，又补后天，又能促使精气神形成的疗法，就不是单纯治疗男性生殖系统某些疾病了，其他疾病亦可考虑。因此其对无病的人能延年益寿，对有病的人可以治疗疾病。我认为扩大疗法的防治疾病范围是可能的。

（4）本疗法仅用于男子，这就有一定的局限性。能否对某些动作作些改革，但仍能达到原来效果而用于女性，使女子气血旺盛调和，并治疗某些疾病，这是值得研究的问题。

刮背疗法

此法系学习时采风搜集的，至今已近三十年。多年来应用于临床，配合针灸治疗，确有较好效果。而且方法简便，安全易行。故将此介绍如下，供同道参考应用。

一、方法

此法系在山西采风而得。亲自观察后，得知它基本是在刮痧的基础上发展起来的。用一薄木片，或竹片，或梳头梳子，在背、腰部由脊柱向两侧刮，刮时由轻渐重，以使皮肤发红为度。此法主要通过泄阳（损阳），以使人体阴阳平衡，恢复脏腑功能，疏通经络，消除疾病。若系阴虚阳亢（虚火者），损阳清火以配阴，刮时轻刮皮肤，微红即可。若火旺阳亢（实火者），泻火降阳以配阴，刮时重刮，至皮下微有瘀点。

二、适应证

刮的部位：十四椎（解剖腰 2）以上腰背，刮时可清泻中、上焦虚火或实火。十四椎（解剖腰 2）以下腰骶，刮时可清泻中、下焦虚火或实火。

上焦虚火：神经衰弱，心慌，失眠，头痛，头晕——轻刮。

上焦实火：头痛，头晕，心烦，咳嗽，气喘——重刮。

中焦实火：呕吐，泄泻，胃热疼痛，两胁胀痛——重刮。

下焦虚火：尿黄，腰酸，腰痛，阴茎易勃，阳痿，早泄——轻刮或重刮。

三、操作注意

1. 随刮随注意皮肤颜色变化。
2. 刮时由轻渐重，切不可刮破皮肤。
3. 对皮肤过敏、背部有疮疖者慎刮。
4. 刮时应刮刮停停，且不可一鼓作气。

以上方法有时配合针灸治疗，有时病轻的也可单独应用。

割食管癌

本法系二十多年前在山西晋南采风时搜集的，因亲眼见民间医生为患者治病，故作记录整理如下，供同道参考。

1. 割治方法

（1）先使患者向日光坐定，另一人在患者背后用两手护住头，以免患者怕疼痛躲避。令患者仰头张口，使日光对照咽喉。术者先看准要割部位，左手持压舌板压定舌根，右手持筷子火石刀。看准小舌头两边如头发细的血丝，将筷子火石刀从后向前拉，斟酌轻重割之，以断为度，割后随即将血吐出，没有血丝的一边也要割一下，以免割断病方，他方又发生。

（2）割后用盘龙顶三个，煎水乘热饮下。每天还要服顶上南沉末二分，连服十天，开水送下。每星期割一次，轻者割一～二次，重者五～六次即可。若有其他病症，可配合中药及其他方法治疗。

2. 割后禁忌

一月之内忌生姜、辣子、葱、韭菜等辛辣之品；一百天之内，忌烟、酒、花椒、醪糟及一切肉类；一年之内，忌牛肉、醋。否则食后复发，有朝发夕死的危险，即使再割亦无效。

3. 疗后调养

患者经割治后,在一百天内千万不要劳动,出重力气;切记一年之内不能吃牛肉和醋,吃了一定复发,不能再割。

4. 割时注意

(1)割前要查明身体有无其他疾病,并确诊是食管癌;还要查血小板及凝血情况,防止割时出血不止。

(2)割治部位和工具,都要进行一定消毒,防止感染发生。

(3)割前病人不要进食过饱,割时保持安静,以防紧张或咽部受刺激而呕吐。

(4)割时备口腔消毒液,随时可冲洗口腔或漱口后吐出。

5. 制作工具

筷子火石刀(如图21)制作方法如下:

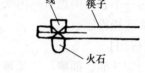

图21

(1)先选竹筷子一根,在一头劈开一缝口。

(2)选用一小块(比筷子直径大一点)有锋刃的小火石刀,夹在竹筷子的缝口内。

(3)用细麻将火石片与筷子捆紧即可。

6. 部位说明

上文所云"小舌头"即指悬雍垂,其两边不是指悬雍垂本身。据当时观察所割部位,相当于舌腭弓与咽腭弓附近。据当时医生讲,食管癌如瘤子长在食管壁上,形如葡萄,而根就在所割部位。割断根部,瘤子自会干枯,这是他简单的认识。

7. 学习按语

在山西运城采风时,看到医生给不少人割。有的病人割后能进食,有的可吃馒头,有的食道片有好转或者痊愈。医生拿的小本上,记了不少治好的病人给他留的姓名与地址。我们回学校后曾试治一例,患者稍能进稀食,每日已靠葡萄糖静脉点滴维持。

当时我们给割了一次，后来进稀食量加。结果，待我们放假回家返校后去看，主管医师说："好一点，能进稀食，我们怕他死在医院，就乘好一点让他回家去了。"以后因为条件，本人未再应用，其他书也未记载此法，今仅提供参考。我虽应用不多，但因食管癌亦是九死一生的病，故写出留传后人，以便有机会实践。以上方法据当时谈话和当场表演和病人交谈记录整理。

吹　耳

【方法】

用一小管，向患者耳内吹气。要适当，不可太用力。吹时患者觉面部轻松感。

【应用】

治疗牙痛、面痛、三叉神经痛、偏头痛等面部疼痛疾患。配合针灸治疗。

【效果】

对急性牙痛有立竿见影的止痛效果。

放　火

【放火】

按两腹股沟部气冲穴（有脉跳之处）三十跳左右，突然起手，有热感传到腿足。有的患者开始无反应，久则可出现。

【应用】

治疗下肢疼痛、麻木、酸胀、腿足发凉、肿胀，配合针灸。

【效果】

热感越强，效果越好。

水　罐

【方法】

在火罐内放入适量的水，把棉花点着投入，迅速拔在穴位上，水不流出。

【应用】

因有润燥作用，可清肺润肺，治肺燥咳嗽、气喘。多拔肺俞穴。小儿效果较好。

【效果】

对久咳肺燥、干咳无痰、小儿百日咳效果较好。

拨　筋

【方法】

拨大腿根部内侧大筋，拨阳陵泉穴处之筋。

【应用】

配合针灸，治疗半身不遂，下肢痿痹等证。

【效果】

辅助针灸，提高效果。

划　耳

【方法】

割耳后，色红之毛细管出血，也可用三棱针或毫针点刺出血。

【应用】

治疗目赤肿痛、红眼病、偏头痛。

【效果】

对红眼病效果很好。轻微外伤白睛出血效果也好，可促进出血吸收。

附　录　一

常用穴位简介表

穴名	部位	取　穴	穴　性	主治		针（分）	灸（分）
				1	2		
中府（肺1）	胸	平卧,自乳头外开二寸,向上按取三肋与第四肋之间	①肺之募穴②手足太阴经交会穴③理肺利气	①咳嗽②气喘③胸痛		3～5	3～7
云门（肺2）	胸	中府上方,锁骨外端下方,当胸肌三角之外侧凹陷中,距任脉六寸	①②③开胸顺气导痰理肺	①咳嗽②气喘③胸痛		3～5	3～7
尺泽（肺5）	肘	上肢少少弯曲(约35°)掌心向上,肘横纹大筋(肱二头肌腱)外侧	①肺之合穴②③泄肺火,降逆气	①咳嗽②咳血③肘臂痛	潮热,小儿惊风	5～7	3～7
列缺（肺7）	前臂	两手虎口交叉,食指尖端到达的凹陷处	①肺之络穴②八脉交会通任脉③宣肺祛风疏经活络	①咳嗽②咽喉肿痛③手腕无力	偏正头痛口眼歪斜	2～3	3～7
经渠（肺8）	前臂	仰掌,在桡骨茎突内侧腕横纹上一寸,当桡动脉桡侧凹陷中	①肺之经穴②③宣降肺气散寒解表	①咳嗽喘息②胸痛③手腕痛	咽喉肿痛	1～2	
太渊（肺9）	腕关节	仰掌,掌后内侧、横纹头凹陷处,有动脉跳动处	①肺之腧穴原穴②脉会太渊③祛风化痰理肺止咳	①咳嗽②咳血③胸痛	无脉症	2～3	

续表

穴名	部位	取 穴	穴 性	主治 1	主治 2	针(分)	灸(分)
鱼际 (肺10)	掌	仰掌,在第一掌骨掌侧中部,赤白肉际处取穴	①肺之荥穴 ② ③清肺热,利肺气	①咳嗽 ②咳血 ③失音不语	咽喉肿痛	5~7	3~5
少商 (肺11)	拇指端	在拇指桡侧距爪甲角后一分许取穴	①肺之井穴 ② ③通经苏厥泄肺利咽	①咳嗽 ②重舌 ③手指挛痛	咽喉肿痛 中风昏迷	2~4 点刺出血	
商阳 (大肠1)	次指端	在食指桡侧距爪甲后一分许处	①大肠之井穴 ② ③清肺利咽疏泄阳明	①齿痛 ②耳聋 ③手指麻木	咽喉肿痛 中风昏迷 热病	1 点刺出血	
二间 (大肠2)	指	在第二掌指关节前桡侧陷中,握拳取穴	①大肠之荥穴 ② ③散热邪,利咽喉	①目昏 ②鼻衄 ③齿痛	热病	2~3	3
合谷 (大肠4)	手背	将拇食二指张开,岐骨中间凹陷处便是穴位	①大肠之原穴 ② ③清泄肺气宣散阳明	①头痛 ②齿痛 ③口㖞	热病 腹痛 咽痛	5~8 孕妇禁用	3~7
曲池 (大肠11)	肘	屈肘时,当肘横纹外端凹陷处(屈肘90°)于肘横纹尽处	①大肠之合穴 ② ③宣气行血搜风利节	①发烧 ②偏瘫 ③肘关节痛	皮肤瘙痒	8~15	3~7
肩髃 (大肠15)	肩胛关节	将手臂平举,肩关节前上面的凹陷中便是	① ②手阳明跷脉之会 ③清泄阳明宣痹通络	①肩臂痛 ②上肢瘫痪	灸治牙痛	6~12	5~10

续表

穴名	部位	取　穴	穴　性	主治		针（分）	灸（分）
				1	2		
迎香（大肠20）	面	鼻翼外缘中点与鼻唇沟的中间取穴	①②手足阳明之会③通鼻开窍散风清火	①鼻塞不通②衄血③口眼㖞斜	面痒浮肿	3	
头维（胃8）	侧头	从两眉头正中向上入发际五分、再向外横开约四寸五分处，咬牙则鼓起不咬则消	①②足少阳阳明阳维之会③清散阳明祛风泻火	①头痛②目疾		5～10	
气户（胃13）	胸	锁骨中点之下缘，和乳中线的交点	①②③调理阳明	①咳喘②呃逆③胸肋胀满		3	5～10
天枢（胃25）	上腹	仰卧、脐旁二寸处是穴	①大肠之募穴②③疏调肠胃降浊导滞	①痢疾②泄泻③绕脐痛	针治腰痛	5～10	5～15
足三里（胃36）	小腿	屈膝或平卧，外膝眼（犊鼻）下三寸，距胫骨外缘一横指处	①胃之合穴②全身强壮穴③温养脾胃升清降浊	①胃痛②中风瘫痪③膝胫酸痛	肚腹疾患	5～13	5～15
上巨虚（胃37）	小腿	在足三里下三寸，犊鼻下六寸	①大肠之下合穴②③理脾和胃通肠化滞	①痢疾②腹泻③中风瘫痪	肠痈	5～12	5～10
丰隆（胃40）	小腿	外踝前缘（平踝尖）与犊鼻联线的二分之一处，离胫骨约二横指	①胃之络穴②③和胃祛痰通便降逆	①胸痛②呕吐③大便难	癫狂痰多	5～12	5～10

穴名	部位	取 穴	穴 性	主治 1	主治 2	针（分）	灸（分）
解溪（胃41）	踝关节	脚弯前面正中、当两筋（趾长伸肌腱、拇长伸肌腱）中间的凹窝中即是	①胃之经穴 ② ③清解胃热	①头痛 ②面目浮肿 ③足腕下垂	癫疾	5~7	3~5
冲阳（胃42）	足背	解溪下方，足背最高处，当第二、三跖骨与楔状骨间凹陷部	①胃之原穴 ② ③清肺胃热化湿行滞	①口眼㖞斜 ②足痿无力 ③脚背红肿		3	3~5
内庭（胃44）	足背	足第二三趾缝间，当第二蹠趾关节前外方凹陷中	①胃之荥穴 ② ③通降胃气和肠化滞	①口眼㖞斜 ②齿痛（上齿） ③腹胀	足背肿痛	3~5	3~5
厉兑（胃45）	趾端	足第二趾外侧距爪甲角一分许处	①胃之井穴 ② ③和胃清神疏泄阳明	①面肿 ②口㖞 ③足胫寒冷	癫狂、多梦	1	
隐白（脾1）	趾端	拇趾内侧、距爪甲角后一分许取之。	①脾之井穴 ② ③升阳益脾温散沉寒	①腹胀 ②月经过多 ③多梦	癫狂	1	
大都（脾2）	趾	足大趾内侧，第一蹠趾关节前下方，赤白肉际处取	①脾之荥穴 ② ③消热利湿行气消胀	①腹胀 ②胃痛 ③泄泻	热病无汗	1~2	3~5
公孙（脾4）	足	足大趾内侧后方、第一跖趾关节后约一寸处赤白肉际处。	①脾之络穴 ②八脉交会通冲脉 ③和胃降逆理脾散寒	①呕吐 ②腹泻 ③胃痛	痢疾	5~8	3~5
商丘（脾5）	踝关节	内踝前下方凹处。	①脾之经穴 ② ③理脾消胀清利湿热	①腹胀 ②泄泻 ③足踝部痛	舌本强难言	2~3	3~5

续表

穴名	部位	取　穴	穴　性	主治		针（分）	灸（分）
				1	2		
三阴交（脾6）	小腿	内踝尖上三寸、胫骨后缘	①②足太阴、少阴、厥阴之会③健脾祛湿益肝滋肾	①肠鸣腹胀②月经不调③遗尿	妇科主穴失眠	5~9孕妇禁用	5~10
漏谷（脾7）	小腿	三阴交上约四横指（三寸）胫骨后缘取之	①②③扶脾胃、益精气	①腹胀肠鸣②腿膝厥冷③足踝肿痛		5~8	3~5
地机（脾8）	小腿	在阴陵泉下约四横指（三寸）在阴陵泉与内踝尖的连线上	①脾之郄穴②③调脾行血暖宫调经	①食欲不振②月经不调③腹胀	痛经、水肿	5~8	3~7
阴陵泉（脾9）	小腿	胫骨内踝下缘，胫骨内侧之陷凹部	①脾之合穴②③温中理脾祛湿行滞	①小便不利②泄泻③膝痛	水肿	5~8	3~5
血海（脾10）	大腿	屈膝成直角，以手掌按其膝盖上，二至五指向膝上，大指向膝内，大指尽处是穴	①②③调血清热通理下焦	①月经不调②股内侧痛③皮肤湿疹	一切血病、痛经	5~10	3~5
腹哀（脾16）	腹	建里（脐上三寸）旁开四寸是穴	①②足太阴、阴维之会③清热利湿化肠消滞	腹痛消化不良便秘		5~7	5~10
通里（心5）	前臂	掌心向上，掌后锐骨下陷（神门）上行一寸处	①心之络穴②③熄风和营宁心安神	①心悸怔忡②臂腕痛③失眠	突然喑哑	3~4	3~5

续表

穴名	部位	取 穴	穴 性	主治 1	主治 2	针(分)	灸(分)
阴郄(心6)	前臂	通里下五分、腕横纹上五分	①心之郄穴 ② ③清心火，潜虚阳	①心悸 ②心痛 ③咳血	盗汗	3~4	3~5
神门(心7)	腕关节	掌心向上，手掌后第一腕横纹尺侧凹陷中取之	①心之腧穴原穴 ② ③清心凉血安神宁心	①心痛 ②心烦 ③癫痫	失眠	3~4	3~5
少府(心8)	掌	仰掌屈指，于无名指与小指之间，当第四、五掌骨间取之	①心之荥穴 ② ③清心热，祛虚烦	①心悸 ②胸痛 ③手小指拘挛	阴痒	2~3	3~5
少冲(心9)	指端	手小指桡侧距爪甲角后一分许取之	①心之井穴 ② ③泄热清心凉血醒神	①热病 ②心烦 ③癫狂	中风昏迷	1 点刺出血	
少泽(小肠1)	指端	手小指尺侧距爪甲角后一分许取之	①小肠之井穴 ② ③清心火散郁热	①热病 ②目翳 ③咽喉肿痛	中风昏迷，乳汁少	1	
后溪(小肠3)	掌侧	在第五掌指关节后横纹头，当第五掌骨小头后之尺侧赤白肉际陷中，握拳取之	①小肠之腧穴 ②八脉交会通督脉 ③发散风寒疏通督脉	①头项痛 ②肘臂手指挛急 ③目赤	癫痫	5~7	3~7
小海(小肠8)	肘	在肘关节后，当尺骨鹰嘴与肱骨内上髁之间取之	①小肠之合穴 ② ③散太阳邪通小肠经	①颊肿 ②颈项、肩臂外侧痛 ③肘关节痛		3~4	5~10

续表

穴名	部位	取 穴	穴 性	主治 1	主治 2	针（分）	灸（分）
通天（膀胱7）	前头	上星入发一寸、上星旁一寸五分是五处、五处直上三寸是通天	①②③通经祛表邪，宣肺开鼻窍	①头痛②眩晕③鼻衄	鼻塞	2~3	3~7
大杼（膀胱11）	背	在项第一椎下（第一胸椎棘突下）陶道（督脉）旁一寸五分取之	①手足太阳经交会穴②骨会大杼③通太阳经祛风解表	①咳嗽②项强③肩胛酸痛		5	5~10
风门（膀胱12）	背	在第二椎下两旁各一寸五分	①②督脉足太阳交会穴③宣肺祛风疏经解表	①伤风咳嗽②项强③腰背痛		5	3~5
肺俞（膀胱13）	背	在第三椎下（身柱）旁开一寸五分	①肺之背俞穴②③宣降肺气清解肺热	①咳嗽②气喘③盗汗		5	5~15
厥阴俞（膀胱14）	背	在第四椎下两旁各一寸五分	①心包之背俞穴②③宣通心阳	①咳嗽②心痛③胸闷		3	5~7
心俞（膀胱15）	背	在第五椎下（神道）两旁各一寸五分	①心之背俞②③养心安营清热宁血	①咳嗽②吐血③心痛	惊悸	3	5~15
膈俞（膀胱17）	背	第七椎下（至阳）两旁各一寸五分	①②血会膈俞③清血和胃宽胸利膈	①咳嗽②吐血③呕吐	主一切血证	5	5~15

续表

穴名	部位	取　穴	穴　性	主治		针（分）	灸（分）
				1	2		
肝俞（膀胱18）	背	第九椎下（筋缩）两旁各一寸五分	①肝之背俞穴②③调肝消瘀通络止痛	①吐血②胁痛③目眩	癫狂	5	5～15
胆俞（膀胱19）	背	第十椎下（中枢）两旁各一寸五分	①胆之背俞穴②③清泄肝胆和胃祛湿	①胸胁痛②口苦③潮热	黄疸	5	5～15
脾俞（膀胱20）	背	第十一椎下（脊中）两旁各一寸五分	①脾之背俞穴②③扶土祛湿健脾助运	①腹胀②水肿③黄疸	脾虚	5	5～15
胃俞（膀胱21）	背	第十二椎下，两旁各一寸五分	①胃之背俞穴②③调中和胃化滞消滞	①胃脘痛②肠鸣③呕吐	胃虚	5	5～15
肾俞（膀胱23）	腰	第十四椎下（命门）即第二腰脊下两旁各一寸五分	①肾之背俞穴②③补肾振阳祛湿强腰	①腰痛②阳痿③月经不调	耳鸣	5～10	5～15
大肠俞（膀胱25）	腰	在第十六椎下（腰阳关）两旁各一寸五分	①大肠之背俞穴②③疏调肠胃理气化滞	①泄泻②便秘③腹痛	腰痛	7～10	5～15
小肠俞（膀胱27）	臀	在第十八椎下、两旁各一寸五分，平第一骶骨孔	①小肠之背俞穴②理小肠化积滞	①小腹胀痛②遗尿③痢疾		5～10	5～15

续表

穴名	部位	取 穴	穴 性	主治 1	主治 2	针（分）	灸（分）
膀胱俞 （膀胱28）	臀	在第十九椎下、两旁各一寸五分，平第二骶骨孔	①膀胱之背俞穴 ② ③通调膀胱行气利水	①遗尿 ②腰脊强痛 ③小便不通		5～10	5～15
中膂俞 （膀胱29）	臀	在第二十椎下、两旁各一下寸五分，平第三骶骨孔	① ② ③益肾精止消渴	①腰脊强痛 ②痢疾		7～10	5～10
委中 （膀胱40）	膝腘	在腘窝横纹中央，微屈膝取之（俯卧）	①膀胱之合穴 ② ③清泄血热宣痹祛湿	①腰痛 ②腹痛 ③吐泻	下肢痿痹	8～15 点刺出血	
魄户 （膀胱42）	背	第三椎下（身柱）两旁各三寸	① ② ③益虚治痨	①肺痨咳嗽 ②项强 ③肩背痛		3～5	5～15
膏肓俞 （膀胱43）	背	第四椎下两旁各三寸	① ② ③补肺健脾宁心培肾	①盗汗 ②咳血 ③		3～5	7～15
合阳 （膀胱55）	小腿	委中直下二寸	① ② ③清热宁血	①腰脊痛 ②下肢酸		7～10	5～10
承山 （膀胱57）	小腿	在腓肠肌肌腹下，伸小腿时，当肌腹下出现交角处取之	① ② ③祛湿健脾解痉止痛	①痔疮 ②腰痛 ③转筋		5～8	5～10
昆仑 （膀胱60）	踝关节	在外踝与跟腱之间，凹陷处	①膀胱之经穴 ② ③疏通太阳行气化湿	①头痛 ②腰痛 ③项强	肩背拘急	⑤ 孕妇禁用	3～5

穴名	部位	取　穴	穴　性	主治 1	主治 2	针（分）	灸（分）
涌泉（肾1）	足心	于足底（去趾）前三分之一处，跷足时呈凹陷处是穴	①肾之井穴 ② ③导热下行开窍宁神	①咽痛失音 ②小便不利 ③小儿惊风	头顶痛，衄血	3～5	3～7
然谷（肾2）	足部	在舟骨粗隆下缘凹陷中取之	①肾之荥穴 ② ③退肾热，理下焦	①月经不调 ②遗精 ③足背肿痛	消渴	3	3～7
太溪（肾3）	足部	内踝与跟腱之间凹陷中，平对内踝尖取之	①肾之腧穴原穴 ② ③滋阴退热壮阳温肾	①咽痛 ②咳血 ③月经不调	齿痛	3	3～7
照海（肾6）	足部	内踝正下缘之凹陷中取穴（内踝下一寸）	①阴跷脉所生 ②八脉交会通阴跷脉 ③滋阴降火通经和营	①咽干 ②月经不调 ③子宫脱垂		3～5	3～7
复溜（肾7）	小腿	内踝上二寸（太溪上）当跟腱之前缘取之	①肾之经穴 ② ③祛湿消滞滋肾润燥	①肠鸣 ②泄泻 ③水肿	盗汗脉微	3～5	3～7
交信（肾8）	小腿	太溪上二寸，当复溜与胫骨内侧缘之间	①阴跷脉之郄穴 ② ③养血调经补肾强腰	①月经不调 ②子宫脱垂 ③崩漏		4	3～7
曲泽（心包3）	肘	手掌向上，肘微屈，肘窝大筋（肱二头肌腱）内侧（尺侧）肘横纹上	①心包之合穴 ② ③祛除烦热清暑逐秽	①心悸 ②心痛 ③手臂震颤	中暑	5～8	3～7

续表

穴名	部位	取 穴	穴 性	主治 1	主治 2	针（分）	灸（分）
间使 (心包5)	前臂	掌后第一横纹正中直上三寸，两筋之间	①心包之经穴 ② ③调心气，宁心神	①心痛 ②癫狂 ③肘挛		5~7	3~7
内关 (心包6)	前臂	手腕横纹（掌面）上二寸，两筋之间	①心包之络穴 ②八脉交会通阴维 ③宽胸理气和胃安神	①心痛 ②呕吐 ③肘挛	热病	5~7	3~7
大陵 (心包7)	腕关节	掌后横纹正中、两筋之间取穴	①心包之腧穴原穴 ② ③清心宁神清营凉血	①心痛 ②惊悸 ③癫狂		3~5	3~5
劳宫 (心包8)	掌	握拳时当中指与无名指之间的掌心中取穴	①心包之荥穴 ② ③清心除热凉血安神	①心痛 ②癫痫 ③口疮	鹅掌风	3~5	3~7
中冲 (心包8)	指端	手中指指尖端中央取穴	①心包之井穴 ② ③清心开窍泄血分热	①心痛 ②舌强不语 ③中风昏迷	热病	1 点刺出血	2
关冲 (三焦1)	指端	手无名指外侧端距爪甲角后一分许	①三焦之井穴 ② ③疏经络气解三焦热	①头痛 ②目赤 ③咽喉肿痛	热病昏迷	1	

穴名	部位	取 穴	穴 性	主治		针（分）	灸（分）
				1	2		
外关（三焦5）	前臂	腕后（手背侧）阳池穴上二寸，两骨（尺桡）之间	①三焦之络穴 ②八脉交会通阳维 ③祛表通经疏通少阳	①头痛 ②耳鸣 ③肘臂痛	热病手颤	5～8	3～7
支沟（三焦6）	前臂	腕后三寸，外关上一寸两骨之间	①三焦之经穴 ② ③清三焦热通腑气滞	①肩痛 ②胸肋疼痛 ③暴喑哑	热病	5～8	3～7
丝竹空（三焦23）	眉外端	在眉梢，略入于眉毛中	① ② ③散风止痛清火明目	①头痛 ②目疾 ③眼睑瞤动		3	
风池（胆20）	项	在风府（督脉）外侧当胸锁乳突肌和斜方肌上端之间的凹陷中	① ②足少阳、阳维之会穴 ③疏散表邪清头明目	①头痛 ②目疾 ③肩背痛	鼻塞不通	5～8	3～7
环跳（胆30）	股关节	股骨大转子最高点与骶管裂孔（腰俞）连线中1/3与外1/3连接点是穴（侧卧屈膝取）	① ②足少阳、太阳之交会 ③祛除风湿宣利腰髀	①腰胯痛 ②半身不遂 ③下肢外侧痛		15～25	5～10
风市（胆31）	大腿	大腿外侧腘横纹上七寸。当人直立垂手时中指在大腿外的终止点。	① ② ③祛风散寒舒筋止痛	①半身不遂 ②下肢痹痛	遍身瘙痒	5～8	5～7

续表

穴名	部位	取穴	穴性	主治 1	主治 2	针（分）	灸（分）
阳陵泉（胆34）	小腿	腓骨小头前下方凹中	①胆之合穴 ②筋会阳陵泉 ③清泄肝胆舒筋利节	①胁痛 ②半身不遂 ③膝肿痛	筋骨疼痛	8～12	5～?
足临泣（胆34）	足跗	在第四、五蹠骨结合部前方凹陷内取之	①胆之腧穴 ②八脉交会通带脉 ③清火熄风疏肝胆气	①目疾 ②胁痛 ③足面肿		3～5	3～5
足窍阴（胆44）	趾端	第四趾外侧距爪甲角后一分许	①胆之井穴 ② ③平肝熄风疏泄胆火	①偏头痛 ②目痛 ③胁痛	多梦、热病	1～2	2～3
大敦（肝1）	大趾端	从大拇趾爪甲根部中央，向外侧各一分许取穴	①肝之井穴 ② ③调肝舒筋通络止痛	①疝气 ②崩漏 ③子宫脱垂		1～2	
行间（肝2）	趾间	从拇趾外侧本节后离趾缝约五分处	①肝之荥穴 ② ③清肝凉血祛瘀通络	①月经过多 ②小便不通 ③胁痛	目赤	5	3～5
太冲（肝3）	跗	以指从足拇趾次趾间向上摸至过本节（趾掌关节）一寸半处凹陷中	①肝之腧穴原穴 ② ③疏肝泄热祛瘀通络	①崩漏 ②疝气 ③小便不通	小儿惊风失眠目疾	5	3～5
曲泉（肝8）	膝关节	屈膝、从膝关节内侧横纹端陷凹中	①肝之合穴 ② ③清泄肝火调理下焦	①膝腿痛 ②少腹痛 ③疝气		5～8	3～7

续表

穴名	部位	取 穴	穴 性	主治 1	主治 2	针（分）	灸（分）
章门（肝13）	季肋	第十一浮肋游离端之下际取之	①脾之募穴②脏会章门③温脏散寒化积消痰	①呕吐②泄泻③腰背胁肋痛		5~8	3~7
期门（肝14）	肋	在乳中线上乳头下二肋当第六肋间隙取之	①肝之募穴②③平肝利气化痰消瘀	①呕吐②胁痛③呃逆		3	3~5
命门（督4）	腰椎	第十四椎节下（第二腰椎）凹陷中，俯卧取之	①③补肾固精益水壮火	①阳痿②遗精③脊强腰痛		5~8	5~15
陶道（督13）	胸椎	第一胸椎之上凹陷中	①②督脉足太阳交会穴③疏表邪，清肺热	①脊强头痛②癫狂痫	热病疟疾	5	3~7
大椎（督14）	颈胸椎	第七颈椎与第一胸椎之间、约与肩相平	①②督脉手足三阳经交会穴③斡旋营卫清里解表	①咳嗽②项强③腰脊痛	疟疾	5	5~10
风府（督16）	后头	在枕后正中枕骨下缘两侧斜方肌之间凹陷中取之	①②督脉、阳维交会穴③祛风邪、通督脉	①中风②头项强痛③舌强难言	癫狂	3~5 不宜深刺	
百会（督20）	头顶	距后发际七寸、当两耳郭尖连线之中点取之	①②督脉、足太阳之交会穴③补中益气熄肝潜阳	①头痛②目眩③耳鸣	癫痫中风脱肛	3	3

续表

穴名	部位	取 穴	穴 性	主治		针(分)	灸(分)
				1	2		
水沟(督26)	人中	水沟的上1/3与中1/3连接点处	① ②督脉手足阳明交会 ③苏厥清神祛风清热	①口眼歪斜②面肿③小儿惊风	昏迷急救腰脊强痛	2~3	
曲骨(任2)	下腹	脐下五寸,耻骨联合上缘	① ②任脉与足厥阴交会穴 ③补气益精	①阳痿②遗精③尿闭	痛经	3~10	7~15
中极(任3)	下腹	腹正中线脐下四寸曲骨上一寸	①膀胱之募穴 ②任脉与足三阴交会 ③调经养血温利下焦	①月经不调②尿频③子宫脱垂	痛经	8	3~7
关元(任4)	下腹	在脐下三寸	①小肠之募强壮穴 ②任脉与足三阴交会 ③滋补肾精温散下焦	①月经不调②小便频数③闭经	灸中风脱症	8~12	5~15
气海(任6)	下腹	脐下一寸,腹正中线上	① ②强壮穴 ③补元气回生气	①月经不调②崩漏③遗尿	灸中风脱症	8~12	5~15
阴交(任7)	下腹	脐下一寸,腹正中线上	①任脉、足少阴冲脉之会 ② ③调理冲任	①月经不调②崩漏③带下		8~12	5~15
神阙(任8)	脐中	脐窝正中	① ② ③回阳救脱	①肠鸣②腹痛③泄泻不止	中风脱症	禁针	5~15

穴名	部位	取　穴	穴　性	主治		针（分）	灸（分）
				1	2		
水分（任9）	上腹	脐上一寸腹正中线上	①②③利湿消肿	①肠鸣②水肿		8～12腹水不能深刺	5～15
下脘（任10）	上腹	脐上二寸腹正中线上	①②任脉足太阴之会③温通脾胃转化水谷	①胃脘痛②腹胀③肠鸣	呕吐	8～12	5～15
中脘（任12）	上腹	脐上四寸、腹正中线上	①胃之募穴②腑会中脘、任脉、手太阳少阳、足阳明之会③温胃壮阳腐熟水谷	①胃痛②呕吐③反胃		10～15	5～15
上脘（任13）	上腹	脐上五寸、腹正中线上	①②任脉、足阳明、手太阳之会③健胃和胃止呕止痛	①胃痛②反胃③呕吐	痫证	8～12	5～15
巨阙（任14）	上腹	脐上六寸、在腹正中线上	①心之募穴②	①心胸痛②反胃③呕吐		3～8	5～15
膻中（任17）	胸	两乳之间、胸骨中线、平第四筋间隙	①②气会膻中③	①气喘②噎膈③胸痛	乳少	3～5	3～7
天突（任22）	颈	胸骨上窝正中	①②任脉、阴维交会穴③	①咳嗽②气喘③咽肿		3～5	3～7

续表

穴名	部位	取　穴	穴　性	主治		针(分)	灸(分)
				1	2		
金津玉液(奇)	舌下	舌向上卷、舌下两边紫脉上、左叫金津、右叫玉液	①②③	①舌肿②口疮③呕吐	中暑吐泻	点刺出血	
十宣(奇)	十指端	十指端正中	①②③	①中风②热病昏迷③手指麻木		点刺出血	

附 录 二

针灸取穴参考图

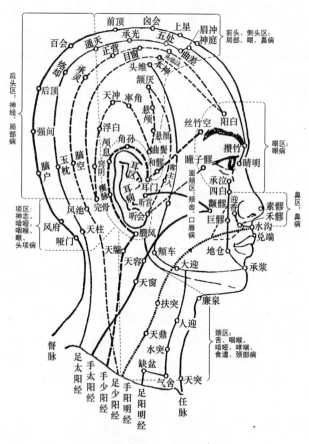

头面颈部腧穴与主治分布图

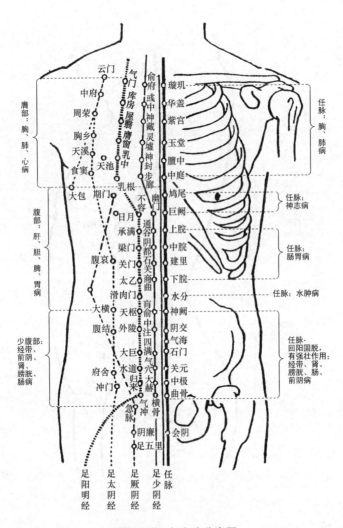

胸腹部腧穴与主治分布图

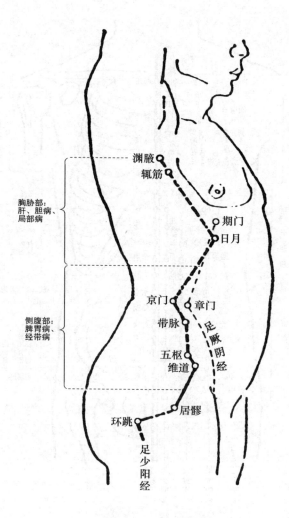

肋部腧穴与主治分布图

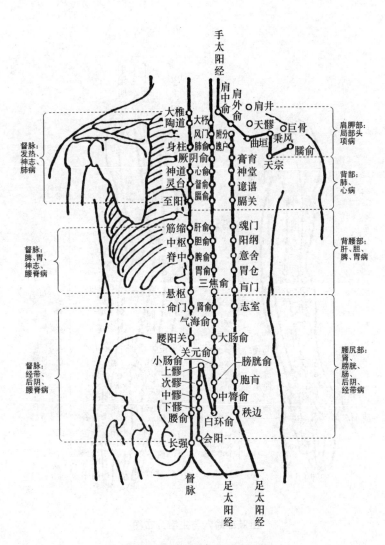

手太阳经
肩中俞
肩外俞
肩井
大椎　　大杼　　　天髎　巨骨
陶道　　风门　附分　　秉风　肩胛部：
身柱　肺俞　魄户　曲垣　局部头
厥阴俞　　　　　　臑俞　项病
神道　心俞　膏肓　天宗
灵台　督俞　神堂
至阳　膈俞　譩譆　背部：
　　　　　膈关　肺、
　　　　　　　　心病
筋缩　肝俞　魂门
中枢　胆俞　阳纲
脊中　脾俞　意舍　背腰部：
　　　胃俞　胃仓　肝、胆、
　　　三焦俞　肓门　脾、胃病
悬枢
命门　肾俞　志室
气海俞
腰阳关　大肠俞
关元俞
小肠俞　膀胱俞
上髎　　胞肓
次髎
中髎　中膂俞
下髎　　秩边
腰俞　白环俞
长强　会阳

督脉：
发热、
神志、
肺病

督脉：
脾、胃、
神志、
腰脊病

督脉：
经带、
后阴、
腰脊病

腰尻部：
肾、
膀胱、
肠、
后阴、
经带病

督脉
足太阳经
足太阳经

肩背腰骶部腧穴与主治分布图

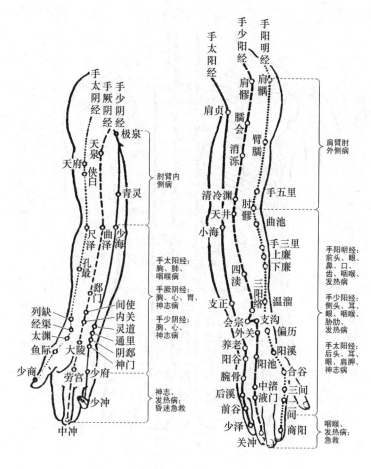

上肢部腧穴与主治分布图

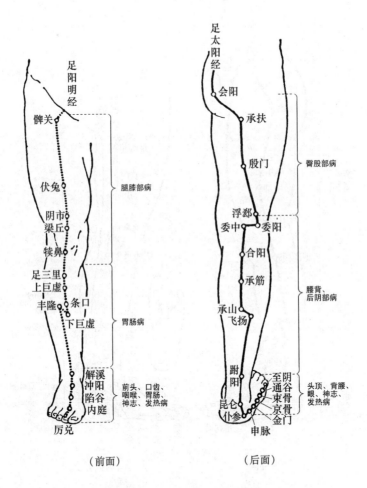

（前面）　　　　　　（后面）

下肢部腧穴与主治分布图（前后）

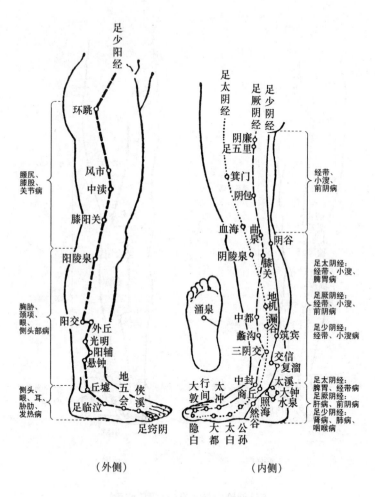

下肢部腧穴与主治分布图(内外)

附 录 三

中医针灸简易病案书写格式

初诊记录：
姓名、性别、年龄、籍贯、住址、职业、病案号、初诊日期。

问诊：
主诉：病人最痛苦的主要症状（或体征），及持续时间。
病史：主症发生的时间，病情发展变化的情况，诊治经过及既往病史等。

望、闻、切诊：
与诊断有关的望、闻、切诊的所见及体格检查等。
舌象（舌体、舌质、舌苔、舌底脉络）
脉象（或两岁以下小儿指纹）。
大便、小便、饮食、睡眠的情况。
实验室检查及特殊检查的结果。

辨证分析：
归纳四诊所得的上症、体征、舌象、脉象、大便、小便、饮食、睡眠等，扼要分析出病因、病位、证候属性、病机转化。

诊断：

中医的病（证）名为主，西医的证候及病名做参考。

根据辨证写出指导用药、用穴的治疗原则。

方药、穴位：

依照治疗原则，写出方药运用的成方或自拟方，或针灸的穴位处方。

方药：药名、剂量、特殊煎服法、汤剂数目。

穴位：名称、单双侧、补泻方法、留针时间、治疗疗程安排。

医嘱：

进一步治疗建议，护理注意，饮食宜忌等。

医师签名
记录日期

复诊记录：

1. 复诊日期
2. 上次治疗后的病情变化
3. 今日诊查情况方药用穴

医师签名
记录日期

跋：医德医风寄语

《针灸心扉》原想有第三部分,医德医风下设三个题目:

(一)医德医风摘要浅解。

(二)医德医风教育必要。

(三)医德医风自我修养。

但因一些原因,我在病中又有心无力进行整理,医德医风实为医家重要一环,我又想再写几句命为医德医风寄语,以作跋语,互相勉励。

治学态度:

学习针灸:学懂意思,深入理解,该记的记,该背的背,打好基础,才能提高。

应用针灸:问清病情,辨证治疗,实事求是,详细记录,不断总结,不断提高。

研究针灸:既懂理论,又有实践,内容真实,立意创新,介绍出来,都能应用。

交流针灸:实事实说,无须夸张,疗效第一,有理有据,弄虚作假,坑人毁己。

医疗作风:

对待病人,年老者如父母,同辈者如兄弟,年少者如子女,用此爱心才能积极想办法治疗。

对待病人,不论老人小孩,不论有钱没钱,不论地位高低,不论衣着打扮,不论长相美丑,不论病程长短,不论病情急缓,都要一视同仁,一样对待。

对待学员:要平常爱护他,要生活关心他,要学习诱导他,医疗严格要求他。

对待自己:说老实话,办老实事,作老实人。

1996 年于北京

高
立
山